U0216746

新医科系列教材编审委员会

主 任 委 员　李伯群　泉州医学高等专科学校

　　　　　　　吕国荣　泉州医学高等专科学校

副主任委员　王翠玲　泉州医学高等专科学校

委　　　员（以姓氏汉语拼音为序）

　　　　　　　陈娇娥　泉州医学高等专科学校

　　　　　　　董学峰　泉州医学高等专科学校

　　　　　　　杜振双　泉州医学高等专科学校附属人民医院

　　　　　　　黄斯佳　泉州医学高等专科学校

　　　　　　　李宏林　泉州医学高等专科学校

　　　　　　　刘晓云　泉州医学高等专科学校

　　　　　　　刘玉琪　福建医科大学附属第二医院

　　　　　　　丘东海　泉州医学高等专科学校

　　　　　　　张　茗　泉州医学高等专科学校

　　　　　　　朱建彬　泉州医学高等专科学校

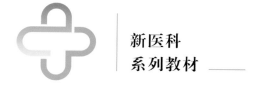

新医科
系列教材

叙事医学
能力培养

主　审　吕国荣

主　编　陈娇娥

副主编　龚国梅　邹逢佳

厦门大学出版社　国家一级出版社
XIAMEN UNIVERSITY PRESS　全国百佳图书出版单位

图书在版编目（CIP）数据

叙事医学能力培养 / 陈娇娥主编. -- 厦门：厦门
大学出版社，2023.10
ISBN 978-7-5615-9152-9

Ⅰ．①叙… Ⅱ．①陈… Ⅲ．①叙述学-应用-医学-
研究 Ⅳ．①R

中国版本图书馆CIP数据核字(2023)第190076号

出 版 人　郑文礼
责任编辑　李峰伟
封面设计　李嘉彬
技术编辑　许克华

出版发行　厦门大学出版社
社　　　址　厦门市软件园二期望海路39号
邮政编码　361008
总　　　机　0592-2181111　0592-2181406(传真)
营销中心　0592-2184458　0592-2181365
网　　　址　http://www.xmupress.com
邮　　　箱　xmup@xmupress.com
印　　　刷　厦门市明亮彩印有限公司

开本　787 mm×1 092 mm　1/16
印张　17.5
插页　2
字数　406 千字
版次　2023 年 10 月第 1 版
印次　2023 年 10 月第 1 次印刷
定价　49.00 元

本书如有印装质量问题请直接寄承印厂调换

厦门大学出版社
微信二维码

厦门大学出版社
微博二维码

本书编审委员会

主　审　吕国荣

主　编　陈娇娥

副主编　龚国梅　邹逢佳

编　委（以姓氏汉语拼音为序）

陈芬菲　泉州医学高等专科学校

陈娇娥　泉州医学高等专科学校

陈俊霞　泉州医学高等专科学校

龚国梅　泉州医学高等专科学校

王鸣翔　泉州医学高等专科学校

邹逢佳　泉州医学高等专科学校

1934年，泉州地区医护人员极为匮乏，对护理人才的培养培训也较为稀缺。惠世医院（现福建医科大学附属第二医院）附设惠世护士学校应运而生，它便是泉州医学高等专科学校的前身，也是泉州历史上第一所中等医学专科学校。岁月如歌，初心如磐。近90载的办学历程，学校不忘"精诚惠世"初心，牢记全心全意为人民健康服务的宗旨，以人才培养为根本，以服务社会为己任，踔厉奋发，笃行不怠，为社会培养、输送了6万多名高素质技术技能型医药卫生人才。他们扎根八闽大地，为福建医疗卫生事业和人民健康做出了巨大的贡献。

脚踏实地，方能行稳致远。学校自2004年升格为大专院校以来，在国家高职教育发展的快车道中抢抓机遇，砥砺奋进，实现了一次又一次的超越：2008年，参加国家教育部高职高专院校人才水平评估，成绩名列全省前茅，获优秀等级；2009年，被确定为福建省示范性高等职业院校；2010年，被确定为国家示范性（骨干）高职院校立项建设单位；2014年，顺利通过国家验收，步入全国高等职业教育先进行列；2015年，通过高等职业院校第二轮人才培养工作评估；2020年，成为福建省示范性现代高等职业院校；2021年，获批福建省高水平职业院校和专业建设计划项目A类立项建设单位；2022年，开启应用型本科医学院校新征程。

习近平总书记指出："人民健康是民族昌盛和国家强盛的重要标志。""培养造就大批德才兼备的高素质人才，是国家和民族长远发展大计。"在大数据、云计算、人工智能等新科学技术大规模应用的背景下，医学也正向高度信息化和智能化方向发展。医学教育需要更新价值理念，以办人民满意的医学教育为目标培养新医科人才。2020年9月，国务院办公厅印发《关于加快医学教育创新发展的指导意见》，提出"把医学教育摆在关系教育和卫生健康事业优先发展的重要地位，立足基本国情，以服务需求为导向，以新医科建设为抓手，着力创新体制机制，分类培养研究型、复合型和应用型人才，全面提高人才培养质量，为推进健康中国建设、保障人民健康提供强有力的人才保障"。这一重大部署，吹响了我国新时代新医科建设的号角。

为党育人，为国育才。心怀"国之大者"，必须响应时代要求和群众需求，培养国家需要的、人民喜欢的、有温度的好医生。为了更好更快地服务"健康新福建""幸福泉州"建设，学校正举全校之力升格创建泉州健康医学院，致力于培育高素质应用型医学人才，打造人才培养新高地，全方位、全周期保障人民健康。

教材是课程建设的基石，课程建设是学科培育的关键，学科培育是人才培养的基础。编写本套新医科系列教材是学校响应时代发展需要、加强学科专业建设、培养高素质应用型医学人才的重要举措。《产时超声》站在学科发展前沿，顺应近10年来超声影像新学科的蓬勃发展，是编者根据多年的临床实践并结合国内外最新文献编写而成；融合"大健康"理念，《体育与大健康教育》对大学生健康从思想、心理、生理、传染病预防、体育锻炼、膳食营养、生活习惯、危机处理等几个方面做了全方位的阐述；立足大数据、云计算、物联网、人工智能在医疗领域的广泛应用，《新医科视域下的医学生信息素养》重构信息素养教材知识体系，以更好地满足新时代医学生专业素养的提升；《智能医学》主要介绍智能医学的基本理念、基础知识以及在医学领域的应用，既注重基础知识的讲解，又关注智能医学前沿技术发展的新趋势；《重症康复评定》全面阐述了重症康复过程中评估的重要性和技术要点，体系完整，逻辑清晰，通俗易懂，适合作为普通高等院校多个专业的新医科特色教材；《叙事医学能力培养》以叙事医学的文本细读、反思性写作和医患沟通为编写重点，理实融通，医文结合，为医学人文的落地找到着陆点；《口腔转化医学》覆盖了口腔各个学科及其他医学基础学科，研究口腔主要疾病的发病机制，并将最新研究成果转化为临床医疗新技术和新方法；《慢重症居家管理》全面阐述了常见的居家慢重症病种、特点、管理要点以及自我管理。总体来看，本套新医科系列教材囊括了目前医疗行业的各个热门领域，既具有医学研究的学理性、科学性和前瞻性，又突出了新医科人才培养的基础性、人文性和适用性，真正做到落实"大健康"、聚焦"胜任力"、服务"全周期"。

潜心问道,精益求精。在学校党委的大力支持和高度重视下,学校成立了新医科系列教材编审委员会,加强领导,统一部署,各学院、各部门通力合作,众多专家教师和相关单位的工作人员全身心地投入这项工作,尤其是每部教材的编写人员,他们在日常繁忙的教学和工作之余,投入了大量的时间和精力,刻苦钻研,潜心问道,在孜孜不倦中不断自我突破,力求打造精品,不负育人使命。我们期待本套教材的发行能为学校的人才培养、内涵建设以及高质量发展夯实基础;能成为学校申办本科院校、提升办学层次的强大助推器;能助推学校成为医学教育领域的典范,为国家新医科的发展贡献自己的力量。

泉州医学高等专科学校新医科系列教材编审委员会

主任委员:李伯群　吕国荣

副主任委员:王翠玲

2023 年 9 月 6 日

前言

  2001 年，美国哥伦比亚大学丽塔·卡伦教授提出"叙事医学"这一概念，并定义为"由具有叙事能力的临床工作者所实践的医学"，而叙事能力又指"人认识、吸收、解释，并被疾病的故事感动而采取行动的能力"，这种能力被称为医学人文落地的工具。叙事医学是多种因素相互作用的结果，患者的疾病叙事、文学理论、以患者为中心的医疗、医患共同决策都是叙事医学的共同来源。叙事医学的核心内容概括为"三焦点、三要素、两工具"。三焦点主要是聚焦人与人之间的关联性，一人对另一人的共情，以及医患都会经历的情感，特别是负面情感。三要素是指关注、再现、归属，这是叙事医学的核心概念及主要内容。文本细读、反思性写作是叙事医学的两个工具。

  《叙事医学能力培养》立足新医科要求和新时代医学人才培养方向，体现大健康理念对医学人才培养的要求，能真正适合医学生人文素养的培养和人文精神的落地，并坚持和凸显叙事医学的实践性，通过"文本细读""反思性写作"两个工具的强化训练，将"医患沟通"作为培养医学生叙事能力的第三个工具进行介绍和训练，更深层次地提升医学生人文关怀能力，为培养新时代"有温度"的医务工作者打下坚实的基础。

  在体例上，本教材分为绪论、上篇、中篇、下篇 4 部分。绪论"关于叙事医学"在简要梳理疾病发展史、医学技术的发展之后，阐述了医学人文的重要性以及近现代以来医学人文教育历程，得出 21 世纪初出现叙事医学是医学人文落地工具的结论，并进一步介绍叙事医学的起源、核心内容、功能以及在中国的发展足迹。上篇"文本细读教学与训练"共 3 章。第一章主要从理论上阐述了细读对于医学生叙事能力提升的重要性，从方法上比较了中外细读方式以及叙事学理论；第二章和第三章分别精选中外经典文学作品和叙事医学文学与影视作品进行细读训练，培养学生的观察分析理解能力。中篇"反思性写作教学与训练"共3章，从写作与叙事关系的阐述到创意写作思维训练，再到反思性写作（平行病历）的介绍，通过案例分析和学生实践创作，提升学生写作能力，引导学生认识和体验在写作中如何融入反思体现共情。下篇"医患沟通与临床叙事实践"主要分为3章。第七章介绍医患沟通基本技巧，叙事医学在医患沟通中的运用；第八章论述了临床决策中叙事医学的使用原则；第九章主要阐述叙事医学在一些特殊疾病或患者临终阶段的运用，让学生进一步掌握叙事能力的运用，认识叙事医学的作用。本教材结合大量案例与文本，融合理论与实践，贯通课内与课外，旨在培养学生的人文关怀意识和能力，真正实现人文教育内外于心、外化于行。总体来说，该教材具有如下特点：

首创性：叙事医学2011年进入中国，经过10余年的发展，我国对叙事医学的研究主要集中在推进叙事医学理念和实践的初步阶段，在适合国情的叙事医学教育体系及临床应用体系架构等方面的研究做得较少。我国的医学院校叙事医学教育更加滞后，基本处于理念推广时期，在医学教育和临床实践中绝大部分没有展开，目前尚无正式教材。国内仅有一部正规的叙事医学教材，即郭莉萍教授主编的2020年由北京大学出版社出版的《叙事医学》，该教材主要用于住院医师规范化培训，而本教材主要适用于医学院校医学生能力培养。因此，本教材的编撰具有首创性。

实践性：叙事医学是"由叙事能力所实践的医学"，是医学人文落地的工具。叙事能力主要通过文本细读、反思性写作和医患沟通3种方式加以训练和培育，因此实践性是叙事能力培养的重要原则。本教材共4部分，只有绪论是介绍理论，其他部分都是以实践训练或案例分析为主。该教材以医学人文教育为目的，强调思想教育和人文能力培养，其内容充分体现了课程思政特色。

适用性：依托"白求恩"叙事工作坊的训练与实践，分阶段从纵向和横向对培训的学生进行问卷调查，收集和分析数据，从而检验叙事医学教育对医学生叙事能力及人文涵养的提升效果，不断探索和总结适合医学生叙事能力的教学和培养模式，使之适合医学生的学习和医学院校的教学安排。在教材内容方面，4个篇章内容都是围绕叙事能力提升而展开的，既环环相扣、逐步递进，组成一套完整的、系统的叙事医学人文教材，又具有一定的独立性和灵活性，可以分阶段对学生进行教学。

建制性：本教材落实"三教"改革精神，在体例编排上采用项目学习、案例学习、模块化学习等形式，同时将叙事医学理念融入第一课堂教学、第二课堂实践和实习见习运用等课内外环节，并在此基础上构建叙事医学在医学院校的机制，推动叙事医学进入医学教育体系，成为教学常规工作中的有机组成部分。

我们相信，唯有叙事能力的提升，医学生才能更好地获得人文关怀的能力和意识。叙事医学能力的教学将指引我们推动人文走向临床，丰富医学生对生死、疾苦的理解和认知，将生物医学提升到有情、有灵的层面，使医患双方并肩对抗生命的未知与无常，互相支持、彼此温暖。

编　者

2023 年 2 月 5 日

鉴于本教材的主要目的是培养和提升医学生的叙事能力,在正式进行教学之前,我们要做好准备工作,有必要先强调一下本教材的使用条件和使用方法。

课前的准备:师生树立团队意识,教师要告诉学生我们是一个团队,正朝着一个共同的目标而努力,这个目标就是通过读、写、说提高我们的叙事能力,并制定团队规则。

授课的准备:教师需要以灵活的形式让所有参与者进行自我介绍,以活跃气氛,营造课堂氛围,同时使所有参与者相互了解和认识。另外,还可以建立QQ群或微信群,或通过学习通,方便线上交流和布置作业。教师需要强调,所有参与课程的人要积极发言和反馈信息。上课时,每一位学生都要带纸笔或者电脑,方便随时练习。学习方式主要是课堂讨论、思维分享、辩论陈述和写作等形式,适合30~50人的课堂。课堂的座位摆放通常有两种形式:一是U形,即将所有座位摆放成U形,教师则坐在U形入口处或在圈内走动。基本要求是,课堂上的每一个人都能够看到其他所有人。二是分组,即5~8位同学围成一桌坐在一起,组成小组。一般课堂内可以有5~7个小组,便于讨论。

细读的准备:在细读训练阶段,参与者需要一定的阅读量。建议书目如下:

中国古典文学:《聊斋志异》《红楼梦》《西游记》。

中国现当代文学:《边城》《我这一辈子》《活着》《金锁记》《黄金时代》《檀香刑》《游园惊梦》。

外国文学:《变形记》《局外人》《献给艾米丽的一朵玫瑰花》《百年孤独》《老人与海》《雪国》《忏悔录》《悲惨世界》《红与黑》《了不起的盖茨比》《蝴蝶梦》《赫索格》《傲慢与偏见》《安娜·卡列尼娜》《麦田里的守望者》《一个陌生女人的来信》《逃离》《我的名字叫红》《不能承受的生命之轻》《包法利夫人》。

医学类作品:《狂人日记》(鲁迅)、《鼠疫》(阿尔贝·加缪)、《出诊》(契科夫)、《伊万·伊里奇之死》(列夫·托尔斯泰)、《死之将至》(克里斯托夫·希金斯)、《阅读与书写癌症》(苏珊·古芭尔)、《奇思之年》(琼·狄迪恩)。

以上这些作品作为细读课程的基础,参与者可以在授课过程中逐步阅读。有些作品会在授课时作为细读训练作品。

写作的准备:在写作训练阶段,参与者可以主要参考并模仿以下作品:《叙事医学:医患故事 70 例》《急诊室故事》《人间世》《死亡如此多情》。

参与者在最初撰写平行病历时可以参考和模仿《叙事医学:医患故事 70 例》中的作品,这些作品均是上海健康医学院的学生所写,具有学生写作的特点,比较容易模仿。另外 3 本作品集均是比较成熟或具有代表性的反思性作品,具有思想深刻和语言精练生动的特点,这是我们参加工作后成为一名真正的医务工作者需要努力的方向。

课后的准备:教师要建立思考和训练题库。每次课后,教师要从题库中选择思考题、练习题或写作题并在下一次课开始时进行分享和点评,并由此切入课程。

目 录

绪 论 关于叙事医学

上篇 文本细读教学与训练

中篇　反思性写作教学与训练

下篇　医患沟通与临床叙事实践

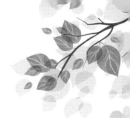

关于叙事医学

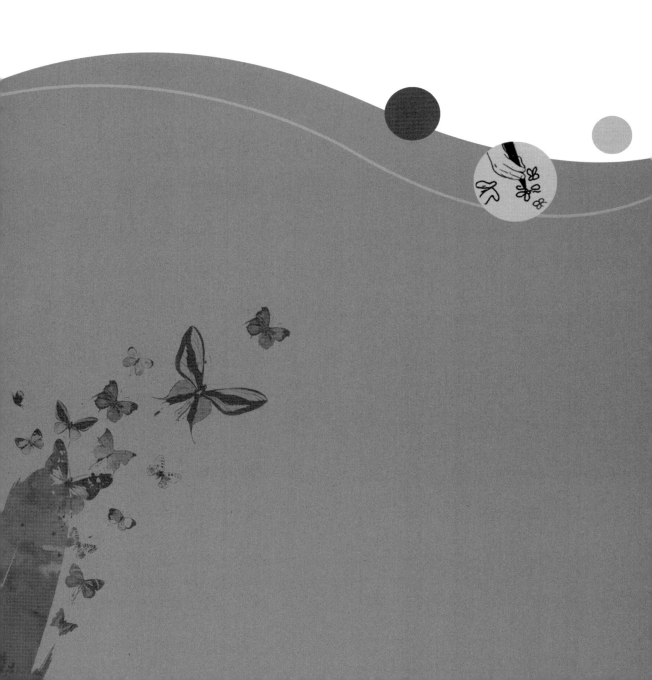

一、我们对疾病的认识

疾病具体是从什么时代产生的呢？大概 7000 年前，随着人类驯养家畜、密集生活，疟疾、血吸虫等动物疾病逐渐传染并发展成人类疾病；大约 3000 年前，天花和麻疹开始侵袭人类；大约 3500 年前埃及纸草书上有关于 205 种疾病的记载；2500 余年前诞生的希波克拉底被后人尊称为西方医学之父，说明人们对疾病的认识历史并不漫长，疾病的产生及种类都没有准确翔实的记载。但是，我们相信，一旦有疾病或受伤，人类必定会想办法救治，从而就有了医学。

几千年来，人类对疾病的认识经历了一个"由浅入深、由愚昧到开悟、由经验到科学、由爱莫能助到治愈"的漫长的发展历程，这个历程大致可概括为 5 种模式。最早的模式被称为"神灵主义医学模式"，其实质是巫医模式，远古时代的人们往往把疾病的原因归结为某种超自然的神秘因素，氏族的祭师或巫师通过祭祀、占卜和祈祷的方式为患者治病。神灵主义医学模式把宗教、神话、信仰和自然的力量综合在一起，其本质看似荒诞虚妄，但我们不能否认它在人类医学模式演进中的历史地位。第二种模式为"自然哲学医学模式"，在公元前数百年间，东方的中国、西方的希腊对疾病开始采用朴素辩证的自然主义观点进行解释或治疗，如中国相生相克的五行学说，希腊的万物由土、水、火、风 4 种元素形成的观念。到 16—17 世纪，延续了 2000 年的自然哲学模式在欧洲文艺复兴、工业革命以及机械唯物主义自然观的共同推动下逐渐瓦解，第三种模式"机械论医学模式"成为主流，它认为人的身体就是机械，生命运动就是机械运动，疾病就是这架机械上的某个"零件"失灵了，医生的任务就是修理这个失灵的"零件"。这一模式统治医学近两个世纪。18—19 世纪，基于进化论和细胞学说的出现和微生物的被发现，人们从生物学的角度揭开了传染物和病原微生物关系的神秘面纱，从此形成了第四种模式"生物医学模式"，它使医学治疗更具科学性、精微性和准确性，但对患者心理和社会因素的忽略，在一定程度上淡化了医学的人文色彩，降低了医学的温度。20 世纪，人们开始认识到生物医学模式的缺陷，1977 年美国罗切斯特大学医学院精神病学与内科学教授恩格尔在《科学》杂志上发表题为《需要新的医学模式：对生物医学的挑战》，他列举了生物医学模式的局限性，并提出一种新的医学模式，即第五种模式"生物—心理—社会医学模式"。该模式将人的心理作用、社会因素和生物因素进行有机整合，并"揭示了 3 种因素相互作用导致生物学变化的内在机制，形成了一个适应现代人类治疗、预防、保健的新医学模式",从此生物医学模式的问题得以正视并有望解决。总体来说,无论是哪一种医学模式,它们都体现了那个时代人们的认知和科学发展水平,是医学发展有机体一个不可或缺的部分或过程。

二、医学技术的发展

【案例分享】

2020年3月的一个下午,在武汉大学人民医院东院,复旦大学附属中山医院援鄂医疗队队员刘凯医生,在护送一位87岁的患者做完CT回病房的途中,将推车停在落日余晖下,让这位住院将近一个月的老人欣赏了一次久违的日落,身体尚未康复的老先生在随后的接诊中也表现出了久违的开心。他们两人共赏夕阳的照片在网上传开,被网友们点赞称为"最美照片""最暖逆行者"等。

这个故事告诉我们,医务工作者什么时候"最美""最暖"——当他们不仅仅用医术精心治疗患者,更用爱心给患者送来无比美好的心情的时候,他们如夕阳般最美、最暖。因此,医生在治疗患者时,医学技术和人文关怀到底哪个更重要呢? 在回答这个问题之前,我们先了解一下医学技术的发展历程。

疾病、医治方法与技术谁先谁后呢? 应该是先有疾病后才有相应的医治方法与技术,二者相伴相生。从医学技术发展的历程看,从原始医学、古希腊医学、古代东方医学、古罗马医学、阿拉伯医学、中世纪欧洲医学再到近代实验医学的兴起,尤其是现当代医学研究和发展的日新月异,众多产生革命性影响的医学技术不断出现,如1903年荷兰人威廉·埃因托芬发明了心电图与量测装置,1979年美国人阿兰·麦克莱德·科马克和英国人高弗雷·亨斯费尔德发明了计算机断层扫描仪,1990年美国人约瑟夫·默里和爱德华·唐纳尔·托马斯发明了应用于人类疾病治疗的器官和细胞移植术,2003年美国人保罗·C.劳特波尔和英国人彼特·曼斯菲尔德发现了磁共振成像技术,2005年澳大利亚人巴里·马歇尔和罗宾·沃伦发现了幽门螺杆菌及该细菌对消化性溃疡的致病机制,2010年英国人罗伯特·爱德华兹对试管婴儿技术做出了突破性贡献,2015年中国科学家屠呦呦因发现用于治疗疟疾的青蒿素而获得诺贝尔生理学或医学奖。[①] 近年来靶向治疗药物、免疫技术等给癌症患者带来了希望,许多在高难度手术中使用的高科技手术器材大大提升了手术的成功率。再生医学的出现、医疗机器人的研发和使用、人工智能技术和大数据的采集对医学信息的管理在医学领域发挥了不可替代的作用。

医学技术与疾病的博弈从未停止,以传染病的攻克为例,我们可以十分肯定地说,没

---

① 参考郭莉萍:《叙事医学》,人民卫生出版社2020年版,第4页。

有医学技术的进步,单靠医务工作者的医学知识势必孤掌难鸣。1894 年法国细菌学家亚历山大·耶尔森发现了鼠疫致病菌,从而研发抗血清,使蔓延了上千年、致死几千万人的大规模传染病鼠疫终于有了有效的治疗方法。几乎在同一时期,医学界研发出了针对给人类长期造成极端痛苦的传染病霍乱的疫苗。20 世纪 40 年代,人类第一次大规模生产流感疫苗,随后抗流感病毒的药物奥司他韦和扎那米韦德问世,对流感的预防和治疗起到了很好的作用。但流感是一系列快速变异的病原体所导致的疾病,人们无法预知未来会有哪种新型流感病毒株出现,因而不能及时研发相应的流感疫苗,这给控制流感带来了很大的困难。再如近几十年出现的最为致命的高度传染性疾病埃博拉出血热,目前其疫苗效果和治疗方案还不确定。2003 年出现的、波及全球的严重急性呼吸综合征(severe acute respiratory syndrome,SARS)还未从人们脑海中退出记忆,2019 年底又出现了蔓延范围更广的公共卫生事件——新冠肺炎疫情,随着其新毒株的不断出现,直至 2023 年人类依然没有找到有效抑制它的办法。

2018 年,中国健康医疗大数据报告显示了一系列触目惊心的数据:我国慢性病患病率达 23%,过去 10 年内,平均每年新增慢性病例接近 2 倍,心脏病和恶性肿瘤病例增加近 1 倍。我国高血压患者约有 2.7 亿人,糖尿病患者约有 0.93 亿人,血脂异常者约有 1.6 亿人。老疾病还未被攻克,新疾病又来袭。概括地说,根据现在的医疗技术和水平,目前只有 1/3 的疾病能治愈,1/3 的疾病只能控制但不能治愈,另外 1/3 的疾病无法控制。因此,如果说医学技术的进步始终无法追上疾病变化的脚步,那么医学界还能找到其他的方式配合和协助医学技术一起参与攻克疾病,或寻找一种理念和方式帮助人类与疾病和谐共处吗?

三、不可或缺的医学人文

医学是什么?《科学技术辞典》的定义是:"医学是旨在保护和加强人类健康、预防和治疗疾病的科学知识体系和实践活动。"从一般的词条解释看,医学是科学的,这是具有普遍共识的认知。而从其缘起看,医学作为科学,其本质又是人文的——医学是随着人类痛苦的最初表达和减轻痛苦的最初愿望而诞生的。由于医学最初需要解释人体发生的各种现象和以人类心灵为主题进行最初的辛勤探索而成为科学,因此我们说医学是科学的,更是人文的。具体而言,医学人文与科学的关系如下:

其一,医学所关切的对象是人,它研究的是人的生命与健康。我们知道人兼具自然属性与社会属性,也就是说,医学所研究的不仅仅是作为自然生命的人,亦是存在于一定社会环境,有着历史文化积淀与心理意识活动的人。因此,医学只关切"生物人"是不够的,更需要观照"社会人""心理人",这是医学不同于自然科学的重要维度,它在医学模式的变迁(从"生物医学模式"到"生物—心理—社会医学模式")中得到体现。

其二,医学所追求的目标关乎人的身心安顿。卡斯蒂廖尼在《医学史》中说:"它的最高目标是解除人类痛苦……最杰出的科学家及他们最平凡的继承者,都在竭力防止危害人类健康或扰乱个人及集体根本和谐的一切事物。"这里的和谐既是身体的,也是心灵的,如特鲁多医生的墓志铭:有时去治愈,常常去帮助,总是去安慰。正因如此,医学不仅是一门科学,更是一门人学,它是科学的,更是人文的。

其三,医学要求从业者具有更高的道德责任。孙思邈《备急千金要方》第一卷中的《大医精诚》一文对医德进行了"精勤"与"心诚"的双重规约,且全文中"诚"的着墨更甚于"精"。"精勤"强调用心精微才能诊治精准,"心诚"强调无论对待何种患者与疾病都必须有平等的同情与悲悯,即"凡大医治病,必当安神定志,无欲无求,先发大慈恻隐之心,誓愿普救含灵之苦"。《希波克拉底誓言》有类似的表述:"把我的一生奉献给人类;我将首先考虑患者的健康和幸福;我将尊重患者的自主权和尊严;我要保持对人类生命的最大尊重;我不会考虑患者的年龄、疾病或残疾、信条、民族起源、性别、国籍、政治信仰、种族、性取向、社会地位,或任何其他因素……"这些经典都是在"为医之技"基础上更强调"为医之德"。目前,"德"已然成为我国诸多医药大学校训中出现的高频词。可见,医学需要知识储备与技术提升,需要高精尖的科技加持,更需要对生命的敬畏与仁心仁术的光芒。

四、医学人文关怀的形成过程

"医学人文"的内涵主要有 4 个层面:第一个层面是"医学人文学",是指以人文学科和社会学科的视角探讨健康与疾病、生命与死亡、保健与治疗等的生发与本质,它们之间的相互关系及其对于人类社会的意义与价值,以及如何优化医学科学实践、研究与教育等问题,并形成学科群。目前来看,医学人文学科广义上包括跟医学相关的社会学、心理学、法学、人类学等人文社会学科,狭义上特指直接研究医学的发展与演进、医学的本质与价值、医学的伦理与规范等的医学科,如医学史、医学伦理学、医学哲学、医学心理学、医学社会学、卫生法学、生命文化学等。第二个层面是"医学人文精神",这是与医学科学精神相对应的价值理性维度,它遵循"全人"理念,将患者看成一个整体来进行治疗,强调治疗过程中不仅仅是医治患者的疾病,更要尊重患者的心理感受和情感世界。第三个层面是"医学人文能力",主要指医务工作者通过专业学习与人文体验,将习得的医学人文知识内化为一种价值认同,并将其外化为自身医疗卫生实践中体现为人文关怀的能力。第四个层面是"医学人文关怀",作为实践维度既有向外对他人传达温暖与善意,如在临床诊治过程中对整个生命的关切、医学研究中的伦理照护、医患沟通中的共情关心等,还有向内对医务人员的自我关怀,如第八次修改后的《希波克拉底誓言》中的"我将重视自己的健康、生活和能力,以提供最高水准的医疗"。

按照人类活动"知情意行"螺旋上升的规律,我们认为,"医学人文学"是属于第一步"知"的范畴,即通过了解和学习从而具备丰富的医学人文知识;"医学人文精神"是属于"情"的范畴,即在"知"的基础上,对医学人文的本质产生认同和崇尚,并内化为自己的职业信念和追求;"医学人文能力"是属于"意"的范畴,"意"是指在认知和观念的基础上形成的思维模式,"医学人文能力"是指医护人员能否将内化的医学人文精神成功外化为医学人文关怀行为的能力;"医学人文关怀"是属于"行"的范畴,是医务工作者在具备了人文知识、拥有了人文精神、获得了人文能力从而产生了人文关怀的行为,因此它就是人类心理活动最后外化和体现在人的实践中和行动上。从四者的关系来说，"医学人文学"和"医学人文精神"是医务工作者的内部心理活动或思想意识，"医学人文关怀"是医务工作者的具体医疗实践行为，要促使医学人文知识、医学人文精神顺利地转化为医学人文关怀，还必须有医学人文能力作为中介和途径。因此，训练和培育医学人文能力是医学人文精神落地的关键。

五、医学人文教育的历史

爱和善意是需要传达的。没有传达出去的爱和善意就犹如埋在土中没有机会发芽的种子，无法开出绚丽的花、结出美味的果实，这样的爱和善意是没办法影响和帮助他人的。生活中很多人都有这样的感受，自己内心有很多关爱想和家人、朋友倾诉或表达，但因为羞怯或找不到合适的表达方式而没有及时传达或放弃传达，这往往会给人留下遗憾，徒增忧伤。这样的遗憾和忧伤也会在医护工作者身上经常出现。对于每一个立志从事医疗事业的医务工作者来说，治病救人是他们的初心和使命，他们都希望能通过自己的仁心仁术来治疗和帮助患者。但与患者接触时，部分医务工作者只会运用自己学到的医学知识或技术来给患者进行诊治，而不擅长或不愿意向患者传达关爱和慰藉。但正如特鲁多医生所说，医生的职责是"有时去治愈，常常去帮助，总是去安慰"，无论医学技术发展到何种程度，有些疾病是技术无法攻克的，疾病总会与人类如影随形。在这种情况下，医务工作者需要用关爱和安慰去帮助患者，这就是医学人文精神的外化，它不仅仅是一种满蕴着爱和善的情怀，更是一种爱和善的行为能力。情怀需要熏陶和引导，能力需要训练和培育，这样爱和善意才能得到及时有效的传达。

医学教育的目的是培育"好的医生"。那么什么才是好的医生呢？在不同的时代对"好的医生"的标准是不一样的，医学教育的宏观培养目标直接影响到医学教育的方式和内容。20世纪初期，人们普遍把那些熟悉医学知识、能精准诊断疾病并制订出最佳治疗方案的医生称为"好的医生"，医学院校培养医学生主要注重对他们的医学知识和技能的教育和培训，即使有一些人文教育，也主要是和医学相关的内容，如医学史、医学伦理等。20世纪60年代，人们发现过度强调医学的科学性、新技术的使用造成了医患之间的距离日益疏远，医学教育并非简单的医疗工作者培训，人们更需要富有仁爱之心的医生，其应该具有良好的观察力、理解能力、同情心和换位思考能力，能够将技术和爱心充分融入患者的诊断治疗中。自此，美国和世界其他国家医学院开始开发和建立医学人文学，开始关注医学人文教育，将其作为医学改革的途径，他们认为与其试图改变现在的医生，不如集中精力教育年轻的、未来的医生。1969年美国卫生与人类价值学会建立，该学会在全国人文基金会的资助下，召开学术会议、委托出版人文书籍、设立人文博士后流动站，以此率领和推动医学人文教育的发展。此后，医学院逐渐扩大医学人文课程内容，不但包括传统的医学史和医学伦理，还包括历史、文学、宗教研究以及法律，有的还开设了视觉艺术和文化人类学，新成立的宾州州立大学医学院和东卡罗来纳大学还建立了医学人文系。在联邦基金的支持下，到1995年美国几乎所有的医学院都开设了人文学课程。几乎在同一时期,英国也开始医学人文教育改革,并取得成功。按照英国总医学委员会的意见,好的医生必须是受过良好教育的医生,而良好教育的主要途径是艺术和人文学科教育。《明天的医生》提出在主要医学院教学大纲中加入"特殊学习模块",即医学人文学科,并建议课程表 30％的时间分配给这一学习模块。随即英国所有医学院对本科生医学课程进行大幅度变动,将人文课程加入课程体系中,促使了医学人文教育的快速发展。

与国外的医学教育比较,我国医学教育的发展较为滞后,但是也经历了与国外类似的发展历程。20 世纪 50 年代受苏联教育模式的影响,我国设置了很多专门性的单科学校,目的是培养大量的应用型人才。医学院校非常强调专业教育,割断自然科学与人文社会科学的联系,医学院校的学生认为只有专业方面的学习才是真正意义上的学习,很少接受人文学科方面的教育和熏陶,造成了医学生人文素养普遍不高。20 世纪 80—90 年代,很多医学院校已经认识到了这一问题的严重性,开始开设语文、德育、历史等社科公共课程,以此来扩充医学生的人文知识和基础。进入 21 世纪,医学院校开始尝试和开发医学与人文结合、文理相融的人文教育课程体系,如开设医学史、医学伦理学、医学哲学、医学社会学、医学心理学、生命文化学、卫生法学等课程,医学人文教育实现了从传统人文教育的转变,专业性、针对性和实效性不断提升。同时,在课程教育之外,很多医学院校通过加强人文教育基础设施建设、实施人文社会实践活动、开展丰富多彩的校园文化活动等多种形式对医学生进行人文素养的引导和熏陶。总体看来,我国医学院校的人文教育在探索中不断前进,但要让医学人文精神真正转化为医学生或医务工作者实施人文关怀持久的内驱力,目前的教育效果似乎还不尽如人意。我们仍在寻找那个能让人文精神落地的工具!

六、医学人文落地的工具:叙事医学

2001 年,一种别开生面的医学人文教育形式由美国哥伦比亚大学丽塔·卡伦教授正式提出,这位拥有文学博士和内科学教授双重学科背景的学者把文学与医学有机结合,通过文本细读和反思性写作的方式实现了医学生人文能力的培养和提升,并给其命名为"叙事医学",其定义为"由具有叙事能力的临床工作者所实践的医学",而叙事能力又指"人认识、吸收、解释,并被疾病的故事感动而采取行动的能力",这种能力就是让医学人文落地的工具。叙事医学是多种因素相互作用的结果,患者的疾病叙事、文学理论、以患者为中心的医疗、医患共同决策都是叙事医学的共同来源。

2011 年,叙事医学正式进入我国,我国医学界对其有诸多解释和定义。中国科学院韩启德院士界定"叙事医学是由具有叙事素养的医护人员遵循叙事规律践行的医学",而叙事素养是指认识、吸收、解释疾病故事的能力,以及易受疾病故事感动的同理心。首都医科大学宣武医院凌锋教授认为"叙事医学……跨越了文学、心理学、认识论、美学和各种后现代理论的交叉学科,甚至被许多人认为是人类重新认识身体和心灵、痛苦和疾病,以及生命和死亡的潜力巨大的新工具"。北京大学医学部郭莉萍教授做了更为详细的区分,她认为叙事医学在我国历经 10 余年发展形成了狭义和广义之分,狭义叙事医学是由医务人员带有叙事能力而主动实施的、自上而下实践医学的一种方式；而广义叙事医学是其他学科（特别是语言学和文学），甚至是公众按照各自的方法对医患相遇过程、患病体验等的研究和描述。

综上所述，叙事医学是一种医学人文的实践方式，它要求医务工作者通过聆听患者的故事，不但关注他的疾病，也要关注他的痛苦、焦虑、矛盾等内心感受，并感知和分析社会、经济、家庭甚至文化等因素对患者的影响，以及这种影响可能会对治疗造成的后果。也就是说，医务工作者不但要关注患者的病，更要关注患病中的人。因此，一个具有叙事能力的医务工作者，不会把患者的故事当成与疾病无关紧要的因素，而是把患者的故事当成诊断疾病的线索，进而了解患者患病的原因、患者患病体验对其疾病潜在的影响。在现实生活中，我们也发现如果一个医生把患者当成一个平等的对方，他的一个微笑、一个点头、一声"不容易"等，看起来不属于医学行为，但实际上这些与医药或医疗技术无关的言语行为就是医学人文关怀。真诚适当的关怀有时堪比甚至超过医药的作用。

七、叙事医学的核心内容

丽塔·卡伦认为，叙事医学的核心内容可以概括为"三焦点、三要素、两工具"，对此我们简要介绍。

（一）三焦点

叙事医学关注的三焦点是指关联性、共情、人的情感（特别是负面情感）。

关联性是指人与人之间的关系或联系。在患者眼中，好医生都是那些愿意跟患者建立关联的医生。这样的好医生有以下3个特点：一是愿意作为一个人与同样作为一个人的患者交流；二是专心与患者交流并乐意与患者建立关联；三是做一些让患者感到被关心的小事。由此看出，患者希望医生能与之建立起关系，表现出对一个活生生的、处于痛苦中的人的关心，并能通过为患者做一些事情传递这种关心。

共情就是一种设身处地为他人着想，站在他人立场上理解问题，并想象如何解决问题的情感能力。很多的研究结果证明，医护人员的共情能力一方面可以提高临床效果，提升职业满足感；另一方面能增加患者满意度及对治疗方案的依从性，甚至可以提升患者的生理健康指数，同时能节省患者的就医时间和费用。

叙事医学的第三个焦点就是关注人的情感，特别是负面情感。医患都会经历很多负面情感，我们需要为其找到一个宣泄的渠道。叙事医学鼓励医患双方讲述和书写"疾病的故事"，讲述自己的故事其实质就是为自己的负面情感找到出口。人的负面情感得到释放、认识之后，就很容易发现事件或情绪中的价值或意义，从而可以超越负面情感，实现情感升华。

（二）三要素

要实践叙事医学，就必须深入了解叙事医学的三要素，即关注、再现和归属。简单地说,就是要理解和掌握为什么要关注、如何关注,为什么要再现、如何再现,如果做到这两项,就会与患者建立归属关系,即伙伴关系。同时,不仅医患间可以建立归属关系,医护与自我、同事、社会也可以建立归属关系。

叙事医学认为,临床医学的核心在于关注患者,关注的表现就是倾听和问诊。患者的故事就是他的生活,是这个人内在的、不可分割的部分,听到、听懂患者的故事,不但能够得到对诊断有用的线索,还有可能找到真正的"病根",做到真正的"对症下药"。问诊是医生看病的第一个环节,旨在得到对患者有用的线索。常规问诊多采用封闭式问题,患者只要回答是或不是、有或没有即可,但这基本排除了患者叙述,如果使用"为什么"这样的开放性问题则能鼓励患者讲出自己的故事。研究显示,在70%~90%的病例当中,仅靠病史就可做出正确的诊断。"再现就是创造性地理解你所听到的、所看到的和所感知到的,为所听、所见和所感赋予形式、秩序,从而带来意义",它是实践叙事医学的第二步。丽塔·卡伦提供的再现形式就是书写,即反思性写作。

关注和再现之后螺旋上升产生的伙伴关系就是归属。第一个归属关系是医生与患者的关系。如果医生与患者认为他们是面对疾病的同盟,需要互相协作、互相信任,那么这样的关系就会为患者带来更好的医疗效果、更佳的就医体验,为医生带来更大的职业满足感。第二个关系是医生与自己的关系。如果医生通过关注和再现与患者建立归属关系、通过写作或讲述自己的故事对职业进行反思,那么医生会比较容易认同自己的职业。第三个关系是医生与同事的关系。通过朗读、讨论各自所写,医务工作者互相理解对方的工作性质、职责、担心和成就,才能慢慢做到相互理解、相互欣赏、相互仰慕、相互学习。第四个关系是医生与社会的关系。我们都渴求公众对医生的理解,渴望医患关系恢复到相互信任的时代。讲出医生的故事,讲好医生的故事,对于塑造公众对医学的认知至关重要,因为医生必须与所服务的社会建立归属关系,而非对立关系。

(三)两工具

医务人员不仅要知道叙事医学的焦点和要素,还需要有一定的方法使他们愿意关注患者、再现患者的故事,并知道如何去关注、再现。丽塔·卡伦认为,文本细读和反思性写作是培养叙事能力的两个主要工具。细读可以帮助人们"发现他们原本忽视的事情",那么它也可以帮助临床工作者注意到患者试图传递的信息。文本细读能引导医学生熟练而专业地阅读并分析复杂的文学作品,也能让医务工作者在倾听患者叙事时拥有细微的观察力和深刻的理解力;反思性写作又叫平行病历,它用文学的方式描述发生在医患之间的故事,通过对事件、场景的还原记录自己的想法、感觉和理解,实现与患者共情,反思自己的临床实践,最终目的是理解对方的经历和感受。

除了以上两种工具,我们还认为医患沟通也是一种有效提高叙事能力的工具。有效的医患沟通带有明显的叙事特征,它包含倾听、分析、想象、理解和共情等环节,每一个环节都体现了对患者的尊重、对人性的关怀。其实文本细读和反思性写作的最终目的是使医务工作者在对患者进行诊疗和照顾时能实现更良性深入的沟通与理解,因此从这个角度讲,医患沟通既是叙事医学能力的培养工具,也是叙事医学能力训练的目的。我们在针对医学生叙事能力的培养过程中,将重点对文本细读、反思性写作和医患沟通进行训练,充分体现叙事医学的工具性。

八、叙事医学在中国的脚印

叙事医学是 21 世纪的产物,丽塔·卡伦的两篇核心论文都首发于 2001 年,10 年后的 2011 年 11 月 4 日,韩启德院士主持召开了"北京大学叙事医学座谈会",全面开启了叙事"脱毛"的历程。2018 年 4 月 20 日,《叙事医学》杂志编委会召开第一届第一次会议,之后经过几个月的精心筹备,同年 7 月《叙事医学》杂志成功创刊(韩启德院士出任编委会主任,金昌晓教授出任主编),9 月出刊首发。2020 年北京大学医学部郭莉萍教授以《叙事医学在中国:现状与未来》为题进行了系统梳理,郭教授还邀请了丽塔·卡伦来北京大学参加学术会议,让中国医界同仁有机会与这位叙事医学创立者进行面对面的交流。2023 年 7 月 29—30 日,第一届中国叙事医学大会在北京隆重召开,来自全国各地的从事叙事医学研究与实践的医学专家和医学教育工作者齐聚一堂,共同交流和探索叙事医学在中国的实践和发展。北京大学医学部叙事医学研究中心、南方医科大学生命健康叙事分享中心的创立,开启了叙事医学研究的建制化;叙事医学教研模式化方面,海军医科大学由姜安丽教授主持创新叙事医学的护理教学范式的系统化、本土化、智能化探索,取得了骄人的成绩;上海市卫健委在推动叙事医学结缘影视方面亮点频现,不仅推出了《急诊室故事》《人间世》等产生轰动效应的优秀医疗叙事影视作品,还联合著名影视艺术家推出"生命至上"医学人文舞台剧;《健康报》一直追随时代科技新潮,推动叙事医学的普及化,引导一线医护人员将平行病历写在手机屏幕上,连续组织了 4 届全国卫生健康主题微电影大赛,极大地调动了医护人员参与叙事医学的积极性;《医学与哲学》杂志在推动叙事医学中国化方面不遗余力,不仅刊发了许多重要的理论探索文章,还先后组织并参与了 3 次"叙事医学高峰论坛"。此外,《中国医学伦理学》《中国医学人文》杂志也刊发了大量叙事医学研究的专题文章、平行病历、动态报道,网络媒体也十分活跃,健康界、医学界、丁香园、搜狐健康等纷纷推出有鲜明叙事特征的网红医生,传播效果良好。随后,首都医科大学宣武医院、北京大学第三医院、南方医科大学顺德医院、浙江省肿瘤医院、河北石油中心医院、深圳大学总医院、河南大学淮河医院、汕尾逸挥基金医院等叙事医学特色医院开启了主题研究。总体来说,中国医学界和医学教育界在叙事医学的努力和实践成果突出表现在以下几个方面:

(1)平行病历的多元探索和实践,带动医疗反思谱系不断拓展,逐步呈现出类型格局,目前已出现疾苦叙事、安宁叙事、监护病房(intensive care unit,ICU)叙事、癌症叙事、志愿者叙事、护理叙事、颐和善寿叙事、疫病叙事、生殖叙事、医护职业化叙事、中医应诊叙事等多种叙事种类。

(2)叙事医学研究活动爬坡越壑,步入深水区,深刻揭示了叙事医学的本质特征:技术—人文双轨并进格局初现,从并包到并重,渐入佳境。中国学人沿着丽塔·卡伦的研究路径,致力于洞悉疾—苦(疾病—苦难,患者—患者)的体验分野,助推疾病内—外感受的融合,主—客间性的打捞,因果必然性—因果偶然性的统一,实现外在时间和内在时间的整合,以及观察—体验(目视—心悟)一体化,最终将导向证据与故事的交映,循证—叙事一体化,即外在化—内在化、客体化—主体化的统一。

(3)叙事医学深度融于医学教育,是丽塔·卡伦倡导叙事医学、提升叙事能力的初衷,也是叙事医学进阶的标志。在北京大学郭莉萍教授团队的策划与组织下,中国叙事医学教材建设从零开始,大纲不断优化,教材不断精细化。参考书体系初见端倪,临床叙事基本书目及叙事医学案例库建设也形成规模。更可喜的是,叙事医学的教法革新,文本细读、分享、讨论,TED演讲,翻转课堂等各种方式不断推陈出新,工作坊式的叙事分享大大提升了叙事医学教学的亲和度、饱和度以及课程黏性。

(4)叙事医学正朝着中国化路径提级换代,走向复调叙事。如疾苦叙事——干预的内在化,通过平行病历等疾苦叙事形式解决苦难还原问题,实现技术人文双轨临床,由平行病历抵达平行干预。融于职业精神阐述中,叙事宣泄—赋能并举,通过医者共情、反思叙事解决道德与学术、智慧与德慧断裂问题,克服职业倦怠,打造德艺双馨、具有利他快感的医护团队。叙事医学助推着当下医院管理升级及新文化建设,各地通过医生精进叙事、科室同舟共进叙事、医院场所精神叙事,解决作风、科风、院风的同频共振问题。

(陈娇娥)

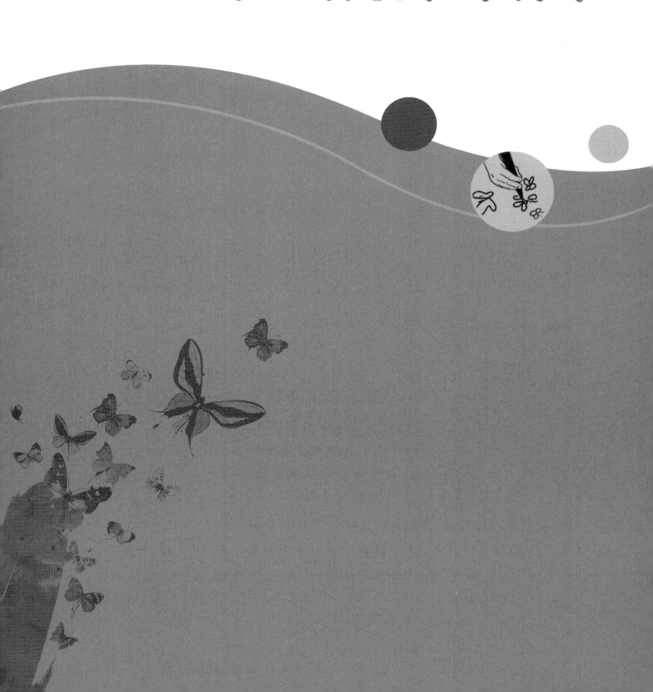

文本细读教学与训练

第一章 | 文本细读与叙事能力

　　阅读的重要性众所周知。对于普通人来说,它可以让人获得丰富的知识,也可以让人滤除浮躁,还可以让人获得丰富纯净的灵魂。对于医学生和医务工作者来说,阅读具有更特殊的作用。著名的美国南方小说家薇拉·凯瑟曾言:"小说家和医生,都有穿透另一个人的皮肤进入对方内心的共同经历,这是一种别的职业所无法感受到的独特的、非凡的体验。"正因如此,阅读是医务工作者培养敏锐洞察力、丰富感受力和深刻理解力的有效途径。

　　现实中,阅读有很多种类,不同人的阅读目的和阅读方式不尽相同。著名作家巴金说过:"仅在字母、文字和书页中浏览一番,这不是读书。阅览和死记也不是读书。读书要有感受,要有审美感,对他人的金玉良言要能融会贯通,并使之付诸实现。"这里谈到了阅读的多种形式,每一种形式的目的和效果不同,其中第三种是属于文本细读范畴,这种方式将是我们进行叙事能力培养的首选。本章将从医学生为什么要阅读文学作品、为什么要选择细读,以及通往细读的路径3个具体问题入手,从理论到实践引导医学生深入文学作品殿堂,分析和感受文学作品由内而外散发出的艺术价值与审美价值。

第一节　医学与文学阅读

【阅读调查】

1. 你一周平均能看几本书?(　　　)

A.1 本以下　　　　B.2 本　　　　C.3 本　　　　D.5 本以上

2. 你平均每月在图书馆(阅览室)外借图书的次数是多少?(　　　)

A. 不足 1 次　　　B.2~5 次　　　C.5~10 次　　　D.10 次以上

3. 你喜欢阅读电子书籍,还是纸质书籍?(　　　)

A. 纸质书籍　　　　B. 电子书籍　　　C. 无所谓,哪种方便就读哪种

4. 你阅读的课外读物主要是哪些?(可多选)(　　　)

A. 文学书籍,如小说、散文等

B. 动漫幽默、娱乐消遣、休闲旅游等

C. 经典书籍,如古代文章与名著等

D. 哲学宗教、军事科普、文化教育、政治经济等综合性书籍

E. 专业、技能、考试辅导等实用性强的书籍

F. 职场、励志类,如《杜拉拉升职记》《生存危机》《七天改变你的生活》《常胜思考》等

5. 你认为医学生除了看专业书,有必要看一些专业之外的书籍吗?(　　　)

A. 非常有必要　　　B. 较为必要　　C. 一般必要　　D. 不怎么必要

E. 完全没必要

一、医学生为什么要阅读文学作品

在经历技术至上和科学主义时期之后,当代医学逐渐转向情感关怀医疗模式。佐治亚大学流行病学和生命统计学教授、家庭医生马克·伊贝尔在《融合叙事医学》一书的序言中提到:"学会真正倾听患者的故事是叙事医学的核心要义。"情感关怀涉及服务于"整个人"——身体、情感、社会和心理多方位的"全人"。情感关怀医疗模式本质上是一种情感和心理层面上的服务。这一医疗模式最核心的点就是通过倾听来关注患者的心理和情感。一位善于倾听的医生既能够跨越时空和主体经验的障碍,通过想象去体验自我和患者之间的相似之处,从情感上理解患者的处境和心理(焦虑、恐惧、愤怒、沮丧等),又能够在需要做出理性判断时,走出患者的视角,在协助患者构建完整的、有逻辑性的、有意义的故事的同时,通过推理预设形成科学诊断,并在认知共情的基础上实现视域融合,达成两个主体间的共识。这就是聆听患者故事的能力。那么如何培养医学生的这种能力呢?

许多医学教育研究者认为,小说的文学叙事元素和结构与患者讲给医生的叙事在很大程度上具有相似性。韩启德院士说:"每个患者都是一本小说,我们应该像读小说那样去读懂患者,我们就能与患者共情,从而在医疗实践中体现人文素养"。既然看病与读小说相通,那么我们认为聆听、连贯并推断故事的实践智慧可以通过文学叙事阅读来实现。在 2007 年美国现代语言协会杂志《职业》上发表的一篇文章中,女性主义学者简·加洛普写道:"细读……通过文学文本实践习得,是一项广泛适用的技能。细读不仅对其他学科的学者有价值,对不同发展方向的各类学生也有价值。据悉,受过细读训练的学生将细读应用于各式文本——报纸文章、各科教材和政治演讲,从而发现他们原本忽视的事情。"叙事医学的阅读实践超越了细读的传统疆界,从文学文本向外延伸,审视并试图理解视觉艺术和音乐艺术、个人对话和房间内的情绪,以及表演和手势中的无声交流。一般来说,细读者无论阅读哪种文本,他们都会关注文本的体裁、措辞、时间结构、空间描述,以及词语所内含的隐喻和音乐效果。

任何经典的文学作品都具有培养想象力和判断力的作用,但对于医学生而言,可以选取更有效的文本,如经典文学作品中的生老病死叙事、侦探悬疑叙事、生命伦理思辨叙事、当代医生作家创作的临床现实主义叙事,以及患者撰写的疾病回忆录和疾病自传叙事等。

相比较而言,这些文本在培养医学生对细节的洞察力、开放的思考和深度的分析能力等方面更有针对性。同时,穿越和体验生老病死,他们的同情心将被唤醒、被激荡、被丰富,其共情能力将得以提升或巩固。

二、为什么选择细读

　　语言文字是人类特有的记载文明的工具,文学作品则是人类文明成果的一部分,而经典的文学作品具有丰富的艺术价值和审美价值,是人类文明最优秀的成果之一。因此,阅读经典的文学作品可以丰富我们的人生知识,培养我们的文学品位,拓展我们的人生经验,提高我们的思考能力。大致来说,阅读有泛读和精读两种方式。泛读是对作品内容整体性的一个阅读,了解大概的故事内容,追求的是数量,也就是广度。精读要求将作品中的每一处细节完全读懂读透,沉浸式阅读的意义就在于理解,对内容在纵向和横向上都进行了阅读拓展,追求的是深度。总而言之,泛读的关键在于"广博",即阅读面要广。作家柯灵在《促膝闲话中书君》一文中,谈到钱锺书的阅读时说:"渊博使他站得高,望得远,看得透,撒得开,灵心慧眼,明辨深思……"广博不仅在于要读得多,还在于要读得广,成为一个"杂家"。涉猎面广,不但可以让我们"明辨深思",还可以让我们见多识广。

　　细读是特定文学批评运动的标志术语,该运动兴起于 20 世纪 20 年代,在四五十年代借助新批评而发扬光大,其本质是关切式阅读、批判式阅读和精细式阅读的类别术语。叙事医学已经认识到,一个人对另一个人共情式的、有效的照护需要关注到这个人,不管这是否发生在医疗语境中。这让我们深入地检视阅读行为。细读既是关注的一种模式,也是关注的一个途径。细读强化了对于主体维度的关注,成为叙事医学的实验室和训练场。哥伦比亚大学叙事医学中的文本细读训练已经证明,细读可以改善医生对患者的照护——这不仅仅是提高了经过细读训练的医生的问诊技巧,更重要的是叙事医学实践对医生具有转变性潜力,即严格的细读训练提高了医生的注意力,并彻底改变了医生在生活中的位置,令其从对已发生事件的旁观者转变成现实事件的参与者。

　　具体来说,细读如果用于叙事医学的教学,它对医学生的影响主要体现在 3 个方面:一是使学生能够专注而熟练地阅读复杂的文学文本。二是能够让学生带着细微而深刻的理解力来阅读或倾听疾病的叙述。三是向学生不仅表明而且证明:关注患者,其行为源于"自我"。这个"自我""将会拥有更为深刻和更加强大的适应力,它适应意识内外、念想内外、身体之内、心灵之内和身心之外的所有"。也就是说,细读打开了自我表达和自我审视的大门,人的意识和心灵将变得无限丰富和充实。只有内心情感丰富充盈,人与人之间才能共情。因此,细读成为叙事医学教学与实践的基本方法之一。

三、阅读态度决定阅读方式

　　波兰现象学美学家英伽登在《对文学的艺术作品的认识》中对文学阅读进行了描绘和归类。在他看来,大致有 3 种阅读态度:第一种是"有些人读文学作品只是为了消磨时间并借此消遣消遣……"。这些读者不关心从阅读中得到的享受究竟是什么。第二种是出于研究目的的阅读,是属于"前审美认识"活动,目的是发现那些使它成为一部艺术作品的特性和要素,即在审美具体化中构成审美相关性质的基础的东西。这种东西是有价值的,英伽登称之为"艺术价值"。第三种是以审美态度完成的阅读,是大部分读者采用的阅读方式。这种阅读追求并产生美的感受和审美经验,这种审美经验将会创造另一种价值,英伽登称之为"审美价值"。从英伽登的全部论述来看,文学文本细读或研究包含的任务其实是两个方面:第一,揭示和理解文学艺术作品的"艺术价值";第二,认识和研究艺术作品审美具体化中呈现的"审美价值"。

四、导读方式影响阅读效果

在文本细读教学过程中,教师要担当"导读"角色。所谓"导读",顾名思义,是引导读者去阅读。但引导的方式有很多种,北京大学刘俐俐认为大致有 4 种导读方式:第一种是介绍作品产生的时代背景、作家的人生简历等,这种导读只是把读者领到作品的门口,然后说,你自己进去看吧;第二种是导读者把自己对文学作品的理解简要地概括出来,作为读者欣赏的引导,这样的导读可能会有一些真知灼见,但是较多的情形则是简单化,在客观上框定了读者的思路;第三种是对应于篇幅较长的文学作品,就是复述作品的故事,但忽略了作品的意蕴和韵味,无法实现揭示和理解艺术作品的艺术价值的目的;第四种是在文本中"寻找能够包含着一种可能的审美价值基础的性质贮存",先"找到这个性质贮存",再进而"探究它作为价值的基础具有什么特征",这样做的目的是让读者知道为什么艺术作品会有永久的艺术魅力及它是怎么表现出来的。

为了能够带领学生真正地深入文本,用专业的、精细的眼光分析文本的结构特点,用细腻的、敏感的情感对作品产生共情,用探寻的、审美的眼光来领略作品的艺术魅力,我们在教学中将会采用第四种导读方式,当然也会适宜地穿插一些一般读者审美阅读时所产生的审美经验,以证实这个作品具有引起审美经验的力量。为了更好地达到这种导读引导下的文本细读目的,我们很有必要了解和学习相关叙事学理论。

第二节　叙事和叙事学

【案例导思】

童话《灰姑娘》对于读者来说是一个非常熟悉的故事,这个故事可以通过很多种方式呈现出来。下面我们以电影的方式看两个版本的《灰姑娘》。

先以一个比较传统的电影版本为例。在第一幕中,我们看到一个姑娘孤单地坐在阴暗的厨房的壁炉旁边。画面淡出,响起了忧伤的音乐,影片闪回。我们能够理解此时看到的情节都发生在灰姑娘的童年时代:她的父亲娶回一个后母,她被赶到了厨房里。闪回结束,我们再次回到厨房,回到"当下叙事"。仙女出现了,她挥动魔杖,灰姑娘从家里逃脱了,赶去参加舞会。她赶往王宫的路程仅被压缩为马车沿路奔驰的一个镜头。在她与白马王子共舞的时候,电影转成慢动作(我们能够理解,这是在表达主人公的感情状态,而非时间上出现了什么奇怪的意外)。午夜钟声敲响,灰姑娘慌乱地跑掉,将水晶鞋遗落。画面淡出(标志着时间的流逝),一个蒙太奇的镜头告诉我们,灰姑娘又回到了在家里做女仆的生活,直到屋外响起了敲门声(回到当下的叙事)。白马王子手里拿着水晶鞋,站在门外的台阶上。电影的画面跳转到这对新婚夫妇盛大的婚宴。两个人拥抱,影片结束。

　　同样是这些事件,我们按照不同的方式来组织安排(情节设计)就会生成全新的叙事。在电影中的前20分钟,我们看到舞会上的王子显得百无聊赖。突然,他的眼神一下子变得明亮起来——他看到了灰姑娘。他们一起跳舞直到午夜,这时钟声响了,灰姑娘慌乱地逃走,而他左手抓着她遗落的水晶鞋。心碎的王子痛苦地哀叹着,在他的城堡里走来走去。几个星期过去了,在家人的鼓励下,王子决心去寻找水晶鞋的主人。在影片接下来的50分钟里,我们看到王子和他的随从们整个冬天都在他的王国里艰难跋涉,他们相互争吵,抱怨着糟糕的天气。最后,他们偶然来到了灰姑娘的家。先是她的两个丑陋的姐姐尝试穿上水晶鞋,借由这一细节透露出灰姑娘艰难的生活处境;接着王子在厨房里发现了灰姑娘,并立刻为之倾心。他向她求婚,她接受了,他们拥抱在一起,画面淡出。

　　思考:这两个版本讲述的是同一个故事,但讲故事的方式有所不同。它们的不同之处在哪里? 你更喜欢哪个版本? 为什么?

　　提示:在第一个电影版本中,王子的寻找过程是以暗示的方式表现,而非直接刻画。在第二个版本中,灰姑娘的女仆生活只是被顺便提及,而不像第一个版本那样被更加完整地描述,灰姑娘和王子结婚的情节也是如此。在不同的版本中,有些故事情节以自然时间的顺序表现,而另一些则以闪回的方式表现;一些事件被拉长了,而另外一些则被压缩了。在法国文学批评家热拉尔·热奈特看来,这正是叙事的关键要素:对事件加以安排,使之从话语当中凸显出来,对它们的时间长度、发生频率和次序予以控制。

　　这些关键要素其实就是叙事学理论。叙事学发源于西方,以形式主义批判而闻名于世。近年来,随着全球化浪潮的推进,它已逐渐成为充满活力且风行各地的学术思潮之一。叙事学是对叙事文本的一种系统性研究,着眼于文本的框架结构、叙事方式,意在为科学地认识叙事文本提供理论支持。简单地说,叙事学就是关于叙事文本的理论,它着重对叙事文本做技术分析。因此,要真正进入文本内部,窥视文本秘密,我们就必须掌握细读密码——叙事理论。

一、叙事和叙事学概念

(一)叙　事

什么是叙事?《现代汉语词典》(第7版)把"叙事"解释为"叙述事情(指书面的)"。关于叙事,柏拉图最早在《理想国》第三卷里提出"纯叙事"和"模仿"两个概念。后来,亚里士多德在《诗学》里谈到"记叙"和"模拟"两大类叙事形态。罗兰·巴特在《叙事作品结构分析导论》中说:"世界上叙事作品之多,不计其数,种类浩繁,题材各异。对人类来说,似乎任何材料都适宜于叙事,叙事承载物可以是口头或者书面的有音节语言,也可以是固定的或活动的画面、手势,以及所有这些材料的有机混合;叙事遍布于神话、传说、寓言、民间故事、小说、史诗、历史、悲剧、正剧、喜剧、哑剧、绘画、彩色玻璃窗、电影、连环画、社会杂闻、会话。而且,以这些几乎无限的形式出现的叙事遍存于一切时代、一切地方、一切社会。叙事是与人类历史本身共同产生的;任何地方都不存在,也从来不曾存在过没有叙事的民族;所有阶级、所有人类集团都有自己的叙事作品,而且这些叙事作品经常由具有不同的乃至对立的文化素养的人所共同享受。所以,叙事作品不分高尚和低劣,它超越国度、超越文化,犹如生命那样存在着。"由此可见,叙事是伴随着人类活动而存在的,它无处不在而且变化无穷。法国著名学者克里斯蒂安麦茨对"叙事"做出的定义为"叙事是一个完成的话语,来自将一个时间性的事件段落非现实化"。也就是说,在客观现实中是"事件",与其对应的话语便是"叙事"。我们可以把叙事界定为一连串发生在某段时间、某个地点具有因果关系的事件。不同文化的传说或故事,也可能有相同的叙事结构。事实上,叙事可以说是一种理解我们所处的社会环境,以及与他人分享这种理解的方法。它的普遍性使我们更加确定其是人类沟通的一种本质,叙事让世界能够为我们所理解。

(二)叙事学

顾名思义,研究叙事的学问被称作"叙事学"(narratology)。叙事学是由拉丁文词根narrato(叙述、叙事)加上希腊文词尾 logie(科学)构成的。1969年,法国学者茨维坦·托多罗夫提出了"叙事学"这一学科名称。叙事学的流派有经典叙事学和后经典叙事学两大流派。经典叙事学对叙事的定义:对于叙事的文本所建立起来的数学模型,着重于对叙事的文本内部进行技术分析。后经典叙事学不仅涉及叙事文本的内在结构,文本同读者的交流互动亦是其研究的内容。我们所熟悉的叙事学通常是指在结构主义思潮这块沃土上结出的"一颗丰硕的果实"——经典叙事学。一部小说、一件事或一部叙事作品中的某个组成部分,都可以称为叙事话语。

二、叙事学的基本元素

(1)故事和情节。

①故事:是文本所叙述的事情,是作家叙事的原材料。

②情节或话语:是讲故事的方法,或者是故事的布局方式。

③故事时间和叙事时间:

a. 故事时间:故事发生的自然时间状态。

b. 叙事时间:故事时间在叙事文本中具体呈现出来的时间状态。

(2)开端与结尾。

①开头。

②结尾。

a. 封闭式结尾。

b. 开放式结尾。

(3)次序:叙事或者情节的时间顺序。

①顺叙:也称正叙,是叙述的手法之一。顺叙就是按照事件发生、发展的时间先后顺序来进行叙述的方法。

②插叙:是在叙述中心事件的过程中,为了帮助开展情节或刻画人物,暂时中断叙述的线索,插入一段与主要情节相关的回忆或故事的叙述方法。

③倒叙:是根据表达的需要,把事件的结局或某个最重要、最突出的片段提到文章的前边,然后再从事件的开头按事情原来的发展顺序进行叙述的方法。

④补叙:也叫追叙,是行文中用两三句话或一小段话对前边说的人或事做一些简单的补充交代。补叙通常是中心事件的有机组成部分、文章的关键之处。没有补叙,故事情节上就会出现漏洞,令人不解。

(4)时段:各个部分在情节中占据的时间长度。

①慢叙:故事时间少于叙述时间。

②快叙:故事时间快于叙述时间。

(5)频率:各个部分在情节中出现的次数。

(6)叙述视角:作品中对故事内容进行观察和讲述的角度。

①第一人称:我,我们。

②第二人称:你,你们。

③第三人称:他(她),他们。

④多视角叙述。

(7)叙事声音:隐含作者、叙述者、主人公。

很多读者见到作者的时候喜欢问:"书中的那个人是你吗?"实际上任何一种叙事文本都不是直接由真实作者(现实中的作者)给出的。那叙事声音是由谁发出来的呢? 这里涉及隐含作者、叙述者和主人公 3 个概念。

①隐含作者:不同于真实作者,也不等于作品中的叙述者。叙述者是讲述出作品中语言的人,而隐含作者则是在叙述者背后使叙述者和他的讲述行为得以存在的一种意识。一般情况下,叙述者所说的语言往往就体现了隐含作者的态度或认识。它隐含在讲故事的过程中,是我们以叙事形式分析观察到的。

②叙述者:就是那个"讲故事"的人,"讲故事"就是叙述动作。他的存在形式多种多

样,有时候可能以故事中的一个角色的形象出现,有时候则是隐身于文本当中。比如《了不起的盖茨比》当中,尼克就是作为叙述者的角色,他不仅在观察,也在讲述。而更早的小说,比如《雾都孤儿》这样的作品,其叙述者就是隐身的,他并不是作品中的某个角色,可是他一直在观察并讲述着这本书中的故事。

③主人公:作品中塑造的主要人物,在类型上可以分为扁平人物和圆形人物。

a.扁平人物:福斯特说,"17世纪时,扁平人物称为性格人物,而现在有时被称作类型人物或漫画人物"。他们是按照一个简单的意念或特性被创造出来的。莫里哀笔下出现的男女老少,无论贵族官僚、教士学者,还是商人掮客、工匠听差,差不多都是这种"可以用一个句子表达出来"的漫画式人物。他们出现在剧里,只是为了"表现一个简单的意念或特性",甚至简直就是为了某一个固定念头而生活在种种的矛盾冲突之中。

福斯特认为扁平人物有两大长处:一是容易辨认,二是容易记忆。莫里哀的人物确实体现了这两大长处。他的人物一出场,很快就会被观众富于情感的眼睛看出是个怎样的人。这类让人一眼看透的人物对于古典主义戏剧严整的结构是十分有用的。扁平人物在中国古典小说里面也有很多例子,如《三国演义》中,诸葛亮是"智"的化身,关羽是"义"的化身,刘备是"仁"的化身,张飞是"勇"的化身,曹操是"奸"的化身,等等。

b.圆形人物:是指文学作品中具有复杂性格特征的人物。这类人物在小说中往往都是多义与多变的人物。这类人物的特点是性格有形成与发展的过程。圆形人物的基本特征是:圆形人物的塑造打破了好的全好、坏的全坏的简单分类方法,按照生活的本来面目去刻画人物形象。如法国名著《红与黑》中的于连就是一个矛盾重重的人物形象,他富有才华、野心勃勃,又虚荣伪善,一心想挤进上流社会。作者通过他言行上的矛盾以及处理"心坎上的爱情"和"头脑里的爱情"的矛盾等各种矛盾,生动地塑造了一个贫穷的平民知识分子的蜕变和堕落过程,因此读者对于连的感情也相当复杂:鄙视中夹杂理解,厌恶中不乏同情。

三、叙事学中的几个概念

叙事作品通常被研究者划分为3个彼此相依的层面,即"文本、故事、叙事话语"。研究角度上,可以从"叙事文本""叙事功能""叙事语法""叙事时间""叙事视角""叙事声音"叙事学六大基本问题入手展开探讨。根据文本细读需要,我们主要对"叙事时间""叙事视角""叙事声音"的概念及应用做简要介绍。

(一)叙事时间

叙事时间是一种重要的叙事策略。一部文学作品必然涉及两种时间:故事时间与文本时间(叙事时间)。

故事时间指故事发生的自然时间状态,即"故事"内容发展的过程,这必须符合事件发生的正常逻辑。叙事时间是我们读到的叙事顺序,是故事内容在叙事文本中具体呈现出来的时间状态,即叙述故事的过程(作者对故事内容进行创作加工后提供给读者的文本秩序)。

出于文本需要的考量,两种时间往往发生倒错,即法国结构主义批评家热奈特提出的"时间倒错"(anachronies),它主要表现为顺序、时距、频率。"顺序"即叙述的时间顺序。"时距"是故事时间与叙事时间长短的比较,有省略、概要、场景、停顿4种情形,如小说中常见的"时光荏苒""多年之后"即表示省略。"频率"指"一个事件在故事中出现的次数与该事件在文本中叙述的次数之间的关系",主要分为4种类型,即单一叙事、单一叙事的某种特殊种类(即讲述若干次发生过若干次的事)、重复叙事(即讲述若干次发生过一次的事)和概括。例如,《三国演义》中三顾茅庐、七擒孟获等情节的多次铺叙即属于"单一叙事的某种特殊种类";再如,鲁迅《祝福》中祥林嫂反复絮叨儿子阿毛的死,以此展现人物性格、烘托悲剧效果,这就是"重复叙事"的应用。

(二)叙事视角

叙事视角也称叙述聚焦。学者们根据叙述者与故事的复杂关系,提出了"叙事角度"的概念,由于"角度"一词容易产生歧义,奥地利学者斯坦策尔采用"叙事情境"替换之。罗钢的《叙事学导论》认为,"一种叙事情境总是由某种叙事因素占据支配地位,构成基本特征,然后其他因素也参加进来,构成其次要特征,最后形成一个独立的整体"。总而言之,叙事视角是指叙述语言中对故事内容进行观察和讲述的特定角度。同样的事件从不同的角度去看就可能呈现出不同的面貌,在不同的人看来也会有不同的意义。对叙事视角研究得比较精细的,是结构主义的批评家们,他们对叙事视角的形态进行了多方面的研究。法国的兹韦坦·托多洛夫把叙事视角分为3种形态:全知视角、内视角和外视角。

1. 全知视角

在全知视角叙事中,叙述者＞人物,也就是叙述者比任何人物知道的都多,他全知全觉,而且可以不向读者解释这一切他是如何知道的,一般是指第三人称"他(她)"。这种"全知全能"的叙事视角,很像古典小说中的说书人,只要叙述者想办到的事,没有办不到的。想听、想看、想走进人物内心,想知道任何时间、任何地点发生的任何事,都不难办到。首先,这种叙事视角最明显的优势在于视野无限开阔,适合表现时空延展度大、矛盾复杂、人物众多的题材,因此颇受史诗性作品的青睐。其次,便于全方位(内外、正侧、虚实、动静)地描述人物和事件。另外,可以在局部灵活地暂时改变、转移观察或叙述角度,这既增加了作品的可信度,又使叙事形态显出变化,从而强化其表现力。叙事朴素明晰,读者看起来觉得轻松,也是它的一个优点。如汪曾祺的短篇小说《陈小手》即采用了"全知视角"的叙事方式。小说给我们讲述的是一个过去时代乡村男性妇产科医生陈小手的故事,叙事的过程就好像有位见多识广的老乡给大家在讲述一件见闻。福楼拜的名著《包法利夫人》、鲁迅的《示众》《肥皂》等也都采用了这种"全知视角"。

2. 内视角

在内视角叙事中,叙述者＝人物,也就是叙述者所知道的同人物知道的一样多,叙述者只借助某个人物的感觉和意识,从他的视觉、听觉及感受的角度去传达一切,一般采用第一人称"我"来叙述。叙述者不能像"全知全觉"那样提供人物自己尚未知的东西,也不能进行这样或那样的解说。由于叙述者进入故事和场景,一身二任,或讲述亲历或转叙见闻,其话语的可信性、亲切性自然超过全知视角叙事。这一叙事视角带有强烈的主观色彩,同时叙述眼光和话语受到限制,有些事不能全面交代。但是这种叙述方式使得事情显得真实,似乎是在倾诉内心的真实想法,便于表现叙述者"我"的特殊心理及其感受和体验,它多为现代小说所采用。

鲁迅的《伤逝》就是采用这种第一人称的内视角叙述方式写的。鲁迅通过涓生的一系列内心独白这种自知的方式讲述其与子君的爱情悲剧,使文章显得更为真实,深刻地揭示了当时年轻人的生存状态。萧红的《呼兰河传》也是以"我"这一儿童视角为叙事视角讲述成人世界,讲述自己的童年生活。在当代小说中,以这种叙事视角叙述的作品大量存在,它强化了作品的真实性,扩展了作品的表现力。如冯骥才的《高女人和矮丈夫》,作家选取了团结大楼的居民眼光作为叙事视角,这种叙事视角一直难以窥破那对高低不成比例的夫妻之间的秘密。作家固执地坚持这种叙事视角,因而最终读者只是和团结大楼的居民一样得到几个画面:他们在外观上不协调,他们挨了批斗并被迫生离,他们重聚再至话别。小说不仅以这些画面有力地征服了读者,而且画面之间的空白还令读者的思绪萦绕心底。

3. 外视角

在外视角叙事中,叙述者＜人物。这种叙事视角是对"全知全能"视角的根本反拨,因为叙述者对其所叙事的一切不仅不全知,反而比所有人物知道的还要少。从人称而言,这是一种第三人称叙述。与全知视角不同的是,这种叙述方式中的"他"像一个不肯露面的局外人,仅仅向读者叙述人物的言语和行为,但不进入任何人物的意识,也根本不想对他的所见所闻做出合理的解释,他自己一无所知,甚至表现得似乎什么也不想知道。现代一些小说家为了对抗"全知全能"的传统叙述方式,往往刻意采用这样一种冷漠的旁观者式的叙述方式。这种叙述方式是最为客观的一种呈现与记录。读者是旁观者,所以参与性很强,但是这类作品中的空白往往太多,甚至人物和情节不是很完整,这给读者阅读和理解带来了一定的困难。福楼拜的《包法利夫人》就运用了外视角的叙述方式。如莱昂和艾玛乘马车游览的场景:"市民睁大眼睛,望着这个内地罕见的怪物发愣,一辆马车,放下窗帘,一直这样行走,比坟墓还要严密,像船一样摇晃,但是没有人能说清车里坐着什么人,他们要往哪里去。"显然,作者知道这两位乘客是谁,知道他们在干什么,但是作者采取了这种限知人物视野的外叙事方式,以取得"戏剧性"效果。

外视角的"不知性"还带来另外两个优点:一是神秘莫测,既富有悬念又耐人寻味。在这方面,海明威的《杀人者》就是人们交口称赞的一篇。两个酒店"顾客"的真实身份及其来酒店的目的,在开篇伊始除他们本人外谁也不知道,这必然造成悬念和期待,至于杀人的内幕在小说中只有那个要被谋杀的人晓得,可他又闭口不言。直至终篇,读者所期待的具体的、形而下的答案也未出现,然而这却使他们思索深层的、形而上的问题。结尾的对话好像做了些许暗示,其实仍无明确的回答,叙述者只是让尼克觉得"太可怕"并决定离开此地,从而激起有思想的读者对我们生存的这个世间的恐惧感——这也许正是作品的旨归。由于这一长处,它常为侦破小说所采用。二是读者面临许多空白和未定点,阅读时不得不多动脑筋,故而他们的期待视野、参与意识和审美的再创造力得到最大限度的调动。

不同的叙事视角决定了作品不同的构成方式,同时也决定了接受者不同的感受方式。

"全知全能"的叙述,可以使阅读者感到轻松,只管看下去,叙述者会把一切都告诉读者。"内视角"的叙述可以使阅读者共同进入角色,有一种身临其境的真实感。"外视角"的叙述,给人无穷的诱惑力,并给人极大的想象空间,韵味十足。各种视角都有其优势和劣势,我们不能把某种视角定于一尊,而又无条件地排斥另一视角。因为一部作品的价值并不是由它的叙事视角决定的,实际上,一种叙事视角既可以写出一流的作品,也可以写出末流的作品。另外,每一类视角在具体语境下的使用都是一种历史现象,因而也都处在不断改进、完善之中。正因如此,古老的、如今似乎备受责难的"全知全能"的视角,仍然有人使用,它非但没有寿终正寝,反而在有些作家的创作中焕发青春。

(三)叙事声音

叙事声音是叙述者显示自己存在的方式,根据叙述者介入程度可分为"缺席的叙述者""隐蔽的叙述者""公开的叙述者"等类型。

在"缺席的叙述者"中,读者几乎无法察觉叙事声音的存在,如《狂人日记》的主体部分直接记录语言与思想,无"他认为……"之类的记述。

"隐蔽的叙述者"能够"以间接的方式来表现一个人的思想言行",叙述者将人物语言和语言化的思想直接记录下来,全程冷静、客观、不动声色,隐藏于文本之后以冷静的态度、平实的语言记录发生的故事,避免做出公开的评论,使得叙述接受者难寻其踪。例如,在《太阳的后裔》中,当沃古洛夫由最初的改造地球到突发奇想要重建宇宙时,他十分坚定自己的想法是可行并且是必要的,叙述者这样叙述:

> 沃古洛夫开始着手重建宇宙的计划:这个奥秘应该最终被解答,被完全解答。认识就是四分之三的胜利。他不是作为诗人和哲学家接近宇宙的,而是作为工人接近它。

这段叙述中,冒号之前的话很显然是叙述者的直接叙述,而冒号后既没有"他想""他认为"这类的叙述引导词,也没有引号,所以这里可以看成是人物内心活动的展示,表达主人公要重建宇宙的决心,即叙述者转述人物话语,潜在文本是:沃古洛夫开始着手重建宇宙的计划:他想,这个奥秘应该最终被解答,被完全解答。要知道认识就是四分之三的胜利。他要作为工人接近宇宙,而不是作为诗人和哲学家接近它。

"公开的叙述者"是指"我们能够在文本中听到清晰的叙事声音",叙述者相当明显地以其鲜明的倾向性介入叙事。古代小说中的"花开两朵,各表一枝"之类的"说书人"和近代"谴责小说"中爱憎分明、爱发议论的叙述者,是最典型的公开的叙述者。这种声音有强弱之分,其中最能公开传达叙述者声音的评论,如"阐释性评论"(叙述者对故事内部事件的阐释)、"判断性评论"(依据外部的价值体系对故事内部事件或人物进行评价)和"自我意识评论"(元叙述)。元叙述是指叙述者在文本中对叙述话语或叙述行为本身进行评论。

第三节　西方现代文学流派与创作技巧

【阅读思考】

　　我国文学界通常认为《红楼梦》是现实主义作品,小说以贾、史、王、薛四大家族的兴衰为背景,以富贵公子贾宝玉为视角,以贾宝玉与林黛玉、薛宝钗的爱情婚姻悲剧为主线,描绘了一些闺阁佳人的人生百态,展现了真正的人性美和悲剧美,是一部从各个角度展现女性美以及中国古代社会百态的史诗性著作。但小说第一回就交代西方灵河岸上三生石畔的绛珠仙草,为了酬报神瑛侍者的灌溉之恩,要将毕生的泪水偿还,就随其下凡历劫。宝玉为神瑛侍者转世,林黛玉为绛珠仙草转世,这段姻缘称为"木石前盟"。远古女娲炼石补天遗下的顽石,通灵性,为贾宝玉出世时所衔的"通灵宝玉","通灵宝玉"历尽了世间辛酸悲欢。

　　请大家思考一下,这样的写法是否与现实主义产生矛盾?如果没有这个开头,在阅读效果方面会有什么不同?曹雪芹为什么在开头要加一个这样虚幻的神话?

　　《红楼梦》作为中国古典小说的杰出代表,曹雪芹运用了隐喻、象征、魔幻、想象等看似很西方很现代的写作手法。一百年后,这股现代之风开始吹拂西方文坛,至 20 世纪蔚为大观。西方现代文学属于 20 世纪资本主义文化的一部分,它包含众多文学流派,是西方社会精神危机在文学上的反映。20 世纪以来,两次世界大战、经济萧条、劳资危机、核恐怖等一系列世界性的灾难,使越来越多的人对个人的命运和世界的前途抱悲观绝望的态度,人们的心灵受到很大的创伤,从而促进了现代派文学的兴起和盛行。在思想内容上,西方现代文学鼓吹人的非理性、强调表现自我,在艺术手法上主要呈现象征性、荒诞性、意识流和意义的不确定性等形式特征。总体来说,西方现代文学作品因更深入人的非理性世界从而能更深入地挖掘和展示人性的深度,其意义的模糊给读者带来更多阐释的可能性。

　　在此,简要介绍一下西方现代主义小说的主要流派及其代表作。

一、西方现代文学主要流派

(一)意识流小说

　　20 世纪初,英国文坛中一种新的文学流派——意识流小说开始兴起。它摒弃了传统的小说结构,以时间、人物的意识作为小说的中心,将人物流动的意识以及心理活动作为描写的基本内容,更着重表现个人的精神生活和内心隐秘的意识活动。到 20 世纪 20 年代,意识流小说取得了辉煌的成就,代表作有普鲁斯特的《追忆逝水年华》、乔伊斯的《尤利西斯》、伍尔芙的《到灯塔去》,以及福克纳的《喧哗与骚动》等。

我们以乔伊斯的《尤利西斯》为例来认识意识流小说。该小说以顺叙的方式,描写了主人公利奥波德·布卢姆在 1904 年 6 月 16 日一天一夜间的日常经历。这一天的经历竟被作者写出了 3 部分,共 18 章,总字数达 80 万字,其中注释就占了 20 万字,以至于人们传言:100 个人中没有 10 个人能读完《尤利西斯》。

作者是如何把一天的行动写得这么长的? 主要就是意识流手法的支撑。虽然只是一天,但是主人公的心理意识十分丰富,其所见、所思、所闻、所想,由此前至此后,成为一个可拉长的空间;再加上丰富的社会,形形色色的人等,最终作品成为"一部关于两个民族(以色列、爱尔兰)的百科全书"。手法上,作者使用了很多内心独白。主人公的内心独白包罗万象,有各种复杂的情感,有漫无边际的想象,还有猜测、推理、幻觉,等等,以至于形成了一条稍纵即逝的主观意识流。特别要提出的最具代表性的情节是乔伊斯用了 40 多页的文字记载了主人公妻子莫莉在似醒非醒时候的内心独白,而且这 40 多页的文字不分段落,没有任何标点符号,小说的文字就像小说人物的意识一样不断流动,看似杂乱无章,不知要流向何处。

《尤利西斯》代表了意识流小说创作的最高成就,它与传统小说的写作形式相去甚远,但其用独特的技巧反映了深刻的内涵。乔伊斯运用了内心独白、自由联想甚至蒙太奇和时空跳跃的意识流手法来反映整个大千世界的万象。几十年后,意识流小说这个文学流派已成过去时,然而它的表现手法却成为经典,成为现代小说的一种传统创作手法,如魔幻现实主义文学就充分运用了意识流手法。

(二)表现主义小说

表现主义小说是 20 世纪初至 30 年代欧美文学中的一个重要的现代主义流派。表现主义小说以表现人物的主观感受而著称。"表现精神,不是描写现实"是这个流派的旗号。在以往的现实主义小说中,作品往往重视描写人物的现实面貌,反映现实,如巴尔扎克的作品就是现实主义文学的经典之作。但表现主义小说别开生面,作家开始努力挖掘人物的内心世界,把人物的主观感受凸显至前,作品不断探讨人的存在及其内心的归属感、灾难感、无力感,等等,重在反映人生存在的困境以及异化的主题等。该流派最具代表性的作家便是卡夫卡,其作品《变形记》《城堡》《审判》等都是表现主义文学的典型之作。

"一天早晨,格里高尔·萨姆沙从不安的睡梦中醒来,发现自己躺在床上变成了一只巨大的甲虫。"1912 年发表的《变形记》的开篇如此荒诞,其没有任何前因的交代,在彼时的文学界着实是匪夷所思的描写。

格里高尔变成了一只大甲虫,这从现实角度考虑是完全不可能发生的。但是他变成甲虫后,原本彼此相依、温情脉脉的家庭充满了矛盾,父母厌弃,妹妹也用苹果砸他。格里高尔死去后,家人仿佛摆脱了最大的累赘而外出郊游,这样的情节却又顺理成章。"异化"的主题在这篇小说中表现得非常充分,格里高尔变作甲虫,曾经温情脉脉的亲情、人性也都变得冷酷无情,这些都带给读者深深的震撼。同时,虽然情节荒诞,但是人物的心理表现又非常真实。文中对格里高尔的心理感受描写得十分准确而生动,对其亲人态度的转变描写得也十分客观,主题就这样被深刻揭示出来。作品在荒诞的情节中描绘了"人类生活的一切活动及其逼真的细节",表现了人性的自私、冷漠和残酷以及丰富的社会内涵。

(三)存在主义文学

存在主义本来是西方现代派哲学中一个流派的名称,第二次世界大战中,特别是战后,以法国思想家让-保罗·萨特为代表的存在主义者用存在主义的哲学观点写了许多戏剧、小说、哲学著作,存在主义文学就此流行起来了。

萨特的存在主义是一种驳杂荒唐而颇有独创性的思想,可归纳为 3 个方面:一是"存在先于本质"。所谓"存在",首先是指人,但这个"人"不是"人类"的人,而只是"自我"。"自我"的存在是由于意识到"自我"的存在,而无意识则无我,无我则无世界。人之初是"虚无","虚无"即存在。他进而认为"人"虽存在,但尚无"本质",亦即还没有找到真正的"自我"。人是自己造成的,人如何去找自己的本质,选择什么,全在自己。懦弱者找到懦夫的本质,英勇者找到英雄的本质。这种哲学是一种唯我主义的唯心哲学。二是提倡"自由选择"。他认为人找本质,"选择"什么是绝对自由的,自由的意志不受外力强制。但是,那种不受任何客观规律制约的自由选择是不可能的。他认为"选择"的自由就在于它的非理性,这个"选择"只能在最终达到,即不断的永远"自由选择",而又达不到目的。如果一旦选择和寻找到自我的本质,盖棺论定了,选择即停止,它就不再是自由的了。可见,选择永不能实现,这种哲学是悲观主义的。三是人人都在自我"自由选择"。这样,无数非理性的个体"存在"就要碰撞,发生矛盾,世间便充满斗争。"别人就是(自己的)地狱",这是因为尔虞我诈的人生是荒谬的,其中每个人都是"孤独的自我",人只能生活在荒诞与恐怖之中。存在主义既是一个哲学流派,也是战后的一项文艺运动。在文学上,代表作家除了萨特,还有阿尔贝·卡缪、西蒙娜·德·波伏瓦、诺曼·梅勒等人。

《局外人》是卡缪的代表作,写的是一个小职员莫尔索的荒谬感情。莫尔索孤独、冷漠、麻木,母亲死了他无动于衷,爱情和高级的职位,他也无动于衷。有个人为了收拾他的阿拉伯女友而请他代笔写信,他也无所谓地给写了。那女人的弟弟带了一帮子阿拉伯人来寻衅,莫尔索糊里糊涂地参与打斗,更糊里糊涂地开枪把人给打死了。打死了人他毫不惊恐,被逮捕了也无所谓。最后,他被判死刑,对于死他竟也漠然,就好像是个局外人一样。他莫名其妙来到这个荒诞的世界上,又莫名其妙地死去,说明了人生是荒诞的、被动的、任命运摆布的;人所遭遇的一切是注定了的,是摆脱不了的。

(四)魔幻现实主义文学

早在 20 世纪 20 年代,魔幻现实主义文学开始酝酿,鲁尔福的《佩德罗·帕拉莫》使地方性的拉美文学成为震惊世界文坛的事件,被称为"爆炸文学"。其后,加西亚·马尔克斯的《百年孤独》将魔幻现实主义小说推向巅峰,马尔克斯也因此获得诺贝尔文学奖,而《百年孤独》也成为中国最受欢迎的外国小说之一。

"变现实为幻想而不失其真实"，这是魔幻现实主义文学的创作原则。魔幻与现实并举，其实魔幻是其表现手法，现实才是作品的根本。在这类小说中，同样表现荒诞的主题，情节、结构均有创新，荒诞手法、象征手法、意识流等各种手法并用，语言色彩丰富，表现了鲜明的拉美地域色彩。

在众多魔幻现实主义作品中，《百年孤独》以其高度成就被誉为"再现拉丁美洲历史社会图景的鸿篇巨制"。该小说中人物众多，情节离奇，其中充斥了神话小说、宗教故事等，内容庞杂，生动引人。诺贝尔文学奖颁奖辞这样说道："加西亚·马尔克斯以小说作品创建了一个自己的世界，一个浓缩的宇宙，喧嚣纷乱却又生动可信的现实，折映了一片大陆及其人们的富足与贫困。"毫无疑问，《百年孤独》的描写就是"喧嚣纷乱却又生动可信的现实"，这正是对魔幻现实主义最好的注解。作品描写了布恩迪亚一家七代人的经历，以及马贡多小镇一百多年间的兴建发展直至最后消亡的过程。这个过程中充满了神奇色彩，发生了许多离奇事件。如这里的雨可以连着下了四年十一个月零两天，布恩迪亚家族的最后一代人竟然长了一条猪尾巴，最后竟然被蚂蚁吃掉，马贡多小镇竟然会在一阵旋风中消失……这些无疑充满了魔幻色彩，但是该魔幻情节的实质是现实。它叙述了外来文明对马贡多小镇的入侵，而布恩迪亚第四代阿尔卡蒂奥带领工人罢工等又是拉美地区发展的现实的反映。由是，《百年孤独》反映了拉丁美洲近百年的历史，以及这块土地上的人们的生存状态，"折映了一片大陆及其人们的富足与贫困"，继而成为经典。

(五)黑色幽默小说

黑色幽默小说兴起于20世纪六七十年代的美国。从这类小说中，读者能看到存在主义的深刻影响，作品对现实的荒诞有一种深沉的痛苦和愤恨，但是又无可奈何，便以表面轻松诙谐的语调来讲述故事，从而产生了滑稽可笑的喜剧效果。这种幽默不是单纯的喜剧，所以人们将其称作黑色幽默。黑色幽默小说的代表作有《第二十二条军规》(约瑟夫·海勒)、《万有引力之虹》(托马斯·品钦)、《烟草经纪人》(约翰·巴思)、《第五号屠场》(库尔特·冯内古特)等。

我们以约瑟夫·海勒的《第二十二条军规》为例介绍黑色幽默小说的特点。作者说："在《第二十二条军规》里，我也并不对战争感兴趣，我感兴趣的是官僚权力结构中的个人关系。"确实如此，小说主人公叫约翰·尤萨林上尉，是一名领航员兼投弹手。在战争中，他最希望能够保住性命，早日回国。根据规定，完成25次战斗飞行后就有权申请回国，但前提是要得到长官的批准。但事实是长官会不断提高完成战斗的次数，尤萨林飞完32次时，标准提高到了40次，他飞完44次时，标准又变成了50次。因为第二十二条军规规定，军人必须服从命令，所以尤萨林无论如何得不到解脱。后来他只好装精神病，但是依然徒劳。因为根据规定，精神失常的人不准飞行，但只能他本人提出申请才有效。而一个人如果能够提出合理的申请，又证明他神志清醒。这本身就是一个悖论：如果你精神失常，你就可以申请停飞。可是如果你提出申请，就证明你精神正常。尤萨林最后说："这里面只有一个圈套——就是第二十二条军规。"最后他逃往了瑞典。

这部小说中的规定自相矛盾，充满悖论，成为飞行员永远无法摆脱的障碍，让人哭笑不得。小说以现实生活为基础,但在具体的描写中运用了哈哈镜和放大镜的手法,表现美国社会生活,反映了人物所处世界的荒谬和滑稽可笑,以及社会对个人的逼迫。

以上所述只是西方现代小说的冰山一角,西方现代主义小说充满了哲学的思考和智慧,在艺术手法的创新及探索方面取得了巨大的成就,好作不断,值得我们一再品读。为进一步了解西方现代文学作品的内部装置,下面将对其主要写作技巧进行简要介绍。

二、西方现代文学流派常用的写作技巧

(一)隐　喻

1. 隐喻的定义

在西方文学中,隐喻是直接将一种事物与另一种事物进行比较以达到修辞效果的表达手段。虽然最常见的隐喻使用"X 是 Y"的结构,但"隐喻"一词本身很宽泛,有时可包括其他文学术语,如"暗喻"。

最著名的隐喻例子之一来自威廉·莎士比亚的《皆大欢喜》:

> "整个世界都是个舞台,而所有的男人和女人都只是演员。"

莎士比亚把世界比作舞台。然而,他并不认为世界是字面上的舞台,这种比较是修辞上的。通过把世界比作舞台,把世界上的人比作舞台上的演员,他邀请我们思考两者之间的相似之处,并延伸到人性的意义和我们在世界中的位置。从文学角度来看,隐喻给读者的冲击并不仅仅是活的更形象的认知,而是体会作者更深层的意思。舞台和演员的隐喻或许包含了虚伪、无奈、被支配等更丰富的含义。

2. 隐喻的作用

隐喻常被用来在两种不同的事物之间进行直接比较,以赋予第一种事物以特定的品质。但除了简单的比较,隐喻还有两个明确的目的,可以加强写作:

一是快速地提供画面感。有时,你需要读者理解的东西无法用几句话来描述,你只需要表明它是什么意思。在这种情况下,隐喻是最有效的。例如,你可能想说明主人公为什么对他的妻子感到失望,与其花时间描述她乏味的行为,不如把她比作公寓里的灯——可随意开关。

二是为情况注入一些不确定性。正如隐喻可以帮助照亮想法或场景一样,它也可以帮助带来一丝神秘感。例如,如果你想向读者暗示某个地点有不祥之物,你可以使用隐喻:"夜晚的森林很美。树木像黑色的刀刃,月亮泛着枯骨的光芒。"

文学小说中充满了创造性的隐喻,最好的隐喻通常能展示这种文学装置在熟练运用时的力量。比如这个隐喻的例子:

> "希望"是长着羽毛的东西——

它栖居在灵魂深处——

吟咏着没有歌词的旋律——

且永远——永远不会罢息——

它尤为甜蜜——悦耳——于大风大浪——

那必须是席卷八荒的狂飙——

让保守温暖的小鸟

羞愧难当——

在极寒之地我有过听说——

在诡异无比的海上——

然而——从未——即使濒临绝境

它也没有向我讨要过——半颗口粮。

——艾米莉·狄金森《希望》

诗人将"希望"这一极其抽象的概念比作具体的、长着羽毛的、栖息于灵魂之中的活物。"希望"总是栖息在灵魂深处,唱无词的小调,永不停息。它敲打着我们的梦想,推动我们去追求诗和远方。"希望"一直存在,暴风雨的肆虐只是为了凸显"希望"的弥足珍贵,那向现实抗争与不幸挣扎的信念,是人类永恒的赞歌。

(二)象 征

1. 象征的定义

象征是一种文学装置,利用文字、人物、标记、地点或抽象概念代表着超越其字面意义的事物。象征的使用并不局限于文学作品,它们出现在我们日常生活的每个角落。路标、标志和表情符号都采用象征手法,以唤起人们的想法或情绪。

2. 象征的作用

象征可以赋予文字双重意义,包括字面意义和比喻意义,作家可以用更少的文字表达更多的意思。象征也可以成为作家和读者之间的一种秘密表达。具体来说,象征的作用有以下4个方面:

(1)帮助你在不讲述的情况下进行展示。作家使用象征来传达复杂的思想,以节省大量的文字。在哈珀·李的《杀死一只知更鸟》中,知更鸟拥有纯真和美丽的象征性价值——这是很难从字面上表达的。《魔戒》中的戒指也是如此,它象征着对绝对权力的追求所带来的腐败。

(2)连接主题。形象化的语言和象征可以在主题讨论上起到连接作用,贯穿整个文学作品。在菲茨杰拉德的《了不起的盖茨比》中,绿光被用来作为金钱和物质主义的标志,决定了杰伊·盖茨比的生活。

(3)增强想象力。符号可以为复杂的主题添加视觉元素。威廉·戈尔丁是伟大的象征者之一,他的小说《蝇王》中充满了象征,海螺壳象征着权威和秩序,猪头象征着纯粹的邪恶,而岛屿象征着伊甸园。

(4)暗示着更黑暗的含义。在纳撒尼尔·霍桑的《红字》中,海丝特的女儿珠儿象征着导致她受孕的所谓罪恶。珠儿的艰难举止代表了一个大秘密——她的父亲是著名的牧师亚瑟·丁梅斯代尔。只有当丁梅斯代尔的父亲身份被揭露后,珠儿的转变才象征了灵魂获得自由。

(三)意　象

1. 意象的定义

意象涉及使用描述性语言来创造心理图像。在文学术语中,意象是通过调动读者的5种感官而发挥作用的。在写作中对感官体验的任何描述都可以被认为是意象。

2. 意象的作用

大多数写作都包含某种程度的意象。作家处理重要的具体细节的原因之一是允许读者通过感知的线索得出自己的判断和结论。然而,作家不必总是诉诸对事物外观的描述来创造心理图像。

描述事物的味道、气味、声音或感觉——而不仅仅是它的外观——可以使段落或场景变得生动。使用意象可以让读者获得尽可能多的信息,并帮助他们对正在发生的事情创造出更生动的画面。

学习意象的最好方法之一是研究文学作品中那些特别令人回味的例子。

> 这颜色令人厌恶,几乎令人反感;一种冒烟的、不干净的黄色,在缓慢转动的阳光下奇怪地褪色。有些地方是暗淡而又俗艳的橙色,有些地方是一种病态的硫磺色。
>
> ——夏洛蒂·帕金斯·吉尔曼《黄色壁纸》

这里对颜色的描述是视觉意象。"褪色""暗淡""俗艳"都是与颜色有关的形容词;但"冒烟""不干净""病态"并不常用来形容颜色,因为它们通常与人有关,而不是与颜色有关。通过使用通俗和不寻常的语言组合来描述颜色,帕金斯·吉尔曼既邀请我们想象墙纸的实际颜色,又赋予它情感的重量,将这个房间变成了人物情感挫折和压迫的象征。

> 无所不能的巨浪;它们发出的澎湃、空洞的吼声,沿着八根船舷滚动,就像无边的草场中的巨碗;船在更尖锐的浪刃上瞬间倾斜,几乎要把它切成两半,船会有短暂的悬浮;又突然深深地陷入水中的深谷。奋力的冲刺和追赶,才漂到对面的山顶;又头朝前,像雪橇一样滑下山顶。
>
> ——赫尔曼·梅尔维尔《白鲸记》

这段话使用了运动学意象——滚动、倾斜、悬浮、冲刺、追赶——来描述船的运动感觉。声音对这段话也很重要:我们可以想象桨手的喘息声以及海洋的空洞吼声。

> 我听到雨还在不断地打在楼梯的窗户上,风在大厅后面的小树林里呼呼作响;我

渐渐地变得像石头一样冰冷,然后我的勇气沉了下去。我惯有的屈辱、自我怀疑、惆怅沮丧的心情,在我腐烂愤怒的余烬上留下潮湿的痕迹。

——夏洛蒂·勃朗特《简·爱》

这里对温度和湿度的描述是触觉意象。在这种情况下,雨和简的身体不适反映了她的黑暗、沮丧、愤怒的心情。

(四)反　讽

1. 反讽的定义

反讽是一种文学装置,它通过矛盾的陈述或情况揭示与表面真实情况不同的现实。文学作品中有许多形式的反讽,它的有效性取决于读者对文学作品中"应该"发生的事情和"实际"发生的事情之间的差异的期望和理解。其形式可以是事件的意外结果、人物的意外行为,或者是一些不协调的话语。

2. 反讽的作用

反讽的具体作用表现为人的感情发展到了极顶,往往会以完全相反的方式表现出来,在语言上就是说反话。作为讽刺手段的反话,是反话正说,用肯定赞美的语言描述明显的丑恶、虚假的现象,表达作者的鄙视与挖苦。

当任何指斥的言辞都不足以把愤怒之情表达得酣畅淋漓时,便化为反语成了讽刺。反语的讽刺,较之直言指责更为有力,表达的厌恶之情更为强烈。

在现代作家中,鲁迅堪称集反讽之大成,他常把反讽融入小说的结构,把性格志趣相反的人物或含义相去颇远的情节、场面交织在一起,同步迭现,使那些司空见惯的生活琐事产生令人拍案称奇的社会意义和艺术效果。如《药》,小说同时塑造了两个主人公,一个是旧民主主义革命时期资产阶级革命者夏瑜的形象,他英勇不屈,不怕牺牲,最终被砍头;一个是贫穷的小茶馆主人华老栓,他老实本分,但懦弱愚昧,对革命毫不理解。两个主人公各自的活动又形成各自独立的故事。夏瑜从事革命活动,被捕后在狱中继续斗争,最终被反动统治者杀害。华老栓把历年的辛苦积蓄拿去买药,为患病的儿子治病,但买来的药无效,儿子最终死去。一个是革命者为解救穷人的理想信念壮烈而寂寞地牺牲的悲剧,一个是穷人把想救他们的革命者的鲜血当作药吃下却无效的悲剧。作者匠心独运,巧妙地用一个人血馒头将意义判若天壤的故事连在一起,立刻产生了强烈的反讽效果,主题得到升华,悲剧意义更丰富,它揭示了辛亥革命失败的根本原因,告诫人们革命必须唤醒民众的觉悟。

下面,我们再从文学作品中举例来介绍反讽。

"你说你买了一条钻石项链来代替我那条?"
"是的,看样子你就一直没发现!它们很像。"
她笑了,笑得很开心,既骄傲又天真。
弗雷斯蒂埃夫人非常感动,握住她的双手。

"哦,我可怜的玛蒂尔德! 为什么,我的项链是假的,它最多只值五百法郎!"

——莫泊桑《项链》

在这个故事中,莫泊桑利用反讽揭示了主人公玛蒂尔德的意外结果,出于虚荣心,她从朋友弗雷斯蒂埃夫人那里借了一条钻石项链去参加舞会。但由于粗心,玛蒂尔德弄丢了项链。玛蒂尔德和丈夫没有向她的朋友承认这一过失,而是用另一条项链代替了这条项链,从而欠下了一大笔债,花了 10 年的时间才还清。在一次偶然的会面中,玛蒂尔德从她朋友那里得知,原来的项链本就是假的。这个结果具有反讽意味,因为玛蒂尔德变成了真正的冤大头,而弗雷斯蒂埃夫人却赚到了一条真正的钻石项链。这个结局可能会引起读者对故事中心主题的反思,包括骄傲和虚荣心的代价。

一个孩子在招待朋友的时候能做成两道菜;而当自家用餐时,前肢或后肢就能做一道不错的菜,用一点胡椒或盐调味,在第四天煮着吃非常好,尤其是在冬天。

——乔纳森·斯威夫特《一个小小的建议》

这是一种语言反讽,他主张把吃孩子作为解决饥荒和贫困问题。当然,这并不是字面上的意思。相反,反讽是用来展示那些贫困的人所面临的严峻形势以及他们有限的资源或出路。此外,这种反讽是为了呼吁那些没有遭受饥饿和贫困的人采取行动,对不幸的人伸出援手。

战争就是和平,自由就是奴役,无知就是力量。

——乔治·奥威尔《1984》

在小说开头的这句口号中,几乎每个抽象的想法都等同于与之相反的想法。这些矛盾的说法显示了其中潜藏的反讽意味:在疯狂的逻辑中,战争是为了和平,因此战争是正当的;自由让人丧失自我,因此自由是不可取的;知识束缚行为,因此知识是不提倡的。

第四节　通往文本细读的路径

【阅读调查】

1. 你读书的目的是(　　　)。

A. 提升自身能力　　B. 个人兴趣　　C. 追求时尚　　D. 丰富业余生活

E. 其他

2. 如果你阅读一本小说,你最关注的是(　　　)。

A. 故事情节　　　　　B. 人物形象　　C. 主题思想　　D. 艺术特色

E. 写作手法

3. 对于中外名著,你的阅读方式是(　　　)。

A. 粗略看一遍,只想了解故事情节

B. 认真阅读,经常会被里面的情节触动

C. 反复阅读,每读一次都有不同的收获

D. 没什么目的,只是随手翻翻

E. 根本就不看

前文已陈述读者的阅读目的决定了阅读方式。通过这个小调查,你认为你的阅读方式是粗读还是精读呢? 如果只是泛泛而读,我们从阅读中的收获就非常有限,而叙事能力是一种"认识、吸收、解释,并被疾病的故事感动而采取行动的能力",要想获得这种能力,我们的阅读一定要深入文本肌理,认识文本的生成机制,并能解释文本的深层结构和写作技巧。因此,我们必须熟悉通往文本的细读路径。

一、中外细读方式比较

(一)丽塔·卡伦提供的细读指南

作为横跨医学和文学两个专业的叙事医学创始人,丽塔·卡伦为我们提供了一份细读指南:

(1)观察。查看感知的迹象:是否展示了看、听、闻、触,以及这些场景的细节、描述和感官方面。读者在文本之中看到、听到、闻到、摸到或尝到了什么? 通过这些感官系统,文本中的物件和内容给了读者什么样的具体感觉? 尤其要注重细节,思考其是否有意义,为什么有些细节容易让人忽略。

(2)视角。是否呈现、探索或猜测了多个视角? 这些视角是如何传达的? 从某种意义来说,视角取决于文本内容,即作者有没有试图去想象其他人的视角,作者如何想象其他人的声音,是从外部呈现他人还是探索他人的内心世界。

(3)形式。描述形式是指文本如何构成,它包含体裁、时间顺序和语言风格等。一般来说,体裁有故事、诗歌、戏剧、剧本、寓言、警示故事、鬼故事或黑色喜剧等类别。时间顺序是指描述事件的时间结构。事件的发生是依照顺序、倒序还是乱序进行? 是否包含其他故事或文本的典故? 是否插入了其他文本(如引用、信件和子故事)? 语言风格主要指文本的措辞是庄重典雅的、优美抒情的还是客观严谨的。

(4)声音。谁在叙述? 叙事是第一人称、第二人称还是第三人称? 人称决定了讲故事的角度和叙述者的距离。细读时,读者通过分辨人称可以感受叙述者的距离的远近、作者与文本角色的亲疏,甚至还能感觉到叙述者是否在场。

（5）语气。语气即情绪。情绪包含文本叙述者的情绪、人物的情绪和读者的情绪。文本的语气如何？阅读将你带入了什么样的情绪或情感？是悲哀、喜悦、愤怒、伤心、感动还是迷茫？你会和作品中的人物产生相似的情感，或者会对文本中的事件产生情绪上的反应吗？这些我们称之为情感共鸣。读者的情绪总是不可避免地投射到作品中的人物身上，并通过自己的反应创造了部分问题，因此阅读其实是读者对作品的构建。这种构建与文本的情绪可能一致，但是有时候可能大相径庭，比如文本中叙述者的情绪可能是激动且喜悦的，但读者会感到悲哀或沮丧。所以说，阅读会产生无限可能。

（6）动作。故事做了什么？作家是否在结尾时到达了不同于开篇的地方？故事的讲述过程中是否将读者带到了别处？

以上6点虽然名之为"指南"，但这仅仅是一种便于初学者进入文本细读的工具，因为这些元素都普遍存在于文本之中。善于细读的读者可能会有更多的方式或途径进入文本。

（二）孙绍振的阅读"三步法"

对于中国读者来说，我们可以找到和引入一种更适合我们自己的细读方式，更快捷地打开细读之门。近年来，国内很多学者在文本阅读方面做过很多卓有成效的探索和研究，经过比较，我们认为原福建师范大学文学院教授、博士生导师孙绍振的阅读"三步法"值得推荐。孙绍振认为经典文本的结构是3层次的：第一层次是显性的，按照时间、空间顺序，将外在的、表层的感知连贯，包括行为和言谈的过程。第二层次是隐性的，是作者潜在的"意脉"变化、流动的过程，这不但是普通读者容易忽略的，就是专家也每每视而不见。第三层次是更加隐秘的，需要着眼文体形式的规范性和开放性，文体的流派与风格。按照这3个层次，可以采用3种方法进行分层次阅读。对于第一层次可以运用比较法，提出问题："大家都读过小说，那么对于小说这种文体有怎样的认识？"学生讨论结束之后，教师为学生总结小说概念，明确小说是将人物刻画作为中心，通过较为完整的故事情节或者环境描写呈现社会生活的文学体裁。之后教师继续引导："同学们对于小说体裁有哪些认识？""你能掌握几种小说鉴赏的方法？"同时为学生提供思路，补充文体方面的知识。在鉴赏小说的过程中，需要明确小说属于虚构艺术形式之一。所以，在欣赏小说过程当中，就需要思考作者为何要塑造这样的人物、描写这样的情节。这是针对第二层次的阅读方法。接下去进入第三层次，需要让学生关注文中语言、逻辑和情感存在的错位、矛盾，以感受作者写作过程的独具匠心，在对比中感受作品价值。可以从小说"道具"、细节等方面的描写进行分析，对人物形象和特点进行把握。在问题引导下，和学生共同探究小说的主旨。孙绍振的阅读"三步法"能成功地将读者带入文本细读，但我们认为其《名作细读》中的方法是一种更深层次的细读方式。

孙绍振在《名作细读》中强调："分析的对象就是矛盾。"他认为，矛盾是内在的，因而关键不在于分析矛盾而在于揭示矛盾。尤其是经典作品，往往是天衣无缝的，特别是读者容易忽略掉的、以为是不言而喻的，甚至是平淡无奇的地方，只有揪住不放，才能发现精彩。特别要注意文章不写什么，弱化什么，省略什么，割舍什么。

从矛盾分析的方法来说，孙绍振认为可以把作品放在一系列作品的比较中来观察差异,在与相似的、同类的、异类的作品的差异中揭示矛盾。如果没有现成的作品可比,单篇分析就要用还原法来找出作品与对象之间的矛盾。

《名作细读》一书介绍还原的对象有两种:一种是语义还原,就是把原生的语义,即字典上的语义想象出来。另一种是还原作品所表现的对象,将其原生态,未经作者心灵同化的状态、逻辑,想象出来,让它和文本中的形象形成对比。简而言之,就是在细读中还原。

以孙绍振分析朱自清的《荷塘月色》和《匆匆》为例。

"这几天心里颇不宁静。今晚在院子里坐着乘凉,忽然想起日日走过的荷塘,在这满月的光里,总该另有一番样子吧。"

文章一开头就说,夜深了,人静了,想起日日经过的荷塘,"总该另有一番样子吧"。这句话看似平淡,很容易被忽略,但是孙先生认为这句话很重要,因为有矛盾可分析。平时的荷塘是一个样子,并不值得写,而今天"另有一番样子"才值得写。

"路上只我一个人,背着手踱着。这一片天地好像是我的;我也像超出了平常的自己,到了另一世界里。"

这里说到好像来到"另一世界里",朱自清也"像超出了平常的自己"。可能很多人读到这里,又滑过去了,但是孙先生认为这里的矛盾更明显了,而且是双重的。本来清华园就是一世界,哪来的"另一世界"? 这个矛盾不能放过。另外一个矛盾更不能放过,那就是"平常的自己"和"超出了平常的自己"。

"像今晚上,一个人在这苍茫的月下,什么都可以想,什么都可以不想,便觉是个自由的人。白天里一定要做的事,一定要说的话,现在都可不理。这是独处的妙处,我且受用这无边的荷香月色好了。"

因为觉得"自由",便感到一种"独处的妙处",妙在何处呢? 妙在"什么都可以想,什么都可以不想"。因此,孙先生发现矛盾的深层是"自由"。正是因为他特别关注了文章中容易忽略的地方,并将这些地方还原到它的原初状态,进而揭示出了矛盾。接下来开始分析矛盾。他发现朱自清的这种"自由",并不全是之前大众所解读的政治自由,而是从伦理的、责任的重压下获得解脱的一种自由。他的解读也给读者带来了新的启示。

我们再来看他对《匆匆》的解读:

"燕子去了,有再来的时候;杨柳枯了,有再青的时候;桃花谢了,有再开的时候。但是,聪明的,你告诉我,我们的日子为什么一去不复返呢? ——是有人偷了他们罢:那是谁? 又藏在何处呢? 是他们自己逃走了罢:现在又到了哪里呢?"

文章一开头就说,日子一去不复返,"是被人偷了"还是"自己逃走了"这句话看似平淡,其实很重要,因为有矛盾可分析。日子怎么可能"被人偷了",更不可能自己长脚"逃走了"。

"我不知道他们给了我多少日子;但我的手确乎是渐渐空虚了。在默默里算着,八千多日子已经从我手中溜去;像针尖上一滴水滴在大海里,我的日子滴在时间的流里,没有声音,也没有影子。我不禁头涔涔而泪潸潸了。"

这里说到"我的手确乎是渐渐空虚了"。可能很多人读到这里,又滑过去了;但是这里的矛盾就更明显了。用语义还原来解释"空虚"的意思,是指里面没有什么实在的东西,不充实,一般用来形容精神空虚。可见,这里讲的"空虚"不应该是手,而是心。通过细读还原,发现矛盾的深层是"空虚"。朱自清的这种"空虚",并不仅仅是感慨时光流逝的无奈与叹息,也是将那短时间的心灵自由,加以曲折地展示。他当时的心境和创作《荷塘月色》时应该有相似之处,用朱自清自己的话说,就是"随顺我生活里每段落的情意的猝发的要求,求每段落的满足"。

可以看出,两位大家的阅读方法各有千秋,他们虽然揭示了阅读是一种有规律有技巧的创造性活动,但是阅读作为一种私人活动,每个人都有自己喜爱的或适合自己的阅读方式。对于医学生来说,作为提升叙事能力的重要工具,文本细读有它独特的路径。我们希望在教学者的引导下,医学生能发现这条路径,并在这条路径上成功深入文本内部一窥究竟。

二、文本细读的训练模式

(一)文本细读教学环节

纵观叙事医学诸多的教学和训练方式,我们发现"输入"和"输出"相结合是这门课程的设计总策略,即信息的"输入"和创造性认识的"输出"是一个有机体,缺一不可。在文本细读教学中,我们结合医学生的学习特点及知识基础,按照课前、课中和课后3个阶段组织他们分小组进行文本细读,并初步尝试文本细读(输入)与创意写作(输出)相结合的训练方式。具体环节安排如下:

(1)课前。教师将学生分成小组,从叙事学理论和作品创作技巧出发,围绕文本设计若干问题,每个小组分配一个问题或每位学生针对2~3个问题进行文本细读思考,通过小组讨论、查阅资料等方式,每位学生针对问题写作阅读心得(强调一定要用自己的话写作),学生在上课前将作业提交给老师。

(2)课中。教师从每组中选取具有代表性的阅读心得让学生念出来分享,教师和同学们认真聆听,一起分析同学们的心得特点。教师或站在学生的角度进一步拓展学生的观点;或运用矛盾分析法,引导学生关注容易忽略的细节,从而发现问题揭示矛盾;或采用开放、多元或错位等思考模式,训练学生多角度、辩证的逻辑思维能力。在关注更多细节、发现更多矛盾和意义的基础上,教师根据文本内容设置引申写作提示语。学生根据提示语写作,不限文体形式、体裁和字数,不能参考任何资料,在10分钟内完成。教师随机选取若干学生诵读自己的创意作品,再和其他同学对其作品进行真诚的、宽容的礼节性点评,肯定创作者的立意或形式方面的创新。

（3）课后。教师从"思考与练习"中选择课后细读作业，要求学生自选角度撰写文本细读心得，或在作品的启发下进行创意写作。教师要阅读批改作业，选择具有代表性的作业在下节课评析。

（二）关于提示语的注意事项

创意写作是在细读者进入文本、感受文本的思想内蕴和艺术构成之后，也就是说细读者沉浸在文本所营造的情境中，教学者再从这个情境中提取富有暗示和开放性的元素引导细读者进行的写作活动，从而达到既能进入其内，又能出乎其外的效果。我们可以把这个环节当作细读后的产出环节，也可以看作是在文学作品引导下对创作的初步尝试。在这个环节中，提示语的安排是一个非常讲究的过程，它需要综合考量文本蕴意、学习目标、学习对象甚至外在环境，往往需要反复思量和多次尝试才能知道什么是适合的提示语。通过实践，我们认为提示语的设置有以下几条原则：

（1）强调开放式思考。我们的目标是让学生的思维得以拓展或发散，提示语不是我们传统意义的作文标题甚至是主题，它可以是一种写作方向，但更应该把它看成一个暗示。在这个暗示之下，我们可以多向联想和多角度思考，写作者不用考虑是否偏题或是否有标准答案，我们写作的目标是创意。

（2）字数越少越好。错综复杂且有着多个着重点的提示语会带给写作者很多设置条件，这反而限制了他的思维和创意。一般情况下，提示语不要超过 5 个字。如叙事医学中经常使用的一个提示语是"一间护理室"，这个提示语经常与迈克尔·翁达杰的小说《英国患者》文本细读搭配使用。该提示语的成功之处在于没有任何限制写作者想象力的措辞，能让人联想到许多不同的意象，同时还跟所读的文本有直接关系。

（3）在文本影响下写作。通常，好的写作提示语可以直接取自细读的文本，或者以某种方式来要求写作者与正在细读的作品进行互动式写作联系，或者就文本细读中与学生产生共鸣的问题设置为提示语，或者就文本中有争议的问题设置为提示语，总而言之，是在文本细读这个氛围中设置相关联的提示语，让写作者更能有感而发或更有创作灵感。

我们希望通过这样的教学方法能达到提高医学生叙事能力的目的，因为拥有强烈的直觉和敏感能直接感受到文本核心要义，这是非常难能可贵的技能。但是作为普通读者，我们的目标并不是让自己成为专业的文学鉴赏家，而是努力让自己发现文本中更多的东西。

小　结

情感关怀医疗模式要求医务工作者具有聆听患者故事的能力，这一能力的培养途径之一就是阅读，这里的阅读是指文本细读。细读文学作品具有培养洞察力、想象力和判断力的作用。细读与阅读的目的和效果不同，前者是深入文本内容，关注文本的体裁、措辞、时间结构、空间描述，以及词语所完成的隐喻和音乐效果。因此，本章同时阐述了叙事学相关理论，简要梳理并介绍了西方现代文学主要流派和创作手法。这为医学生细读打下基础。

读者的阅读态度决定了阅读方式，教师的导读方式也会影响学生的阅读效果。伴随着近现代以来对文本本身的重视，中外学界出现了很多关于文本的细读方式，我们着重介绍了叙事医学创始人丽塔·卡伦和中国文学理论家孙绍振教授的细读方法，通过比较寻找适合我们的细读路径，也结合医学生的阅读水平设计了独特的细读训练模式。在教师的引领下，我们期待医学生能像医生拿着解剖工具一样深入文本肌理条分缕析，在千头万绪中发现真相。

（陈娇娥）

❋【思考与练习】

一、阅读思考

1. 请写下你最近两个月的读书清单，简单总结一下你的阅读收获。

2. 你最喜欢的一本书是哪本？它对你产生了什么影响？

3. 要怎样培养自己的阅读习惯？请写一下你的打算和做法。

二、文本片段细读训练

片段1：

然而要做这一篇速朽的文章，才下笔，便感到万分的困难了。第一是文章的名目。孔子曰："名不正则言不顺。"这原是应该极注意的。传的名目很繁多：列传、自传、内传、外传、别传、家传、小传……而可惜都不合。"列传"么，这一篇并非和许多阔人排在"正史"里；"自传"么，我又并非就是阿Q。说是"外传"，"内传"在那里呢？倘用"内传"，阿Q又决不是神仙。"别传"呢，阿Q实在未曾有大总统上谕宣付国史馆立"本传"——虽说英国正史上并无"博徒列传"，而文豪迭更司也做过《博徒别传》这一部书，但文豪则可，在我辈却不可的。其次是"家传"，则我既不知与阿Q是否同宗，也未曾受他子孙的拜托；或"小传"，则阿Q又更无别的"大传"了。总而言之，这一篇也便是"本传"，但从我的文章着想，因为文体卑下，是"引车卖浆者流"所用的话，所以不敢僭称，便从不入三教九流的小说家所谓"闲话休题言归正传"这一句套话里，取出"正传"两个字来，作为名目，即使与古人所撰《书法正传》的"正传"字面上很相混，也顾不得了。

——节选自鲁迅《阿Q正传·序》（人民文学出版社2005年版）

细读提示：这一段运用了大量的反讽手法，试找出2～3个，并分析其作用。

片段 2：

"……和尚动得……女人，女人！……女人！"他又想。

我们不能知道这晚上阿 Q 在什么时候才打鼾。但大约他从此总觉得指头有些滑腻，所以他从此总有些飘飘然；"女……"他想。

即此一端，我们便可以知道女人是害人的东西。

中国的男人，本来大半都可以做圣贤，可惜全被女人毁掉了。商是妲己闹亡的；周是褒姒弄坏的；秦……虽然史无明文，我们也假定他因为女人，大约未必十分错；而董卓可是的确给貂蝉害死了。

阿 Q 本来也是正人，我们虽然不知道他曾蒙什么明师指授过，但他对于"男女之大防"却历来非常严；也很有排斥异端——如小尼姑及假洋鬼子之类——的正气。

——节选自鲁迅《阿 Q 正传》（人民文学出版社 2005 年版）

细读提示：这一片段出现了叙述者"我们"，"我们"采用了什么样说话的口吻？在其中发挥了什么样的作用？

片段 3：

至于我看那好戏的时候，却实在已经是"远哉遥遥"的了，其时恐怕我还不过十一二岁。我们鲁镇的习惯，本来是凡有出嫁的女儿，倘自己还未当家，夏间便大抵回到母家去消夏。那时我的祖母虽然还康健，但母亲也已分担了些家务，所以夏期便不能多日的归省了，只得在扫墓完毕之后，抽空去住几天，这时我便每年跟了我的母亲住在外祖母的家里。那地方叫平桥村，是一个离海边不远，极偏僻的，临河的小村庄；住户不满三十家，都种田，打鱼，只有一家很小的杂货店。但在我是乐土：因为我在这里不但得到优待，又可以免念"秩秩斯干幽幽南山"了。

——节选自鲁迅《社戏》（人民文学出版社 2005 年版）

细读提示：这一段出现了成年叙述者向儿童叙述者转变的情况，请找出来，并分析为什么会发生这样的变化。

片段 4：

风全住了，路上还很静。我走着，一面想，几乎怕敢想到自己。以前的事姑且搁起，这一大把铜元又是什么意思？奖他么？我还能裁判车夫么？我不能回答自己。

——节选自鲁迅《一件小事》（人民文学出版社 2005 年版）

细读提示：这个片段中，"我"用了 3 个问句问自己，又以"我不能回答自己"作答。请问，叙述者真的不能回答自己吗？

片段 5：

我们以后还有好些机会和爱米丽亚见面，所以应该先介绍一下，让大家知道她是个招人疼的小女孩儿。我们能够老是跟这么天真和气的人做伴，真是好运气。因为不管在现实生活里面还是在小说里面——尤其在小说里面——可恶的坏蛋实在太多。她反正不是主角，所以我不必多形容她的外貌。不瞒你说，我觉得她的鼻子不够长，脸蛋儿太红太圆，不大配做女主角。

——节选自［英］萨克雷《名利场》（广州出版社 2007 年版）

细读提示：在这一片段中，叙述者先后使用"我们"与"我"，二者有区别吗？

片段 6：

这刹那中，他的思想又仿佛旋风似的在脑里一回旋了。四年之前，他曾在山白下遇见一只饿狼，永是不近不远的跟定他，要吃他的肉。他那时吓得几乎要死。幸而手里有一柄斫柴刀，才得仗这壮了胆，支持到未庄；可是永远记得那狼眼睛，又凶又怯，闪闪的像两颗鬼火，似乎远远的来穿透了他的皮肉。而这回他又看见从来没有见过的更可怕的眼睛了，又钝又锋利，不但已经咀嚼了他的话，并且还要咀嚼他皮肉以外的东西，永是不远不近的跟他走。

这些眼睛们似乎连成一气，已经在那里咬他的灵魂。

"救命……"

然而阿 Q 没有说。他早就两眼发黑，耳朵里嗡的一声，觉得全身仿佛微尘似的迸散了。

——节选自鲁迅《阿 Q 正传》（人民文学出版社 2005 年版）

细读提示：这段话采用的是什么叙事视角？有何作用？

片段 7：

我是好好的一个人，生平并未遭过大风波、大险阻，又没有人出十万两银子的赏格来捉我，何以将自己好好的姓名来隐了，另外叫个甚么九死一生呢？只因我出来应世的二十年中，回头想来，所遇见的只有三种东西：第一种是蛇虫鼠蚁；第二种是豺狼虎豹；第三种是魑魅魍魉。二十年之久，在此中过来，未曾被第一种所蚀，未曾被第二种所啖，未曾被第三种所攫，居然被我都避了过去，还不算是九死一生么！

——节选自吴趼人《二十年目睹之怪现状》（朝华出版社 2019 年版）

细读提示：试分析"九死一生"是小说的叙事者还是故事的参与者呢？

片段 8：

如今我已是一个死人，成了一具躺在井底的死尸。尽管我已经死了很久，心脏也早已停止了跳动,但除了那个卑鄙的凶手之外没人知道我发生了什么事。而他,那个混蛋,则听了听我是否还有呼吸,摸了摸我的脉搏以确信他是否已把我干掉,之后又朝我的肚子踹了一脚,把我扛到井边,搬起我的身子扔了下去。往下落时,我先前被他用石头砸烂了的脑袋摔裂开来;我的脸、我的额头和脸颊全都挤烂没了;我全身的骨头都散架了,满嘴都是鲜血。

——节选自[土耳其]奥尔罕·帕慕克《我的名字叫红》(上海人民出版社 2016 年版)

细读提示:试分析这段话叙述者的奇特之处,这种奇特给读者带来怎样的阅读感受?

三、文学作品细读分析

1.《西游记》是中国神魔小说的经典之作,达到了古代长篇浪漫主义小说的巅峰。它以诡异的想象、极度的夸张,突破时空,突破生死,突破神、人、物的界限,创造了一个光怪陆离、神异奇幻的世界。虽然《西游记》被誉为古典名著,但古典并不意味着一般的传统写实,整部作品充满了隐喻和象征。

请举例分析《西游记》中隐喻和象征手法的运用及作用。

2. 在文学理论上,"讲故事"即叙事,它构成了一切叙事性文学作品的共同特征。叙事包括 3 个不同的概念:一个是所讲述的故事内容,一个是讲述故事的语言组织,还有一个是叙述行为。张爱玲一贯以讲故事而出名,我们选择张爱玲的《金锁记》为例进行叙事学理论的实践和运用。

要求:请从叙述内容、叙述话语、叙述动作、叙述者与声音 4 个方面进行文本细读思考和讨论;讨论结束后,可扫一扫二维码进入文本解析,比较一下自己的思考是否正确。

第二章 中外经典文学作品细读

文学的本质是解读人性,医学关注的是人的生老病死。许多医学教育研究者认为,小说的叙事结构、元素与患者讲给医生的个人故事有很多相似的方面,因此可以通过阅读文学作品来提升叙事能力。中外经典文学作品包含着有关于人性的一切故事和真理。所以阅读名著,就是进入世间百态解读人性。而读懂了人性,你便读懂了一切。经常阅读名著,能让我们的心灵更澄澈,精神更自由。

我们所处的这个时代是一个转瞬即变的时代,时代变化越快,人越需要深度思考。如果要对文学经典进行深度思考,精细阅读是前提。同时,深度思考的目的是更好地理解和创新。作家王立铭说:"更深刻的理解将带来更伟大的力量。"多读名著,我们的内心就会生长出一种伟大的力量,这个力量来自对事件的理解能力和对他人的共情能力,这种力量会为我们心灵世界构建起坚不可摧的底层逻辑。本章我们选取了 10 篇具有广泛代表性和影响力的中外文学短篇小说作为细读对象。栩栩如生的人物形象,深邃隽永的人性世界,再加上短小精悍的篇幅,让我们能够迅速地进入文本,精微地探究故事中的细枝末节以及深刻内涵。

第一节　中国现代短篇小说细读训练

自五四新文学运动以来,中国现代文学到现在不过百余年的历史,却深刻影响着中国当下的文学和阅读生态。现代文学作品蕴含着一个人成长过程中的冲动和鲁莽,这对当下年轻人是非常有用的。从这个角度而言,现代文学就不是文学,而是一种青春期的文化形式,从中可以找到那种与我们的心性、我们的时代相结合的东西。因此,我们有必要从中国现代经典中短篇小说入手,进入充溢"五四"青春气息的时代中。本节选取了鲁迅的《故乡》《狂人日记》、郁达夫的《沉沦》、张爱玲的《金锁记》,以及白先勇的《游园惊梦》共 5 篇经典文学作品作为文本细读对象。这几篇作品具有对人性描写的深邃、写作形式的创新及意蕴内涵的丰富多义的特性,给读者留下了无限的想象和解读空间,符合叙事医学文本细读要求,有助于提升医学生细致入微的观察能力、冷静理性的分析能力和开放宽容的理解能力。

第1篇 狂人日记

鲁迅

【小说简介】

　　《狂人日记》是鲁迅创作的第一部短篇白话日记体小说,也是中国第一部现代白话文小说。小说通过被迫害者"狂人"的形象以及狂人"自述式"的心理独白,揭示了封建礼教"吃人"的本质,表现了作者对以封建礼教为主体内涵的封建文化深切的反抗。

【作品原文】

(版本:鲁迅.鲁迅全集.广州:花城出版社,2021)

　　某君昆仲。今隐其名,皆余昔日在中学校时良友;分隔多年,消息渐阙。日前偶闻其一大病;适归故乡,迂道往访,则仅晤一人,言病者其弟也。劳君远道来视,然已早愈,赴某地候补矣。因大笑,出示日记二册,谓可见当日病状,不妨献诸旧友。持归阅一过,知所患盖"迫害狂"之类。语颇错杂无伦次,又多荒唐之言;亦不著月日,惟墨色字体不一,知非一时所书。间亦有略具联络者,今撮录一篇,以供医家研究。记中语误,一字不易;惟人名虽皆村人,不为世间所知,无关大体,然亦悉易去。至于书名,则本人愈后所题,不复改也。七年四月二日识。

一

　　今天晚上,很好的月光。

　　我不见他,已是三十多年;今天见了,精神分外爽快。才知道以前的三十多年,全是发昏;然而须十分小心。不然,那赵家的狗,何以看我两眼呢?

　　我怕得有理。

二

　　今天全没月光,我知道不妙。早上小心出门,赵贵翁的眼色便怪:似乎怕我,似乎想害我。还有七八个人,交头接耳的议论我。又怕我看见。一路上的人,都是如此。其中最凶的一个人,张着嘴,对我笑了一笑;我便从头直冷到脚跟,晓得他们布置,都已妥当了。

　　我可不怕,仍旧走我的路。前面一伙小孩子,也在那里议论我;眼色也同赵贵翁一样,脸色也都铁青。我想我同小孩子有什么仇,他也这样。忍不住大声说:"你告诉我!"他们可就跑了。

我想：我同赵贵翁有什么仇，同路上的人又有什么仇；只有廿年以前，把古久先生的陈年流水簿子，踹了一脚，古久先生很不高兴。赵贵翁虽然不认识他，一定也听到风声，代抱不平；约定路上的人，同我作冤对。但是小孩子呢？那时候，他们还没有出世，何以今天也睁着怪眼睛，似乎怕我，似乎想害我。这真教我怕，教我纳罕而且伤心。

我明白了，这是他们娘老子教的！

三

晚上总是睡不着。凡事须得研究，才会明白。

他们——也有给知县打枷过的，也有给绅士掌过嘴的，也有衙役占了他妻子的，也有老子娘被债主逼死的；他们那时候的脸色，全没有昨天这么怕，也没有这么凶。

最奇怪的是昨天街上的那个女人，打他儿子，嘴里说道，"老子呀！我要咬你几口才出气！"他眼睛却看着我。我出了一惊，遮掩不住；那青面獠牙的一伙人，便都哄笑起来。陈老五赶上前，硬把我拖回家中了。

拖我回家，家里的人都装作不认识我；他们的眼色，也全同别人一样。进了书房，便反扣上门，宛然是关了一只鸡鸭。这一件事，越教我猜不出底细。

前几天，狼子村的佃户来告荒，对我大哥说，他们村里的一个大恶人，给大家打死了；几个人便挖出他的心肝来，用油煎炒了吃，可以壮壮胆子。我插了一句嘴，佃户和大哥便都看我几眼。今天才晓得他们的眼光，全同外面的那伙人一模一样。

想起来，我从顶上直冷到脚跟。

他们会吃人，就未必不会吃我。

你看那女人"咬你几口"的话，和一伙青面獠牙人的笑，和前天佃户的话，明明是暗号。我看出他话中全是毒，笑中全是刀，他们的牙齿，全是白厉厉的排着，这就是吃人的家伙。

照我自己想，虽然不是恶人，自从踹了古家的簿子，可就难说了。他们似乎别有心思，我全猜不出。况且他们一翻脸，便说人是恶人。我还记得大哥教我做论，无论怎样好人，翻他几句，他便打上几个圈；原谅坏人几句，他便说："翻天妙手，与众不同"。我那里猜得到他们的心思，究竟怎样；况且是要吃的时候。

凡事总须研究，才会明白。古来时常吃人，我也还记得，可是不甚清楚。我翻开历史一查，这历史没有年代，歪歪斜斜的每页上都写着"仁义道德"几个字。我横竖睡不着，仔细看了半夜，才从字缝里看出字来，满本都写着两个字是"吃人"！

书上写着这许多字，佃户说了这许多话，却都笑吟吟的睁着怪眼睛看我。

我也是人，他们想要吃我了！

四

早上，我静坐了一会。陈老五送进饭来，一碗菜，一碗蒸鱼；这鱼的眼睛，白而且硬，张着嘴，同那一伙想吃人的人一样。吃了几筷，滑溜溜的不知是鱼是人，便把他兜肚连肠的吐出。

我说"老五，对大哥说，我闷得慌，想到园里走走。"老五不答应，走了，停一会，可就来开了门。

我也不动，研究他们如何摆布我；知道他们一定不肯放松。果然！我大哥引了一个老头子，慢慢走来；他满眼凶光，怕我看出，只是低头向着地，从眼镜横边暗暗看我。大哥说："今天你仿佛很好。"我说："是的。"大哥说："今天请何先生来，给你诊一诊。"我说："可以！"其实我岂不知道这老头子是刽子手扮的！无非借了看脉这名目，揣一揣肥瘠：因这功劳，也分一片肉吃。我也不怕；虽然不吃人，胆子却比他们还壮。伸出两个拳头，看他如何下手。老头子坐着，闭了眼睛，摸了好一会，呆了好一会；便张开他鬼眼睛说："不要乱想。静静的养几天，就好了。"

不要乱想，静静的养！养肥了，他们是自然可以多吃；我有什么好处，怎么会"好了"？他们这群人，又想吃人，又是鬼鬼祟祟，想法子遮掩，不敢直捷下手，真要令我笑死，我忍不住，便放声大笑起来，十分快活。自己晓得这笑声里面，有的是义勇和正气。老头子和大哥，都失了色，被我这勇气正气镇压住了。

但是我有勇气，他们便越想吃我，沾光一点这勇气。老头子跨出门，走不多远，便低声对大哥说道："赶紧吃罢！"大哥点点头。原来也有你！这一件大发见，虽似意外，也在意中：合伙吃我的人，便是我的哥哥！

吃人的是我哥哥！

我是吃人的人的兄弟！

我自己被人吃了，可仍然是吃人的人的兄弟！

五

这几天是退一步想：假使那老头子不是刽子手扮的，真是医生，也仍然是吃人的人。他们的祖师李时珍做的"本草什么"上，明明写着人肉可以煎吃；他还能说自己不吃人么？

至于我家大哥，也毫不冤枉他。他对我讲书的时候，亲口说过可以"易子而食"；又一回偶然议论起一个不好的人，他便说不但该杀，还当"食肉寝皮"。我那时年纪还小，心跳了好半天。前天狼子村佃户来说吃心肝的事，他也毫不奇怪，不住的点头。可见心思是同从前一样狠。既然可以"易子而食"，便什么都易得，什么人都吃得。我从前单听他讲道理，也胡涂过去；现在晓得他讲道理的时候，不但唇边还抹着人油，而且心里满装着吃人的意思。

六

黑漆漆的，不知是日是夜。赵家的狗又叫起来了。

狮子似的凶心，兔子的怯弱，狐狸的狡猾，……

七

我晓得他们的方法，直捷杀了，是不肯的，而且也不敢，怕有祸祟。所以他们大家连络，布满了罗网，逼我自戕。试看前几天街上男女的样子，和这几天我大哥的作为，便足可悟出八九分了。最好是解下腰带,挂在梁上,自己紧紧勒死;他们没有杀人的罪名,又偿了心愿,自然都欢天喜地的发出一种呜呜咽咽的笑声。否则惊吓忧愁死了,虽则略瘦,也还可以首肯几下。

他们是只会吃死肉的!——记得什么书上说,有一种东西,叫"海乙那"的,眼光和样子都很难看;时常吃死肉,连极大的骨头,都细细嚼烂,咽下肚子去,想起来也教人害怕。"海乙那"是狼的亲眷,狼是狗的本家。前天赵家的狗,看我几眼,可见他也同谋,早已接洽。老头子眼看着地,岂能瞒得我过。

最可怜的是我的大哥,他也是人,何以毫不害怕;而且合伙吃我呢?还是历来惯了,不以为非呢?还是丧了良心,明知故犯呢?

我诅咒吃人的人,先从他起头;要劝转吃人的人,也先从他下手。

八

其实这种道理,到了现在,他们也该早已懂得,……

忽然来了一个人;年纪不过二十左右,相貌是不很看得清楚,满面笑容,对了我点头,他的笑也不像真笑。我便问他,"吃人的事,对么?"他仍然笑着说,"不是荒年,怎么会吃人。"我立刻就晓得,他也是一伙,喜欢吃人的;便自勇气百倍,偏要问他。

"对么?"

"这等事问他甚么。你真会……说笑话。……今天天气很好。"天气是好,月色也很亮了。可是我要问你,"对么?"

他不以为然了。含含胡胡的答道,"不……"

"不对?他们何以竟吃?!"

"没有的事……"

"没有的事?狼子村现吃;还有书上都写着,通红斩新!"

他便变了脸,铁一般青。睁着眼说,"有许有的,这是从来如此……"

"从来如此,便对么?"

"我不同你讲这些道理;总之你不该说,你说便是你错!"

我直跳起来,张开眼,这人便不见了。全身出了一大片汗,他的年纪,比我大哥小得远,居然也是一伙;这一定是他娘老子先教的。还怕已经教给他儿子了;所以连小孩子,也都恶狠狠的看我。

九

自己想吃人,又怕被别人吃了,都用着疑心极深的眼光,面面相觑。……

去了这心思,放心做事走路吃饭睡觉,何等舒服。这只是一条门槛,一个关头。他们可是父子、兄弟、夫妇、朋友、师生、仇敌和各不相识的人,都结成一伙,互相劝勉,互相牵掣,死也不肯跨过这一步。

十

大清早，去寻我大哥；他立在堂门外看天，我便走到他背后，拦住门，格外沉静，格外和气的对他说：

"大哥，我有话告诉你。"

"你说就是。"他赶紧回过脸来，点点头。

"我只有几句话，可是说不出来。大哥，大约当初野蛮的人，都吃过一点人。后来因为心思不同，有的不吃人了，一味要好，便变了人，变了真的人。有的却还吃，——也同虫子一样，有的变了鱼、鸟、猴子，一直变到人。有的不要好，至今还是虫子。这吃人的人比不吃人的人，何等惭愧。怕比虫子的惭愧猴子，还差得很远很远。

"易牙蒸了他儿子，给桀纣吃，还是一直从前的事。谁晓得从盘古开辟天地以后，一直吃到易牙的儿子；从易牙的儿子，一直吃到徐锡林；从徐锡林，又一直吃到狼子村捉住的人。去年城里杀了犯人，还有一个生痨病的人，用馒头蘸血舐。

"他们要吃我，你一个人，原也无法可想；然而又何必去入伙。吃人的人，什么事做不出；他们会吃我，也会吃你，一伙里面，也会自吃。但只要转一步，只要立刻改了，也就人人太平。虽然从来如此，我们今天也可以格外要好，说是不能！大哥，我相信你能说，前天佃户要减租，你说过不能。"

当初，他还只是冷笑，随后眼光便凶狠起来，一到说破他们的隐情，那就满脸都变成青色了。大门外立着一伙人，赵贵翁和他的狗，也在里面，都探头探脑的挨进来。有的是看不出面貌，似乎用布蒙着；有的是仍旧青面獠牙，抿着嘴笑。我认识他们是一伙，都是吃人的人。可是也晓得他们心思很不一样，一种是以为从来如此，应该吃的；一种是知道不该吃，可是仍然要吃，又怕别人说破他，所以听了我的话，越发气愤不过，可是抿着嘴冷笑。

这时候，大哥也忽然显出凶相，高声喝道：

"都出去！疯子有什么好看！"

这时候，我又懂得一件他们的巧妙了。他们岂但不肯改，而且早已布置；预备下一个疯子的名目罩上我。将来吃了，不但太平无事，怕还会有人见情。佃户说的大家吃了一个恶人，正是这方法。这是他们的老谱！

陈老五也气愤愤的直走进来。如何按得住我的口，我偏要对这伙人说，"你们可以改了，从真心改起！要晓得将来容不得吃人的人，活在世上。"

"你们要不改，自己也会吃尽。即使生得多，也会给真的人除灭了，同猎人打完狼子一样！——同虫子一样！"

那一伙人，都被陈老五赶走了。大哥也不知那里去了。陈老五劝我回屋子里去。屋里面全是黑沉沉的。横梁和椽子都在头上发抖；抖了一会，就大起来，堆在我身上。

万分沉重，动弹不得；他的意思是要我死。我晓得他的沉重是假的，便挣扎出来，出了一身汗。可是偏要说，"你们立刻改了，从真心改起！你们要晓得将来是容不得吃人的人，……"

<h1 style="text-align:center">十一</h1>

太阳也不出,门也不开,日日是两顿饭。

我捏起筷子,便想起我大哥;晓得妹子死掉的缘故,也全在他。那时我妹子才五岁,可爱可怜的样子,还在眼前。母亲哭个不住,他却劝母亲不要哭;大约因为自己吃了,哭起来不免有点过意不去。如果还能过意不去,……

妹子是被大哥吃了,母亲知道没有,我可不得而知。

母亲想也知道;不过哭的时候,却并没有说明,大约也以为应当的了。记得我四五岁时,坐在堂前乘凉,大哥说爷娘生病,做儿子的须割下一片肉来,煮熟了请他吃,才算好人;母亲也没有说不行。一片吃得,整个的自然也吃得。但是那天的哭法,现在想起来,实在还教人伤心,这真是奇极的事!

<h1 style="text-align:center">十二</h1>

不能想了。

四千年来时时吃人的地方,今天才明白,我也在其中混了多年;大哥正管着家务,妹子恰恰死了,他未必不和在饭菜里,暗暗给我们吃。

我未必无意之中,不吃了我妹子的几片肉,现在也轮到我自己,……

有了四千年吃人履历的我,当初虽然不知道,现在明白,难见真的人!

<h1 style="text-align:center">十三</h1>

没有吃过人的孩子,或者还有?

救救孩子……

（一九一八年四月）

【细读指南】

1. 你认为在文中存在几个叙事者?分别代表了什么样的形象?

2. 如何看待狂人多次提及的"吃人"?"吃人"者究竟是谁?

3. 如何理解"狂人"形象?"狂人"象征着什么?

4. "狂人"究竟在怕谁或是怕什么?

说明:《故乡》《沉沦》《金锁记》《游园惊梦》的文本内容以二维码的形式收纳在本章,扫一扫二维码即可进入文本阅读,建议自行下载打印纸质文稿方便文本细读。

第二节　外国现代短篇小说细读训练

19 世纪中期西方现代主义文学开始露出苗头,而到了 20 世纪 20 年代至 70 年代,现代主义文学极度繁荣,出现了众多文学流派,影响极其深远。现代主义文学的写作特点不再像之前的文学那样再现生活,而是深入人物的内心,探讨人物的存在方式,人物形象往往已经变形,情节往往充满了荒诞意味,而主题直指人的生存困境。与传统的现实主义文学比较,西方现代主义文学在内容上意蕴更加丰富多义,指向更具深度广度,形式上表现手法更加多样和创新,因此更适合作为文本细读的对象。

本节选取了爱伦·坡的《厄舍府的倒塌》、芥川龙之介的《竹林中》、弗吉尼亚·沃尔夫的《墙上的斑点》、圣-埃克苏佩里的《小王子》、加夫列尔·加西亚·马尔克斯的《巨翅老人》5 篇外国中短篇经典小说作为文本细读对象。下面让我们进入这几个文本,解密现代派文学写作密码,窥见更丰富的世界和更深刻的人性。

厄舍府的倒塌

〔美〕爱伦·坡

【小说简介】

《厄舍府的倒塌》是美国作家爱伦·坡创作的短篇小说。小说描写了一对双胞胎都患有不可名状的不治之症,又具有一种无法理解的病态心理。最后在一个狂风暴雨之夜,妹妹裹着寿衣回来,与哥哥同归于尽,古老的厄舍府也突然崩溃,化作一堆瓦砾。

作者通过这一阴森恐怖的故事,探索了人性中的邪恶与病态。爱伦·坡在小说里着力描绘的自然环境不但渲染了一种恐怖的气氛,还充分表明了厄舍府与自然的严重分裂。正是由于充满生机的自然力的缺失,厄舍府才弥漫了一种阴郁而窒息的气氛。因此,《厄舍府的倒塌》这一悲剧可以解读为一种生态灾难,它昭示了人类与自然休戚与共的联系。如果脱离了活生生的自然,人类面临的前景也只会是腐烂和崩溃。

【作品原文】

(版本:〔美〕埃德加·爱伦·坡.爱伦·坡短篇小说集.曹明德,译.上海:上海文汇出版社,2018)

他的心儿是一柄诗琴;轻轻一拨就舒扬有声。

——贝朗瑞

那年秋天一个晦暝、昏暗、廓落、云幕低垂的日子,我一整天都策马独行,穿越一片异常阴郁的旷野。当暮色开始降临时,愁云笼罩的厄舍府终于遥遥在望。不知为什么,一看见那座房舍,我心中便充满了一种不堪忍受的抑郁。我说不堪忍受,因为那种抑郁无论如何也没法排遣,而往常即便到更凄凉的荒郊野地、更可怕的险山恶水,我也能从山情野趣中获得几分喜悦,从而使愁恼得到减轻。望着眼前的景象——那孤零零的房舍、房舍周围的地形、萧瑟的垣墙、空茫的窗眼、几丛茎叶繁芜的莎草、几株枝干惨白的枯树——我心中极度的抑郁真难用人间常情来比拟,也许只能比作鸦片服用者清醒后的感受:重新堕入现实生活之痛苦、重新撩开那层面纱之恐惧。我感到一阵冰凉、一阵虚脱、一阵心悸、一阵无法摆脱的凄怆、一阵任何想象力都无法将其理想化的悲凉。究竟是什么?我收缰思忖。是什么使我一见到厄舍府就如此颓丧?这真是个不解之谜。我也无从捉摸沉思时涌上心头的那些朦胧的幻觉。无奈我只能接受一个不尽如人意的结论:当天地间一些很简单的自然景物之组合具有能这样影响我们的力量之时,对这种力量的探究无疑超越了我们的思维能力。我心中暗想,也许只需稍稍改变一下眼前景象的某些局部,稍稍调整一下这幅画中的某些细节,就足以减轻或完全消除那种令人悲怆的力量。想到这儿,我纵马来到房舍前一个水面森然的小湖,从陡峭的湖边朝下俯望。可看见湖水倒映出的灰蒙蒙的莎草、白森森的枯树和空洞洞的窗眼,我心中的惶悚甚至比刚才更为强烈。

然而,我却计划在这阴森的宅院里逗留几个星期。宅院的主人罗德里克·厄舍是我童年时代的好朋友,不过我俩最后一次见面已是多年前的事了。但不久前我在远方收到了他写给我的一封信,信中急迫的请求使我只能亲身前往给予他当面答复。那封信表明他神经紧张。信中说到他身患重病;说到一种使他意气消沉的精神紊乱;说他极想见到我这个他最好的朋友、唯一的知交;希望通过与我相聚的愉悦来减轻他的疾病。信中还写了许多诸如此类的话。显而易见,他信中所求乃他心之所望,不允许我有半点犹豫,于是我马上听从了这个我依然认为非常奇异的召唤。

虽说我俩是童年时代的知交,但我对我这位朋友实在知之甚少。他为人格外谨慎,平生不苟言谈。不过我仍然得知他那历史悠远的家族从来就以一种特有的敏感气质而闻名。在过去漫长的岁月中,这种气质在许多品位极高的艺术品中得以展现,而近年来又屡屡表现于慷慨而不张扬的慈善施舍,表现于对正统而易辨的音乐之美不感兴趣,反而热衷于其错综复杂。我还得知一个极不平常的事实,厄舍家族虽历史悠久,但却不曾繁衍过任何能赓延不绝的旁系分支;换句话说,除在很短的时期内稍有过例外,整个家族从来都是一脉单传。想到这宅院的特性与宅院主人被公认的特性完全相符,想到这两种特性在漫长的几个世纪中可能相互影响,我不禁认为,也许正是这种没有旁系血亲的缺陷,正是这种家业和姓氏都一脉单传的结果,最终造成了两者的合二为一,使宅院原来的宅名变成了现在这个古怪而含糊的名称——厄舍府。在当地乡下人心目中,这名称似乎既指那座房舍,又指住在里面的人家。

前面说到,我那个多少有几分幼稚的试探的唯一结果,俯望湖面的结果,就是加深了我心中最初的诡异感。毋庸置疑，主要是我心中急剧增长的迷信意识（为什么不能称之为迷信呢？）促成了那种诡异感的加深。我早就知晓，那种迷信是一种似是而非的法则：即人类所有感情都以恐惧为其基础。说不定正是因为这个原因，当我再次把目光从水中倒影移向那座房舍本身之时，我心中产生了一种奇怪的幻觉，那种幻觉非常荒谬，我提到它只是要说明令我压抑的那种感觉是多么真实而强烈。我如此沉湎于自己的想象，以致我实实在在地认为那宅院及其周围悬浮着一种它们所特有的空气。那种空气并非生发于天地自然，而是生发于那些枯树残枝、灰墙暗壁，生发于那一汪死气沉沉的湖水。那是一种神秘而致命的雾霭，阴晦，凝滞，朦胧，沉浊如铅。

拂去脑子里那种谅必是梦幻的感觉，我更仔细地把那幢建筑打量了一番。它主要的特征看来就是非常古老。岁月留下的痕迹十分显著。表层覆盖了一层毛茸茸的苔藓，交织成一种优雅的网状从房檐蔓延而下。但这一切还说不上格外地破败凋零。那幢砖石建筑尚没有一处坍塌，只是它整体上的完好无损与构成其整体的每一块砖石的风化残缺之间有一种显而易见的极不协调。这种不协调倒在很大程度上使我想到了某个不常使用的地下室中的木质结构，由于常年不通风，那些木质结构表面上完好无损，实则早已腐朽了。不过，眼前这幢房子除了外表上大面积的破败，整个结构倒也看不出摇摇欲坠的迹象。说不定得有一双明察秋毫的眼睛，方能看出一道几乎看不见的裂缝，那裂缝从正面房顶向下顺着墙壁弯弯曲曲地延伸，最后消失在屋外那湖死水之中。

观看之间我已驰过一条不长的石铺大道，来到了那幢房子跟前。一名等候在那儿的仆人牵过我的马，我径直跨入了那道哥特式大厅拱门。另一名轻手轻脚的侍仆一声不吭地领着我穿过许多幽暗曲折的回廊去他主人的房间。不知怎么回事，一路上所看到的竟使我刚才描述过的那种说不清道不明的感情越发强烈。虽说我周围的一切（无论是天花板上的雕刻、四壁阴沉的幔帐、乌黑的檀木地板，以及那些光影交错、我一走过就铿锵作响的纹章甲胄）都不过是我从小就早已看惯的东西，虽说我毫不犹豫地承认那一切是多么熟悉，但我仍然惊奇地感觉到那些熟悉的物件在我心中唤起的想象竟是那样的陌生。在楼梯上我碰见了他家的家庭医生。我认为当时他脸上有一种狡黠与困惑交织的神情。他慌慌张张跟我打了个招呼便下楼而去。这时那名侍仆推开一道房门，把我引到了他主人跟前。

我进去的那个房间高大而宽敞。又长又窄的窗户顶端呈尖形，离黑色橡木地板老高老高，人伸直手臂也摸不着窗沿。微弱的暗红色光线从方格玻璃射入，刚好能照清室内比较显眼的物体；然而我睁大眼睛也看不清房间远处的角落，或者回纹装饰的拱形天花板深处。黑色的帷幔垂悬四壁。室内家具多而古雅，但破旧而不舒适。房间里有不少书籍和乐器，但却未能给房间增添一分生气。我觉得呼吸的空气中也充满了忧伤。整个房间都弥漫着一种凛然、钝重、驱不散的阴郁。

我一进屋厄舍便从他平躺着的一张沙发上起身，快活而热情地向我表示欢迎，开始我还以为他的热情有点过分，以为是那个厌世者在强颜欢笑。但当我看清他的脸后，我确信他完全是诚心诚意。我俩坐了下来，一时间他没有开口说话，我凝视着他，心中涌起一种又怜又怕的感情。这世上一定还没人像罗德里克·厄舍一样，在那么短的时间内发生那么可怕的变化！我好容易才确信眼前那个脸色苍白的人就是我童年时代的伙伴。不过他脸上的特征倒一直很突出。一副苍白憔悴的面容、一双又大又亮的清澈的眼睛、两片既薄又白但曲线绝美的嘴唇、一个轮廓优雅的希伯来式但又比希伯来鼻孔稍大的鼻子、一张不甚凸出但模样好看并显出他意志薄弱的下巴、一头比游丝更细更软的头发，所有这些特征再加上他异常宽阔的额顶便构成了一副令人难忘的容貌。现在他容貌上的特征和惯常有的神情只是比过去稍稍显著一点，但却给他带来了那么大的变化，以至于我真怀疑自己在跟谁说话。而当时最令我吃惊甚至畏惧的莫过于他那白得像死尸一般的皮肤和亮得令人不可思议的眼睛。还有他那柔软的头发也被毫不在意地蓄得很长，当那细如游丝的头发不是牵拉而是飘拂在他眼前之时，我简直不能将那副奇异的表情与任何正常人的表情联系起来。

我一开始就觉得我朋友的动作既不连贯又不协调，很快我就发现那是因为一种他竭力在克服但又没法克服的习惯性痉挛，一种极度的神经紧张。对这一点我倒早有心理准备，一是因为读了他的信，二是还记得他童年时的某些特性，三则是根据他独特的身体状况和精神气质所做出的推断。他的动作忽而生气勃勃，忽而萎靡不振。他的声音忽而嚅嚅嗫嗫（这时元气似乎荡然无存），忽而又变得简洁有力，变成那种猝然、铿锵、不慌不忙的噪声，那种沉着、镇定、运用自如的喉音，那种声音也许只有在酩酊者心醉神迷之时或是不可救药的鸦片服用者神魂颠倒之时方能听到。

他就那样向我谈起他邀我来的目的，谈起他想见到我的诚挚愿望，谈起他希望我能提供的安慰。他还相当详细地谈到了他自我断定的病情。他说那是一种与生俱来的遗传疾病，一种他对药物治疗已不抱希望的顽症——他立即又补充说那不过是一种很快就准会逐渐痊愈的神经上的毛病。那病的症状表现在他大量的稀奇古怪的感觉。当他详述那些感觉时，其中一些使我既感兴趣又感迷惑，尽管这也许是他所用的字眼和说话的方式在起作用。一种病态的敏锐感觉使他备受折磨，他只能吃最淡而无味的饭菜，只能穿某一种质地的衣服，所有花的芬芳都令他窒息，甚至一点微光都令他的眼睛难受，而且只有某些特殊的声音以及弦乐器奏出的音乐才不会使他感到恐怖。

我发现他深深地陷在一种变态的恐怖之中。"我就要死了，"他对我说，"我肯定会在可悲的愚蠢中死去。就那样，就那样死去，不会有别的死法。我怕将要发生的事并非是怕事情本身，而是怕其后果。我一想到任何会影响我这脆弱敏感的灵魂的事，哪怕是最微不足道的事，就会浑身发抖。其实我并不讨厌危险，除非在它绝对的影响之中，在恐怖之中。在这种不安的心态下，在这种可怜的境地中，我就感到那个时刻迟早会到来，我定会在与恐惧这个可怕幻想的抗争中失去我的生命和理智。"

此外我还不时从他断断续续、语义含混的暗示中看出他精神状态的另一个奇怪特征。他被束缚于一些关于他所居住并多年不敢擅离的那幢房子的迷信观念，被束缚于一种他谈及其想象的影响力时用词太模糊以至我没法复述的影响，一种仅仅由他家房子之形状和实质的某些特征在他心灵上造成的影响（由于长期的忍受，他说），一种由灰墙和塔楼的外观以及映出灰墙塔楼的那湖死水最终给他的精神状态造成的影响。

不过，虽然他犹豫再三，但他还是承认那种折磨他的奇特的忧郁之大部分可以追溯到一个更自然而且更具体的原因，那就是他在这世上仅有的最后一位亲人，他多少年来唯一的伴侣，他心爱的妹妹，长期以来一直重病缠身，实际上眼下已病入膏肓。"她一死，"他用一种令我难忘的痛苦的声音说，"这古老的厄舍家族就只剩下我一个人了（一个绝望而脆弱的人）。"他说话之际，马德琳小姐（别人就这么叫她）从那房间的尽头慢慢走过，没有注意到我的存在便悄然而逝。我看见她时心里有一种惊惧交织的感情——但我却发现不可能找到那种感情的原因。当我的目光追随着她款款而去的脚步时，我只感到一阵恍恍惚惚。最后当门在她身后关上，我才本能地急速转眼去看她哥哥的神情，但他早已把脸深深地埋进双手之中，我只能看见他瘦骨嶙峋的十指比平常更苍白，指缝间正淌出滚滚热泪。

马德琳小姐的病早就使她的那些医生束手无策。根深蒂固的冷漠压抑，身体一天天地衰弱消瘦，加上那种虽说转瞬即逝但却常常发作的强直性昏厥便构成了她疾病的异常症状。但她一直顽强地与疾病抗争，始终不让自己委身于病榻；可就在我到达那座房子的当天傍晚（她哥哥在夜里极度惶遽地来向我报了噩耗），她却终于屈从于死神的淫威；我方知我恍惚间对她的匆匆一瞥也许就成了我见到她的最后一眼，至少我是不会再见到活着的她了。

接下来的几天，厄舍和我都闭口不提她的名字。在那段日子里，我一直千方百计地减轻我朋友的愁苦。我们一起绘画，一起看书，或是我如痴如梦地听他那柄六弦琴如泣如诉的即兴演奏。就这样，我与他之间越来越亲密的朝夕相处使我越来越深入他的内心深处，也使我越来越痛苦地意识到我想让他振作起来的一切努力都将毫无结果，他那颗仿佛与生俱来就永无停息地散发着忧郁的心把整个精神和物质的世界变得一片阴暗。

我将永远记住我与厄舍府的主人共同度过的许多阴沉的时刻。但我却不可能试图用言辞来描述他使我陷入其中，或领着我读的那些书或做的那些事所具有的确切的性质。一种非常活跃并极其紊乱的想象力使一切都罩上了一层朦胧的光。他那些长段长段的即兴奏出的挽歌将永远回响在我的耳边。在其他曲调中，我痛苦地记得他对那首旋律激越的《冯·韦伯最后的华尔兹》所进行的一种奇异的变奏和扩充。从那些笼罩着他精巧的幻想、在他的画笔下逐渐变得空蒙、使我一见就发抖而且因为不知为何发抖而越发不寒而栗的绘画中——从那些（似乎迄今还历历在目的）绘画中，我总是费尽心机也只能演绎出那本来就只能属于书面语言范畴的一小部分。由于那绝对的单纯，由于他构思的裸露，他那些画令人既想看又怕看。如果这世上真有人画出过思想，那这个人就是罗德里克·厄舍。至少对我来说——在当时所处的环境中——那位疑病患者设法在他的画布上泼洒出的那种纯粹的抽象使人感到一种强烈得无法承受的畏惧，而我在观看福塞利那些色彩肯定强烈但幻想却太具体的画时也从未曾有过丝毫那样的畏惧感。

在我朋友那些幻影般的构思中，有一个不那么抽象的构思也许可以勉强诉诸文字。那是一幅尺寸不大的画，画的是一个无限延伸的矩形地窖或是隧洞的内部，那地下空间的墙壁低矮、光滑、雪白，而且没有中断或装饰。画面上某些陪衬表明那洞穴是在地下极深处。巨大空间的任何部分都看不到出口，也看不见火把或其他人造光源，但有一片强光滚过整个空间，把整个画面沐浴在一种可怕的不适当的光辉之中。

我上文已谈到过他听觉神经的病态，除了某些弦乐器奏出的曲调，所有其他音乐都令他不堪忍受。也许正是他那样把自己局限于那柄六弦琴的原因,在很大程度上赋予他的弹奏那种古怪空幻的韵味。但他那些即兴之词的炽热酣畅却不能归结于这个原因。洋溢在他那些幻想曲的曲调和歌词(因为他常常边弹边即兴演唱)之中的炽热酣畅必定是,也的确是,精神极其镇静和高度集中的产物,而我在前文中婉转地提到过,他的沉着镇静只有当他不自然的兴奋到达顶点之时才能见到。我迄今还轻而易举地记得他那些即兴唱出的诗文中的一首。这也许是由于他弹唱的这首吟诵诗给我留下的印象最强烈,因为我当时以为自己从那潜在的或神秘的意蕴之中,第一次觉察到了厄舍心中的一个秘密:他已经充分意识到他那高高在上的崇高理性正摇摇欲坠。那首题为《闹鬼的宫殿》的诗基本上是这样的,如果不是一字不差的话:

1

在我们最绿的山谷之间,
那儿曾住有善良的天使,
曾有座美丽庄严的宫殿——
金碧辉煌,巍然屹立。
在思想国王的统辖之内——
那宫阙岩岩直插天宇!
就连长着翅膀的撒拉费
也没见过宫殿如此美丽!

2

金黄色的旗幡光彩夺目,
在宫殿的屋顶漫卷飘扬;
(这一切——都踪影全无
已是很久以前的时光)

那时连微风也爱嬉戏,
在那甜蜜美好的年岁,
沿着宫殿的粉墙白壁,
带翅的芳香隐隐飘飞。

3

当年流浪者来到这山谷,
能透过两扇明亮的窗口,
看见仙女们翩翩起舞,
伴和着诗琴的旋律悠悠,
婆娑曼舞围绕一个王位,
上坐降生于紫气的国君!

堂堂皇皇,他的荣耀光辉
与所见的帝王完全相称

4

珍珠和红宝石熠熠闪光
装点着宫殿美丽的大门,
从宫门终日飘荡,飘荡,
总是飘来一阵阵回声,
一队队厄科穿门而出,
她们的职能就是赞美,
用优美的声音反反复复
赞美国王的英明智慧。

5

但是那邪恶,身披魔袍,
侵入了国王高贵的领地;
(呜呼哀哉! 让我们哀悼
不幸的君王没有了翌日!)
过去御园的融融春色,
昔日王家的万千气象,
现在不过是依稀的传说,
早已被悠悠岁月淡忘。

6

而今旅游者走进山谷,
透过那些鲜红的窗口,
会看见许多影子般的怪物
伴着不和谐的旋律飘游,
同时,像一条湍急的小河,
从那道苍白阴森的宫门,
可怕的一群不断地穿过,
不见笑颜——只闻笑声。

我还清楚地记得那首歌谣的暗示当时曾引起我们许多联想,厄舍的一种见解就在那些联想中清晰地显露出来;我提到这种见解与其说是因为它新颖(其实别人也有同样的观念),毋宁说是因为厄舍对它坚持不渝。那种见解一般说来就是认为花草树木皆有灵性。但在他骚乱的幻想中,那种观念显得更大胆,在某种情况下竟伸延到了非自然生长形成的体系。我无法用语言来表达他对那种观念相信到何等程度,或迷信到什么地步。不过,他的信念(正如我前文所暗示)与他祖传的那幢灰石房子有关。他想象那种灵性一直就存在于那些砖石的排列顺序之中,存在于覆盖砖石的大量细微苔藓的蔓延形状之中,存在于房子周围那些枯树的间隔距离之中,尤其存在于那种布局经年累月的始终如一之中,存在于那湖死水的倒影之中。它的存在,他说,那种灵性的存在可见于(他说到此我不禁吃了一惊)湖水和灰墙周围一种灵气之逐渐但却无疑的凝聚。它的后果,他补充道,那种灵性的后果则可见于几百年来决定了他家命运的那种寂然无声但却挥之不去的可怕影响,而正是那种影响使他成了我所看见的他——当时的他。这种看法无须评论,而我也不想评论。

正如人们所能想象,我们当时所读的书与那种幻想十分一致,而那些书多年来已形成了那位病人精神状态的一个不小的组成部分。当时我俩一起读的有这样一些书:格雷塞的《绿虫》和《我的修道院》、马基雅弗利的《魔鬼》、斯韦登堡的《天堂与地狱》、霍尔堡的《尼克拉·克里姆地下旅行记》、罗伯特·弗拉德、让·丹达涅和德·拉·尚布尔各自所著的《手相术》、蒂克的《蓝色的旅程》和康帕内拉的《太阳城》。我们所喜欢的一本书是多米尼克教派教士埃梅里克·德·希罗内所著的一册八开本《宗教法庭手册》,而庞波尼乌斯·梅拉谈及古代非洲的森林之神和牧羊之神的一些章节常常使厄舍如痴如醉地坐上几个小时。不过,我发现他主要的兴趣是读一本极其珍稀的四开本哥特体书,一座被遗忘的教堂的祈祷书,其书名是《在美因茨教堂礼拜式上为亡灵之祝祷》。

在他已通知过我马德琳小姐去世消息后的一天傍晚,他告诉我说他打算把他妹妹的尸体放在府邸许多地窖中的一个中保存,等14天后才正式安葬,这时我就禁不住想到了那本书中疯狂的仪式以及它对这位疑病患者可能造成的影响。不过,他采取这一特别措施也有其世俗的原因,对此我觉得不便随意质疑。他告诉我,他之所以决定采取那个措施是考虑到他死去的妹妹所患之病异乎寻常,考虑到为她治病的那些医生冒昧而急切地探访,还考虑到他家墓地处所偏僻且无人守护。我不会否认,当时我回忆起初到他家那天在楼梯上所碰见的那个人的阴险脸色,所以我压根儿没想到反对他采取那个我当时认为对任何人都没有伤害,而无论如何也不算违情悖理的预防措施。

在厄舍的请求下,我便亲自帮他安排那临时的安葬。尸体早已装入棺材,我俩单独把它抬到了安放之处。我们安放棺材的那个地窖已经多年未打开过,里边令人窒息的空气差点儿熄灭我们的火把,使我们没有机会把地窖细看一番。我只觉得那个地窖又小又湿,没有丝毫缝隙可以透入光线。地窖在地下很深的地方,上方正好是我睡觉那个房间所在的位置。显而易见,那地窖在遥远的封建时代曾被用作地牢,后来又作为存放火药或其他易燃物品的库房,因为它地板的一部分和我们经过的一条长长的拱道内都被小心翼翼地包上了一层铜皮。那道巨大的铁门也采用了同样的保护措施。沉重的铁门在铰链上旋动时便发出格外尖厉的吱嘎声。

我们在那可怕的地窖里把棺材安放在架子上之后,把尚未钉上的棺盖打开,瞻仰死者的遗容。他们兄妹俩容貌上的惊人相似第一次引起了我的注意;厄舍大概猜到了我的心思,用低沉的声音对我进行了一番解释,从他的解释中我得知,原来死者和他是孪生兄妹,他俩之间一直存在着一种几乎令人难以理解的生理上的感应。但我们的目光并没有在死者身上久留，因为我们都不免感到畏惧。如同对所有强直性昏厥症患者一样，那种使她香消玉殒的疾病在她的胸上和脸上徒然留下了一层淡淡的红晕，在她的嘴唇上留下了那种令人生疑、逗留不去、看起来那么可怕的微笑。我们重新盖上棺盖，钉上钉子，关好铁门，然后跌跌撞撞地回到了几乎与地窖一样阴沉的地面。

在过了痛苦悲伤的几天之后，我朋友精神紊乱的特征有了显著的变化。他平时那种举止行为不见了。他也不再关心或是完全忘了他平时爱做的那些事。他现在总是匆匆忙忙、歪歪倒倒、漫无目的地从一个房间到另一个房间。他苍白的脸色，如果真可能的话，变得更加苍白，但他眼睛的光泽已完全消失。他那种不时沙哑的声音再也听不到了，代之以一种总是在颤抖的声音，仿佛那声音里充满了极度的恐惧。实际上我有时还感到，他那永无安宁的心中正藏着某个令他窒息的秘密，而他正在拼命积蓄能揭开那秘密的勇气。我有时又不得不把他所有的反常归结为令人费解的癫狂行为，因为我看见过他长时间地以一种全神贯注的姿势茫然地凝视空间，仿佛是在倾听某个他想象的声音。难怪他的状况使我感到恐惧，使我受到影响。我觉得他那种古怪荒谬但却给人以深刻印象的迷信之强烈影响，正慢慢地但却无疑地在我心中蔓延。

尤其是在把马德琳小姐安放进那个地窖后的第七或第八天晚上，我在床上充分体验到了那种影响的力量。当时我辗转反侧不能入睡，而时间却在一点一点地流逝。我拼命想克服那种已把我支配的紧张不安，竭力使自己相信，我的紧张多半是（如果不全是）由于房间里那些令人抑郁的家具的使人迷惑的影响，由于那些褴褛的黑幔的影响，当时一场即将来临的风暴送来的阵风卷动了那些帷幔，使它们在墙头阵阵晃动，在床头的装饰物上沙沙作响。但我的一番努力无济于事。一阵压抑不住的颤抖逐渐传遍我全身，最后一个可怕的梦魇终于压上心头。我一阵挣扎，气喘吁吁地摆脱了那个梦魇，从枕头上探起身子凝视黑洞洞的房间，侧耳去倾听（我不知为何要去听，除非那是一种本能的驱使），倾听一个在风声的间歇之时偶尔传来的微弱而模糊的声音，我不知那声音来自何方。被一阵莫可名状、难以忍受、强烈的恐惧感所攫住，我慌慌张张地穿上衣服（因为我感觉到那天晚上我再也不能安然入睡），开始在房间里疾步踱来踱去，想用这种方式来摆脱我所陷入的那种可怜的心态。

我刚那样来回踱了几圈，附近楼梯上一阵轻微的脚步声引起了我的注意。我不久就听出那是厄舍的脚步声。紧接着他轻轻叩了叩门，端着一盏灯进了我的房间。他的脸色和平时一样苍白，但不同的是他的眼睛里有一种疯狂的喜悦，他的举动中有一种虽经克制但仍显而易见的歇斯底里。他那副样子使我害怕，但当时最使我不堪忍受的是那份独守长夜的孤独，所以我甚至把他的到来当作一种解救。

"你还没有看见？"他一声不吭地朝四下张望了一阵，然后突然问我，"这么说你还没有看见？但等一等！你会看见的。"他一边这样说着话一边小心地把他那盏灯遮好，然后冲到一扇窗前，猛然将其推开，让我看窗外骤起的暴风。

刮进屋里的那阵风的猛劲差点使我俩没站稳脚跟。那的确是一个狂风大作但却异常美丽的夜晚，一个恐怖与美丽交织的奇特的夜晚。一场旋风显然早已在我们附近聚集起它的力量，因为风向正在频繁而剧烈地变动，大团大团的乌云垂悬得那么低，仿佛就压在那座府邸的塔楼顶上；但浓密的乌云并没有妨碍我们看见变换着方向的风从四面八方刮起，极富生气地在附近飞驰碰撞。我说即使浓密的乌云也没有妨碍我们看见那场大风，可我们却没有看见月亮或星星，也没有看见任何闪电。但是，在那些大团大团涌动着的乌云下面，在我们眼前地面上的物体之上，却有一层闪着微弱但却清晰的奇异白光的雾霭，像一张裹尸布把府邸及其周围笼罩，使一切都泛出白光。

"你不能——你不该看这个！"我哆嗦着一边对厄舍说一边轻轻用力把他从窗口拖到一张椅子上，"这些使你迷惑的景象不过是很普通的电气现象，或者也许是那湖中瘴气弥漫的缘故。让我们关上这窗户，冷空气对你的身体可没有好处。这儿有一本你喜欢的传奇小说。我来念给你听，这样我们可以一起熬过这可怕的一夜。"

我随手拿起的那本旧书是兰斯洛特·坎宁爵士的《疯狂的约会》，但我说它是厄舍喜欢的书则不过是一句言不由衷的调侃，因为平心而论，那本书语言粗俗，想象缺乏，故事也拖泥带水，其中很少有东西能引起我那位心智高尚、超凡脱俗的朋友的兴趣。不过，那是当时我手边唯一的一本书；而且我还有一种侥幸心理，那就是我希望正搅得我朋友不安的那份激动恰好能在我读给他听的那些荒唐透顶的情节中得以缓解（因为精神紊乱的病史中不乏有同样的异常事例）。事实上，假若当时我能从他听（或表面在听）故事时表露出来的快活中所潜藏的过度紧张做出判断的话，那我说不定真可以庆幸自己的设想成功了。

我已经念到故事为人们所熟悉的那一部分，那次会面的主人公埃塞尔雷德想和平进入那个隐士的居处未获允许，于是他便开始强行闯入。记得这段情节是这样的：

埃塞尔雷德生性勇猛刚强，加之他眼下又乘着酒力，于是他不再与那个顽固不化且心肠歹毒的隐士多费口舌，当感到雨点淋在肩上，他担心暴风雨就要来临，便抢起钉头锤一阵猛击，很快就在门上砸出一个窟窿，他伸进戴着臂铠的手使劲一拉，顿时将那道门拉裂扯碎，那干木板破裂的声音令人心惊胆战，在那座森林中久久回响。

刚念完最后一句我猛然一惊，一时间竟没有接着往下念；因为我似乎听见（虽然我随即就断定是我因激动而产生的幻觉欺骗了我），我似乎听见从那座府邸中某个僻静的角落隐隐传来一个回声，那回声与兰斯洛特·坎宁爵士在书中所描写的那种破门声非常相似，只是听起来更沉闷一点。毫无疑问，正是那个巧合吸引了我的注意力；但在噼噼啪啪的窗框撞击声和窗外混杂着其他声音的越来越强的风声中，那个声音的确算不了什么，它既没有引起我的兴趣，也没有搅得我心神不宁。我开始继续念故事：

但破门而入的勇士埃塞尔雷德又恼又惊地发现，眼前并没有那个歹毒隐士的踪影，却见一条遍身鳞甲、口吐火舌的巨龙，守着一座黄金建造、白银铺地的宫殿；宫墙上悬着一面闪闪发光的铜盾，铜盾上镌刻着两行铭文——

进此殿者得此箱；

屠此龙者赢此盾。

埃塞尔雷德抢起钉头锤，一锤击中龙头，巨龙顿时倒在他眼前，发出一声临死的惨叫，那声惨叫撕心裂胆，前所未闻，令人毛骨悚然，埃塞尔雷德不得不用双手捂住耳朵。

念到这儿我又猝然停住，心中感到大为惊讶，因为无论如何也不能怀疑，这一次我的确是清清楚楚地听到了（尽管我发现不可能说出声音来自何方）一个微弱而遥远但却刺耳的、拖长的、最异乎寻常的尖叫声和摩擦声。这声音刚好与我根据书中描写所想象出来的那声巨龙的惨叫相吻合。

虽然由于这第二次最不寻常的巧合，各种相互矛盾的感情压得我喘不过气来，而其中最令我不堪承受的是极度的惊讶和恐怖，但我仍然保持着足够的镇静，以免被我朋友看出蹊跷，从而刺激他敏感的神经。我不敢肯定他是否注意到了我说的那个声音，尽管他的举止在刚才几分钟内的确发生了一个奇怪的变化。他本来是面对我坐着，可现在他已慢慢地把椅子转开，以便他的脸正对着房门，这样我虽然看见他的嘴唇在颤动，仿佛在无声地念叨着什么，但我却不能看见他的整个面部。他的头耷拉在胸前，但从侧面我也能看出他正睁大着眼睛，所以我知道他没有睡着。他身体的动作也说明他并没有睡觉，因为他的身体一直轻轻地不停地左右摇晃。把这一切看在眼里，我又继续念兰斯洛特爵士的那篇故事。情节如下：

那勇士从巨龙可怕的惨叫声中回过神来，想起了墙上那面铜盾，想起了祛除附在盾上的魔法。于是他搬开横在他面前的巨龙的尸体，勇敢地踏过白银地板走向悬挂盾牌的那道墙壁；可实际上没等他走到墙根，那面铜盾便掉在了他脚下的白银地板上，发出一声铿锵的可怕巨响。

最后几个字还挂在我嘴边（仿佛当时真有一面铜盾重重地砸到了白银地板上），我听到了一声清晰而沉重的金属撞击声，不过听起来显得沉闷压抑。这下我惊得一跃而起，但厄舍却依然在椅子上摇来晃去。我冲到他的椅子跟前。他的眼睛一眨不眨地紧盯着地面，他的整个表情严肃得犹如石雕。但是，当我把手放上他的肩头，他浑身上下猛然一阵战栗，哆嗦的嘴唇露出一丝阴沉的冷笑；我看见他的嘴在急促地颤动，结结巴巴地在念叨着什么。仿佛没意识到我在他眼前，我俯下身子凑近他的嘴边，终于听出了他那番话的可怕含义。

"没听见吗？不，我听见了，而且早就听见了，早就——早就听见了。许多分钟以前，许多小时以前，许多天以前我就听见了。可我不敢说！哦，可怜我吧，我是个可怜的家伙！我不敢，我不敢说！我们把她活埋了！我不是告诉过你我感觉敏锐吗？我现在告诉你，她在那空洞洞的棺材里最初弄出的轻微响动我就听见了。我听见了动静，许多天，许多天以前。但我不敢，我不敢说！可现在，今天晚上，埃塞尔雷德，哈！哈！那隐士洞门的破裂，那巨龙临死的惨叫，那盾牌落地的铿锵！嘿，还不如说是她棺材的破裂声，她囚牢铁铰链的摩擦声，她在地窖铜廊中的挣扎声！哦，我现在逃到哪儿去？难道她不会马上就到这儿来？她难道不正匆匆赶来责备我做事草率？难道我没有听见她上楼的脚步声？难道我没有听出她的心在猛烈而可怕地跳动？疯狂的人哟！"念叨到这儿他突然疯狂地一跃而起，把嗓门提到尖叫的程度，仿佛他正在做垂死的挣扎，"疯狂的人哟！我告诉你她现在就站在门外！"

似乎他那声具有超凡力量的呼叫真有一股魔力，随着他那声呼叫，他用手指着的那道又大又沉的黑檀木房门，两扇古老的门扉竟慢慢张开。那是风的缘故，但是，门外果真站着身披衾衣的马德琳小姐凛然的身影。她那白色的衾衣上血迹斑斑，她消瘦的身子浑身上下都有挣扎过的痕迹。她颤颤巍巍、摇摇晃晃在门口站立了一会儿，然后随着一声低低的呻吟,她朝屋内一头栽倒在她哥哥身上,临死前那阵猛烈而痛苦的挣扎把她哥哥也一并拽倒在地,厄舍倒下时已成了一具尸体,成了他曾预言过的恐怖的牺牲品。

　　我心惊胆战地逃离了那个房间和那座府邸。当我惊魂未定地穿过那条古老的石铺大道之时,四下里依然是狂风大作。突然,顺着大道射来一道奇异的光,我不由得掉头去看那道光的来源,因为我知道身后只有那座府邸和它的阴影。原来那光发自一轮圆圆的、西沉的、血红色的月亮,现在那红色的月光清清楚楚地照亮了我前文说过的那道原来几乎看不见的、从正面房顶向下顺着墙壁弯弯曲曲延伸的裂缝。就在我凝望之际,那道裂缝急速变宽,随之一阵狂风卷来,那轮血红的月亮一下逬到我眼前。我头昏眼花地看见那座高大的府邸正在崩溃坍塌,接着是一阵久久不息的骚动声,听起来就像是万顷波涛在汹涌咆哮。我脚下那个幽深而阴沉的小湖,悄然无声地淹没了"厄舍府"的残砖碎瓦。

【细读指南】

1. 本文采用了什么样的叙述视角? 这个视角采用了哪种方式叙事?
2. 请发现文中隐含的作者,并分析他和叙述者的关系。
3. 举例分析小说中的怪诞之处。
4. 试分析厄舍府的象征意义以及屋与人的关系。
5. 思考小说中是否有人文关怀,如何体现的?

　　说明:《竹林中》《墙上的斑点》《小王子》《巨翅老人》的文本内容以二维码的形式收纳在本章,扫一扫二维码即可进入文本阅读,建议自行下载打印纸质文稿方便文本细读。

（王鸣翔）

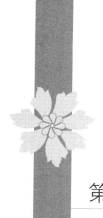

第三章│医学文学作品与医疗影视作品细读

　　任何经典的文学作品都具有培养想象力、观察力、理解力和判断力的作用,但对于医学生提升叙事能力而言,可以选取更具有针对性、更有时效性的文本作为细读对象。我们可以把经典文学作品中的生老病死主题叙事、生命伦理思辨叙事、当代医生或具有医学专业背景的作家创作的临床现实主义叙事,以及患者撰写的疾病回忆录和疾病自传叙事等叙事医学作品作为医学生文本细读对象。

　　在叙事医学细读教学的诸多可选形式中,最常见的形式就是让医学生共同阅读一首诗、一个短篇小说或散文选段。仔细研读了这篇文字后,参与者写下自己的阅读心得并分享和回应自己在他人作品中的收获。但是这种形式存在着多种变体,很多教学实践者还可以借助视觉艺术、电影片段、音乐或其他的表现形式来完成教学。因此,我们认为,在叙事医学细读训练的课堂上还应该包括影视、绘画甚至音乐作品。量力而行,我们目前先进行叙事医学文学作品与影视作品的细读训练,抛砖引玉,期待有更多、更有成效的作品形式和细读方式出现。

第一节　医学文学作品细读训练

　　本节主要是借助文学作品中关于医疗的阅读,为医学生提供观察疾病、生死等医学情境的人文视角。医学生通过这些虚构的医疗故事或者感性生动的医学文章,身临其境般地感受生老病死给人们带来的心灵震荡、洗涤和启示,为他们将来进入真实的临床工作储备丰富的人文情感。

　　我们建议,医学生可以研读、学习和反思这些叙事医学文学作品,如鲁迅的《狂人日记》、契诃夫的《出诊》、列夫·托尔斯泰的《伊凡·伊里奇之死》、卡夫卡的《乡村医生》、阿尔贝·加缪的《鼠疫》、渡边淳一的《遗体告白》、神经外科医师亨利·马什的《不要伤害:生命、死亡与脑部手术的故事》、哈佛医学院教授阿图·葛文德的《医生的修炼》、巴金的《第四病室》、张晓风的《念你的名字》和毕淑敏的《红处方》等。我们要求,根据叙事医学"输入""产出"的教学策略,医学生在阅读这些文学作品的时候要写下自己的阅读心得,可以针对整个故事也可以就其中一个片段或细节来写自己的思考和共情,这将推动医学生与未来职业建立关联、理解和认可。

出　诊
〔俄〕契诃夫

【小说简介】

　　小说讲述一个医生从莫斯科到郊区给一个工厂主的女儿看病,而事实上这名叫丽莎的小姐、一个五座大厂房的未来继承人并没有什么严重的病,反而是优渥生活条件下生活与心灵的空虚,从而造成了心理疾病。同时,小说从医生视角描写了工厂工人艰苦的生活,生动地展示出资本主义迅速发展的条件下俄国社会两极分化、极端不公、农民破产和富农的贪婪残酷等可怕景象。

【作品原文】

（版本：〔俄〕契诃夫.契诃夫小说选集.汝龙,译.北京：人民文学出版社,2021）

　　教授接到利亚利科夫工厂打来的一封电报,请他赶快就去。从那封文理不通的长电报上,人只能看懂这一点：有个利亚利科娃太太,大概就是工厂的厂主,她的女儿生病了,此外的话就看不懂了。教授自己没有去,派他的住院医师科罗廖夫替他去了。

　　他得坐火车到离莫斯科两站路的地方,然后出车站坐马车走大约四俄里。有一辆三匹马拉着的马车已经奉命在车站等科罗廖夫了。车夫戴着一顶插一根孔雀毛的帽子,他对医师所问的一切话都照军人那样高声回答："决不是!""是那样!"那是星期六的黄昏,太阳正在落下去。工人从工厂出来,成群结伙到火车站去,他们见到科罗廖夫坐着的马车就鞠躬。黄昏、庄园、两旁的别墅、桦树、四周的恬静气氛,使科罗廖夫看得入迷,这时候在假日前夜,田野、树林、太阳,好像跟工人一块儿准备着休息,也许还准备着祷告呢……

　　他生在莫斯科,而且是在那儿长大成人的。他不了解乡村,素来对工厂不感觉兴趣,也从没到工厂里去过。不过他偶尔也看过讲到工厂的文章,还到厂主家里拜访过,跟他们谈过天。他每逢看见远处或近处有一家工厂,总是暗想从外面来看那是多么安静,多么平和,至于里面,做厂主的大概是彻头彻尾的愚昧,昏天黑地的自私自利,工人做着枯燥无味、损害健康的苦工,大家吵嘴,灌酒,满身的虱子。现在那些工人正在战战兢兢、恭恭敬敬地给四轮马车让路,他在他们的脸上、便帽上、步法上,看出他们浑身肮脏,带着醉意,心浮气躁,精神恍惚。

　　他的车子走进了工厂大门。他看见两边是工人的小房子,看见许多女人的脸,看见门廊上晾着被子和衬衫。"小心马车!"车夫嚷道,却并不勒住马。那是个大院子,地上没有青草。院子里有五座大厂房,彼此相离不很远,各有一根大烟囱,此外还有一些货栈和棚子,样样东西上都积着一层灰白的粉末,像是灰尘。这儿那儿,就跟沙漠里的绿洲似的,有些可怜相的小花园,和管理人员所住的房子的红色或绿色房顶。车夫忽然勒住马,马车就在一所重新上过灰色油漆的房子前面停住了。这儿有一个小花园,种着紫丁香,花丛上积满尘土。黄色的门廊上有一股浓重的油漆味。

"请进,大夫,"好几个女人的语声在过道里和前厅里说,同时传来了叹息和低语的声音,"请进,我们盼您好久了……真是烦恼。请您往这边走。"

利亚利科娃太太是一个挺胖的、上了岁数的太太,穿一件黑绸连衣裙,袖子样式挺时髦,不过从她的面容看来,她是个普通的、没受过教育的女人。她心神不宁地瞧着大夫,不敢对他伸出手去。她没有那份勇气。她身边站着一个女人,头发剪短,戴着夹鼻眼镜,穿一件花花绿绿的短上衣,长得清瘦,年纪已经不算轻了。女仆称呼她赫里斯京娜·德米特里耶芙娜,科罗廖夫猜想这人是家庭女教师。大概她是这家人里顶有学问的人物,所以受到嘱托来迎接和招待这位大夫吧,因为她马上急急忙忙地开始述说得病的原因,讲了许多琐碎而惹人讨厌的细节,可是偏偏没说出是谁在害病,害的是什么病。

医师和家庭女教师坐着谈话,女主人站在门口一动也不动,等着。科罗廖夫从谈话里知道病人是利亚利科娃太太的独生女和继承人,一个二十岁的姑娘,名叫丽莎。她害病很久了,请过各式各样的医师治过病,昨天夜里,从黄昏起到今天早晨止她心跳得厉害,弄得一家人全没睡觉,担心她别是要死了。

"我们这位小姐,可以说,从小就有病,"赫里斯京娜·德米特里耶芙娜用娇滴滴的声音说,屡次用手擦嘴唇,"医师说她神经有毛病,她小时候害过瘰疬病,可是医师把那病闷到她心里去了,所以我想毛病也许就出在这上面了。"

他们去看病人。病人已经完全是个成人,身材高大,可是长得跟母亲一样难看,眼睛也一样小,脸的下半部分宽得不相称。她躺在那儿,头发蓬松,被子一直盖到下巴上。科罗廖夫第一眼看上去,得了这么一个印象:她好像是一个身世悲惨的穷人,多亏别人慈悲,才把她弄来藏在这儿。他不能相信这人就是五座大厂房的继承人。

"我来看您,"科罗廖夫开口说,"我是来给您治病的。您好。"

他说出自己的姓名,跟她握手,那是一只难看的、冰凉的大手。她坐起来,明明早已习惯让医师看病了,裸露着肩膀和胸脯一点也不在乎,听凭医师给她听诊。

"我心跳,"她说,"通宵跳得厉害极了……我差点吓死!请您给点什么药吃吧。"

"好的! 好的! 您放心吧。"

科罗廖夫诊查过后,耸一耸肩膀。

"心脏挺好,"他说,"一切都正常,一切都没有毛病。一定是您的神经有点不对头,不过那也是十分平常的事。必须认为,就是神经上的毛病也已经过去了,您躺下来睡一觉吧。"

这当儿一盏灯送进寝室里来。病人看见灯光就眯细眼睛,忽然双手捧着头,号啕大哭起来。于是难看的穷人的印象忽然消散,科罗廖夫也不再觉得那对眼睛小,下半个脸过分宽了。看见一种柔和的痛苦表情,这表情是那么委婉动人,在他看来她周身显得匀称、娇气、朴实了,他不由得想要安慰她,不过不是用药,也不是用医师的忠告,而是用亲切简单的话。她母亲搂住她的头,让她贴紧自己的身子。老太太的脸上现出多么绝望,多么悲痛的神情啊!她,做母亲的,抚养她,把她养大成人,一点不怕花钱,把全部精力都用在她身上,叫她学会法语、跳舞、音乐,为她请过十来个老师,请过顶好的医师,还请一个家庭女教师住在家里。现在呢,她弄不明白她女儿的眼泪是从哪儿来的,为什么她这么愁苦,她不懂,她惶恐,她脸上现出惭愧、不安、绝望的表情,仿佛她忽略了一件很要紧的事,有一件什么事还没做好,有一个什么人还没请来,不过究竟那人是谁,她却不知道了。

"丽桑卡,你又哭了……又哭了,"她说,把女儿紧紧搂在怀里,"我的心肝,我的宝贝,我的乖孩子,告诉我,你怎么了?可怜可怜我,告诉我吧。"

两个人都哀哀地哭了。科罗廖夫在床边坐下,拿起丽莎的手。

"得了,犯得上这么哭吗?"他亲切地说,"真的,这世界上任什么事都值不得这么掉眼泪。算了,别哭了,这没用处……"

同时他心里暗想:

"她到了该结婚的时候了……"

"我们工厂里的医师给她溴化钾吃,"家庭女教师说,"可是我发觉她吃下去更糟。依我看来,真要是治心脏,那一定得是药水……我忘记那药水的名字了……是铃兰滴剂吧,对不对?"

随后她又详详细细解释一番。她打断医师的话,妨碍他讲话。她脸上带着操心的神情,仿佛认为自己既是全家当中顶有学问的人,那就应该跟医师连绵不断地谈下去,而且一定得谈医学。

科罗廖夫觉得厌烦了。

"我认为这病没有什么大关系,"他走出卧房,对那位母亲说,"既然您的女儿由厂医在看病,那就让他看下去好了。这以前他下的药都是对的,我看用不着换医师。何必换呢?这是普普通通的小病,没什么大不了的……"

他从容地讲着,一面戴手套,可是利亚利科娃太太站在那儿一动也不动,用泪汪汪的眼睛瞧着他。

"现在离十点钟那班火车只差半个钟头了,"他说,"我希望我不要误了车才好。"

"您不能在我们这儿住下吗?"她问,眼泪又顺着她的脸颊流下来了,"我不好意思麻烦您,不过求您行行好……看在上帝面上,"她接着低声说,朝门口看一眼,"在我们这儿住一夜吧。她是我的命根子……独生女……昨天晚上她把我吓坏了,我都沉不住气了……看在上帝面上,您别走!……"

他本来想对她说他在莫斯科还有许多工作要做,说他家里的人正在等他回去,他觉着在陌生人家里毫无必要地消磨一个黄昏再过一个通宵是一件苦事,可是他看了看她的脸,就叹一口气,一言不发地把手套脱掉了。

为了他,客厅和休息室里的灯和蜡烛全点亮了。他在钢琴前面坐下来,翻一会儿乐谱,然后瞧墙上的画片,瞧画像。那些画片是油画,镶着金边框子,画的是克里米亚的风景，浪潮澎湃的海上浮着一条小船，一个天主教教士拿着一个酒杯，那些画儿全都干巴巴，过分雕琢，没有才气……画像上也没有一张美丽的、顺眼的脸，尽是些高颧骨和惊讶的眼睛。丽莎的父亲利亚利科夫前额很低，脸上带着扬扬得意的表情，他的制服像口袋似的套在他那魁伟强壮的身子上面，胸前戴着一个奖章和一个红十字章。房间里缺乏文雅的迹象，奢华的布置也是偶然凑成，并不是精心安排的，一点也不舒适，就跟那套制服一样。地板亮得照眼，枝形吊灯架也刺眼，不知什么缘故他想起一段故事，讲的是一个商人，就是去洗澡的时候，脖子上也套着一个奖章……

从前厅传来交头接耳的语声，有人在轻声地打鼾。忽然，房子外面传来金属的、刺耳的、时断时续的声音，那是科罗廖夫以前从没听到过的，现在他也不懂那是什么声音。这响声在他的心里挑起奇特的、不愉快的反应。

"看样子，怎么也不该留在这儿住下……"他想，又去翻乐谱。"大夫，请来吃点东西！"家庭女教师低声招呼他。

他去吃晚饭。饭桌很大，上面摆着许许多多凉菜和酒，可是吃晚饭的只有两个人：他和赫里斯京娜·德米特里耶芙娜。她喝红葡萄酒，吃得很快，一面戴起夹鼻眼镜瞧他，一面说话：

"这儿的工人对我们很满意。每年冬天我们工厂里总要演剧，由工人自己演。他们常听到有幻灯片配合的朗读会，他们有极好的茶室，看样子，他们真是要什么有什么。他们对我们很忠心，听说丽桑卡病重了，就为她做祈祷。虽然他们没受过教育，倒是些有感情的人呢。"

"你们这家里仿佛没有一个男人。"科罗廖夫说。

"一个也没有。彼得·尼卡诺雷奇已经在一年半以前去世，剩下来的只有我们这些女人了。因此，这儿一共只有我们三个人。夏天，我们住在这儿，冬天呢，我们住在莫斯科或者波梁卡。我在她们这儿已经住了十一年。跟自家人一样了。"

晚饭有鲟鱼、鸡肉饼、糖煮水果，酒全是名贵的法国葡萄酒。

"请您别客气，大夫，"赫里斯京娜·德米特里耶芙娜说，吃着，攥着拳头擦嘴。看得出来，她觉得这儿的生活满意极了，"请再吃一点。"

饭后，医师被人领到为他准备好床铺的房间里去了。可是他还没有睡意。房间里闷得很，而且有油漆的气味，他就披上大衣，出去了。

外面天气凉爽，天空已经现出微微的曙光，那五座竖着高烟囱的大厂房、棚子、货栈在潮湿的空气里清楚地显出轮廓。由于假日到了，工人没有做工，窗子里漆黑，只有一座厂房里还生着炉子，有两个窗子现出红光，从烟囱里冒出来的烟偶尔裹着火星。院子外边远远的有青蛙呱呱地叫，夜莺在歌唱。

他瞧着厂房和工人在其中睡觉的棚子，又想起每逢看见工厂的时候总会想到的种种念头。尽管让工人演剧啦，看幻灯片啦，请厂医啦，进行各式各样的改良措施啦，可是他今天从火车站来一路上所遇见的工人，跟许久以前，在没有工厂戏剧和种种改良措施以前，他小时候看见的那些工人相比仍旧没有什么两样。他作为医师，善于正确判断那种根本病因无法查明，因而无法医治的慢性病，他把工厂也看作一种不能理解的东西，它的存在原因也不明不白,而且没法消除。他并不是认为凡是改善工人生活的种种措施都是多余的,不过这跟医治不治之症一样。

"当然,这是一种不能理解的事……"他想,瞧着暗红色的窗子,"一千五百到两千个工人在不健康的环境里不停地做工,做出质地粗劣的印花布,半饥半饱地生活着,只有偶尔进了小酒店才会从这种噩梦里渐渐醒过来。另外还有百把人监督工人做工,这百把人一生一世只管记录工人的罚金,骂人,态度不公正,只有两三个所谓的厂主,虽然自己一点工也不做,而且看不起那些糟糕的印花布,倒坐享工厂的利益。可是,那是什么样的利益呢?他们在怎样享受呢?利亚利科娃和她女儿都悲悲惨惨,谁瞧见她们都会觉得可怜,只有赫里斯京娜·德米特里耶芙娜一个人,那戴夹鼻眼镜的、相当愚蠢的老处女,才生活得满意。这么说起来,这五座大厂房里所以有那么多人做工,次劣的花布所以在东方的市场上销售,只是为了叫赫里斯京娜·德米特里耶芙娜一个人可以吃到鲟鱼,喝到红葡萄酒罢了。"

忽然传来一种古怪的声音,就是晚饭以前科罗廖夫听到的那种声音。不知是谁,在一座厂房的近旁敲着一片金属的板子。他敲出一个响声来,可又马上止住那震颤的余音,因此成了一种短促而刺耳的、不畅快的响声,听上去好像"杰儿……杰儿……杰儿……"然后稍稍沉静一会儿,另一座厂房那边也传来同样断断续续的、不好听的响声,那声音更加低沉:"德雷恩……德雷恩……德雷恩……"敲了十一回。显然,这是守夜人在报时:现在是十一点钟了。

他又听见第三座厂房旁边传来:"扎克……扎克……扎克……"于是所有的厂房旁边全都响起了声音,随后木棚背后和门外也有了。在夜晚的静寂里,这些声音好像是那个瞪着红眼的怪物发出来的,那怪物是魔鬼,他在这儿既统治着厂主,也统治着工人,同时欺骗他们双方。

科罗廖夫走出院子,来到空旷的田野上。

"谁在走动?"有人用粗鲁的声音在门口对他喊了一声。"就跟在监狱里一样……"他想,什么话也没有回答。

走到这儿,夜莺和青蛙的叫声听起来更清楚一点,人可以感到这是五月间的夜晚了。车站那边传来火车的响声。不知什么地方,有几只没睡醒的公鸡喔喔地啼起来,可是夜晚仍旧平静,世界恬静地睡着了。离工场不远的一块空地上,立着一个房架子,那儿堆着建筑材料。科罗廖夫在木板上坐下来,继续思索:

"在这儿觉得舒服的只有女家庭教师一个人,工人做工是为了使她得到满足。不过,那只是表面看来是这样,她在这儿只不过是傀儡罢了。主要的东西是魔鬼,这儿的一切事都是为他做的。"

他想着他不相信的魔鬼,回过头去眺望那两扇闪着火光的窗子。他觉得,仿佛魔鬼正在用那两只红眼睛瞧着他似的,他就是那个创造了强者和弱者相互关系的来历不明的力量,创造了这个现在没法纠正过来的大错误。强者一定要妨害弱者生活下去,这是大自然的法则,可是这种话只有在报纸的论文里或者教科书上才容易使人了解,容易被人接受。至于在日常生活所表现的纷扰混乱里面,在编织着人类关系的种种琐事的错综复杂里面,那条法则却算不得一条法则,反而成了逻辑上的荒谬,因为强者也好,弱者也好,同样在他们的相互关系下受苦，不由自主屈从着某种来历不明的、站在生活以外的、跟人类不相干的支配力量。科罗廖夫就这么坐在木板上想心事，他渐渐生出一种感觉，仿佛那个来历不明的神秘力量真就在自己附近，瞧着他似的。这之际，东方越来越白，时间过得很快。附近连一个人影也没有，仿佛万物都死了似的，在黎明的灰白背景上，那五座厂房和它们的烟囱显得样子古怪，跟白天不一样。人完全忘了那里面有蒸汽发动机，有电气设备，有电话，却不知怎的，一个劲儿想着水上住宅，想着石器时代，同时感到冥冥之中存在着一种粗暴的、无意识的力量……

又传来那响声：

"杰儿……杰儿……杰儿……杰儿……"

十二下。随后沉寂了，沉寂了这么半分钟，院子的另一头又响起来：

"德雷恩……德雷恩……德雷恩……"

"难听极了！"科罗廖夫想。

"扎克……扎克……"另外一个地方响起来，声音断断续续，尖锐，仿佛很烦躁似的，"扎克……扎克……"

为了报告十二点钟，前后一共要用去四分钟工夫。随后大地沉寂了，又给人那种印象，仿佛四周的万物都死去了似的。

科罗廖夫再略略坐一会儿，就走回正房去，可是在房间里又坐了很久，没有上床睡觉。隔壁那些房间里，有人低声说话，有拖鞋的声音，还有光脚走路的声音。

"莫非她又发病了？"科罗廖夫想。

他走出去看一看病人。各房间里已经很亮，一道微弱的阳光射透晨雾，照在客厅的地板上和墙上，颤抖着。丽莎的房门开着，她本人坐在床旁边一张安乐椅上，穿着长袍，没有梳头，围着披巾。窗帘放下来。

"您觉得怎样？"科罗廖夫问。

"谢谢您。"

他摸摸她的脉搏，然后把披在她额头上的头发理一理好。

"原来您没有睡觉，"他说，"外面天气好得很，这是春天了，夜莺在唱歌，您却坐在黑地里想心事。"

她听着，瞧着他的脸，她的眼神忧郁而伶俐。看得出来她想要跟他说话。

"您常这样吗？"他问。

她动一动嘴唇，回答说：

"常这样。我几乎每夜都难熬。"

这当儿院子里守夜人开始报告两点钟了。他们听见："杰儿……杰儿……"她打了个冷战。

"打更的声音搅得您心不定吗？"他问。

"我不知道。这儿样样事情都搅得我心不定，"她回答说，随后思考了一下，"样样事情都搅得我心不定。我听出您的说话声音里含着同情。我头一眼看见您的时候，不知什么缘故，就觉得样样事都可以跟您谈一谈。"

"那我就请求您谈一谈吧。"

"我要对您说一说我自己的看法。我觉得自己好像没什么病,只是我心不定,我害怕,因为处在我的地位一定会这样,没有别的办法。就是一个顶健康的人,比方说,要是有个强盗在他窗子底下走动,那他也不会不心慌。常常有医师给我看病,"她接着说,眼睛瞧着自己的膝头,现出羞答答的微笑,"当然,我心里很感激,也不否认看病有好处,可是我只盼望跟一个亲近的人谈谈心,倒不是跟医师谈心,而是跟一个能了解我,也指得出我对或者不对的朋友谈心。"

"难道您没有朋友吗?"科罗廖夫问。

"我孤孤单单。我有母亲,我爱她,不过我仍旧孤孤单单。生活就是这个样子……孤独的人老是看书,却很少开口,也很少听到别人的话。在他们,生活是神秘的。他们是神秘主义者,常常在没有魔鬼的地方看见魔鬼。莱蒙托夫的达玛拉[3]是孤独的,所以她看见了魔鬼。"

"您老是看书吗?"

"对了。您要知道,我从早到晚,全部时间都闲着没事干。我白天看书,到了夜里脑子中空空洞洞,思想没有了,只有些阴影。"

"夜里您看见什么东西吗?"科罗廖夫问。

"没有看见什么,可是我觉着……"

她又微微地笑,抬起眼睛来瞧医师,那么忧郁、那么伶俐地瞧着他。他觉得她仿佛信任他,要跟他诚恳地谈一谈似的,她也正在那样想。不过她沉默着,也许在等他开口吧。

他知道应该对她说些什么话才对。他明明白白地觉得她得赶快丢下五座厂房和日后会继承到的百万家财,要是他处在她的地位,就会离开这个夜间出巡的魔鬼,他同样明明白白地觉得她自己也在这样想,只等着一个她信任的人来肯定她的想法罢了。

可是他不知道该怎么说才好。怎么说呢?对于已判决的犯人,谁也不好意思问他一声为了什么事情判的罪,同样,对于很有钱的人,谁也不便问一声他们要那么些钱有什么用,为什么他们这么不会利用财富,为什么他们甚至在看出财产造成了他们的不幸的时候还不肯丢掉那种财产。要是谈起这种话来,人照例会觉着难为情,发窘,而且会说得很长的。

"怎么说才好呢?"科罗廖夫暗自盘算着,"再者,有必要说出来吗?"

他没有率直地把心里要说的话说出来,而是转弯抹角地说了一下:

"您处在工厂主人和富足的继承人的地位,却并不满足;您不相信您有这种权利。于是现在,您睡不着觉了。这比起您满足,睡得酣畅,觉得样样事情都顺心当然好得多。您这种失眠是引人起敬的。不管怎样,这是个好兆头。真的,我们现在所谈的这些话在我们父母那一辈当中是不能想象的。他们夜里并不谈话,而是酣畅地睡觉。我们,我们这一代呢,却睡不好,受着煎熬,谈许许多多话,老是想判断我们做得对还是不对。然而,到我们的子孙辈,这个对不对的问题就已经解决了。他们看起事情来会比我们清楚得多。过上五十年光景,生活一定会好过了;只是可惜我们活不到那个时候。要是能够看一眼那时候的生活才有意思呢。"

"我们的子孙处在我们的地位上会怎么办呢?"丽莎问。"我不知道……大概他们会丢开一切,走掉吧。"

"上哪儿去呢?"

"上哪儿去吗?……咦,爱上哪儿去就上哪儿去啊,"科罗廖夫说,笑起来,"一个有头脑的好人有的是地方可去。"

他看一看表。

"可是,太阳已经升起来了,"他说,"您该睡觉了。那就脱掉衣

服,好好睡吧。我认识了您,很高兴,"他接着说,握了握她的手,"您是一个很有趣味的好人。晚安!"

他走回自己的房间,上床睡觉了。

第二天早晨,一辆马车被叫到门前来了,她们就都走出来,站在台阶上送他。丽莎脸色苍白,形容憔悴,头发上插一朵花,身上穿一件白色连衣裙,像过节似的。跟昨天一样,她忧郁地、伶俐地瞧着他,微微笑着,说着话,时时刻刻现出一种神情,仿佛她要告诉他——只他一个人——什么特别的、要紧的事情似的。人们可以听见百灵鸟啭鸣,教堂里钟声叮当地响。厂房的窗子明晃晃地发亮。科罗廖夫坐着车子走出院子,然后顺着大路往火车站走去,这时候他不再想那些工人,不再想水上住宅,不再想魔鬼,只想着那个也许已经很近了的时代,到那时候,生活会跟这宁静的星期日早晨一样的光明畅快。他心想:在这样的春天早晨,坐一辆由三匹马拉着的好马车出来,晒着太阳,是多么愉快啊。

【细读指南】

1. 用自己的话讲述《出诊》中的故事。
2. 分析一下,作者通过克罗廖夫的眼睛观察到了什么? 这些描写反映了什么?
3. 为什么只有克罗廖夫发现了丽莎得病的原因?
4. 你认为克罗廖夫与丽莎的对话有什么特点?
5. 讨论一下,人的心理、精神世界会受到哪些方面的影响。

第二节　医疗影视作品细读训练

作为一种文学叙事形式,医疗影视剧可为医学人文教育所用。医疗影视剧通过镜头向观众呈现与医疗世界相关的真实事件和人物,契合了互联网时代的信息表达方式。影像视频通过声音、图像、色彩、文字等形式有机组合,立体呈现一个案例或事件,比单一的文字形式更直观、更形象、更生动。

基于叙事医学"输入""产出"的教学设计策略,叙事医疗影视作品的教学可以把写作

"产出"作为教学的落脚点。课前,学生观看医疗影片赏析是"输入";课堂上,学生讲述影片故事、表演情景小品、从事反思性写作等活动是"产出",二者相辅相成、相互促进。

医疗影视作品包含虚构的影视剧和反映真实故事的纪录片。医疗影视剧方面,我们建议医学生可以观看《我不是药神》《滚蛋吧,肿瘤君》《小伟》《中国医生》《达拉斯买家俱乐部》《传染病》《死亡医生》《心灵点滴》《震荡效应》《无语问苍天》等;医疗纪录片方面,我们推荐近年来影响广泛的《人间世》《生门》《手术两百年》《急诊室故事》《生死时速紧急救护120》《霍普金斯医院》《人体内旅行》等。下面我们将以《我不是药神》为例,进入医疗影视剧的文本细读。

我不是药神

《我不是药神》是2018年由文牧野导演拍摄的一部批判现实主义影片。电影从一群市井人物入手,从家庭层面逐渐上升到社会层面,向社会抛出一个问题:当法律与道德对立时,是逐利还是救命? 这部题材尖锐、反响良好、影响深远的电影是我国现实主义批判题材影片的一个质的飞跃。

【内容简介】

迫于生计,误入"歧途"

程勇(徐峥饰)开着一家印度神药店,被房东催着房租,父亲病重需要筹备手术费,前妻移民索要儿子的抚养权。一天,邻居介绍了一位白血病重病患者吕受益(王传君饰),苦求程勇帮忙走私印度合法生产的低价格列宁。

刚开始进展并不顺利,程勇和吕受益奔波各医院推销药物,却一无所获,这时吕受益找到病友群的群主刘思慧(谭卓饰)帮忙推销给各医院的病患,于是低价药在病患内部低调销售起来。

为了获得代理权,程勇找到身患白血病的刘牧师(杨新鸣饰)。

黄毛(章宇饰)还是买不起低价药,便生发了偷药的想法并实施,最后黄毛被程勇堵截,见黄毛仗义,程勇决定收留他,组成了卖药队伍。

随着低价药流通越来越广,程勇拿下了代理权,也被正版药的医药代表盯上。

走漏风声,代理"易权"

程勇前妻的弟弟警察曹斌(周一围饰)调查此事,发现盗版低价药并不是假药,真的能治病,而局长却说走私的没进医疗手册的就是假药。

这时,一个吃低价药的病人出了问题,程勇和家属争吵起来,冷静后察觉可能是吃了其他药出了问题。他们调查到假药贩子张长林自称院士正推销假药德国格列宁,一行人大闹会场揭发骗局,但张长林逃脱了,程勇等人被带回警局做笔录。

晚上,张长林竟找到程勇,想买下代理权被拒绝,便报警恐吓程勇。得知卖"假药"的严重后果,程勇深思熟虑后决定将代理权卖给张长林,大伙得知程勇将救命的药交给一个骗子卖,各自诀别离席。

以身犯险,再入"深渊"

一年后,程勇已成为服装厂的老板,正打算去谈生意却见到吕受益的妻子狼狈地站在车前。原来张长林被追捕,老吕没钱买药病重割腕了!

目睹老吕清创,程勇内心五味杂陈,他找到刘牧师想再帮老吕买些药却没有代理权,带着沉重的心情,他亲自到印度买药,却不知此时老吕已经进入急变期,为了不拖累妻儿,最终选择了自杀。

老吕的自杀也让程勇内心自责,印度药厂厂长表示还可以向程勇提供药物,程勇毅然决定以进货价重新卖药,黄毛也主动回来帮忙。

警方在追捕张长林时,有买过低价药的病患被带进警局。"我不想死,我想活着"触动了曹斌,他将病患们放走了。程勇给了张长林一笔钱,要求他对药守口如瓶,虽然张长林最后被抓,他也仗义地没有供出程勇。

这天晚上黄毛准备和程勇去拉药,却在上厕所的时候发现警察赶到了码头,于是黄毛丢下程勇独自开车引走警察。激烈的追逐中,黄毛不幸出了车祸,最终不治身亡。

程勇说:"他才二十岁,他只是想活着,他有什么罪!"

窗外下着淅沥的雨,程勇几近崩溃,望着黄毛的照片泪流满面,曹斌推掉了任务。

这时药物代理找到了印度药厂厂长,阻断了批发通道。程勇决定自己补差价购买零售药,联系外省病友,准备孤注一掷。将儿子送出国后,程勇被警方抓获。

在拘捕人当中有个老奶奶双手握住警察的双手说了这样一段话:

"那药才500块钱一瓶,药贩子根本不赚钱,谁家能不遇上个病人,你就能保证你这一辈子不生病吗?你把他捉走,我们都得等死。"

多么让人心痛,多么让人无奈!

但是没有办法,法律面前人人平等。

法庭上,程勇承认了错误,他的主观意愿是想救人,法院宽大处理判处了五年。

无悔入狱,终成"药神"

在去往监狱的路上,道路两旁是来送程勇的病人,大家默默摘下口罩目送他离去。他仿佛在人群中看到了老吕和黄毛,他眼中溢满泪水,嘴角却洋溢着欣慰的笑,却也无悔。

【细读指南】

1. 试分析电影中的主要人物形象及其变化。

2. 在影片中,我们可以感悟到社会上的一些矛盾,它们揭示了怎样的困境?

3. 从你的角度思考,如何解决这些困境(至少选择一个困境思考)?

4. 电影中哪些镜头或语言最打动你,请写下来并分析原因。

5. 想象并思考,如果此时你是一个医务工作者,面对绝症患者的困境你会怎么做?

(陈娇娥)

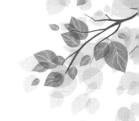

反思性写作教学与训练

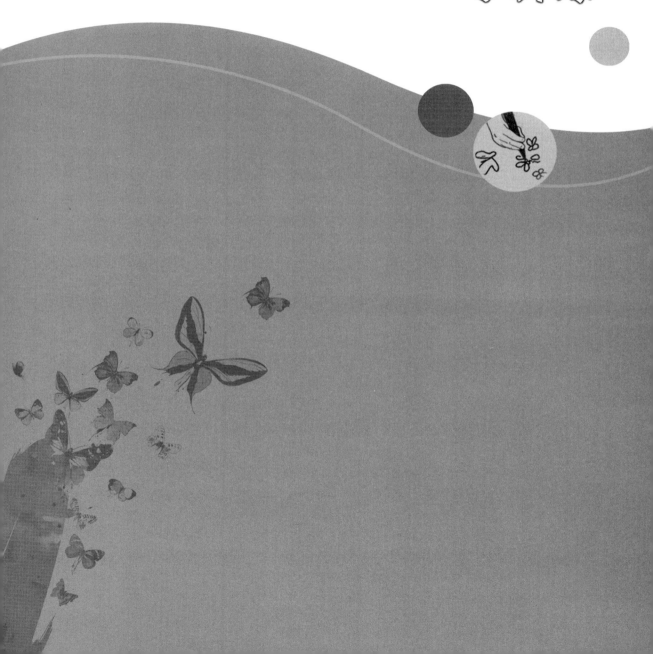

第四章 | 个人书写与叙事能力

任何写作都是外化行为。外化意味着写作者将内在的思想或意识用文字呈现出来，从而赋予原本无序、杂乱或模糊的思想和意识有序的形式，这一形式不但是作者价值和意义的生成和发现，并且读者看到了写作者思考的能力和创造的天赋。这就是外化的意义和价值。从这个层面来说，写作原本就是一种创造，是写作者的发现、思考（或者说反思）。美国哥伦比亚大学叙事医学项目"创意主任"耐莉·赫曼的观点是"所谓反思，不就是创意吗"。

长期以来，医学界甚至包括患者对创造力充满误解并产生排斥，普遍认为一个充满创造力的医生是不可靠、不安全的。事实真是这样的吗？在本章中我们要完成 3 个任务：第一个任务就是为医学生厘清关于创造力的误解，从医学的角度分析为什么需要创造力；第二个任务就是告诉医学生写作是唤醒创造力的有效途径，我们通过比较两种写作方式就可以得知创意与反思会赋予作品与众不同的形式和意义；第三个任务是通过文本对比分析，引导医学生思考如何在书写中体现创意和反思，并得出结论——唯有坦诚地打开心灵，我们才能赋予事件以价值和意义。

第一节 创意与书写

【写作训练】

很久没回老家了，一进村口就看到一栋新建的很气派的房子，之前那个地方是老六叔叔家老宅的位置，那是一座破破烂烂的、快要倒塌的房子，老六叔叔一家五口人在里面住了很多年。正当我疑惑的时候，母亲告诉我，这是老六家三女儿出钱盖的。母亲还说，老六家的三女儿去大城市不知道做什么工作，没两年就赚大钱了。村里很多人说，她是在外面做了一些见不得人的事，才来钱这么快。

根据这件事，思考一下，你可以写一个什么样的故事？

如果你把它写成一个传统的故事，则你的思维会围绕两个问题展开：第一个问题是老六家的三女儿到底在外面做了什么见不得人的事？第二个问题是什么导致她堕落的呢？

解决了这两个问题,你想在故事中表达的"主题思想"也就水落石出了:原生家庭的贫困、村里人的势利眼以及城里的灯红酒绿让"她"迷失了自我,从而丢弃了最根本的道德。或者是老六好逸恶劳,总想着不劳而获过上好日子,并从小给孩子灌输这种思想,所以"她"堕落是因为没有好的家庭教育。还有一种可能是,原本老六的三女儿是一个很漂亮、很能干也能吃苦的女孩,但是来到大城市后,被一些居心叵测的人一步一步带入歧途。总之,故事的主题就是"一个女孩子是怎么堕落的"。这样的主题是我们经常在现实生活中或者电视电影中看到的。如果第一次看到,你会觉得很有吸引力,但是如果每次都这么上演,那么再精彩的描写或表演也都会变得落入俗套了。

现在,如果我们打破常规,放开思维来构思这个故事,可以有 N 种不同的写法或者故事发展会朝着意想不到的方向发展,比如说这栋房子根本就不是老六的三女儿出钱建的,那故事的重心就不会放在她身上;或者我们把故事的重心放在房子建好之后,三女儿却不见了,是死是活老六根本就不关心,后来这个房子经常发生一些怪事,引起了村民更多的猜测。一般来说,在传统的故事中,我们习惯先有一个道德观念,这个先入为主的观念会限制我们探索的角度、深度和广度,这样的作品是没有创意的。创意(或反思)会给我们写作带来什么呢?或者经常撰写创意(或反思性)作品会让我们本身发生什么变化呢?尤其是对医学生,创意(或反思)是不是具有更深刻的意义呢?带着这些问题,我们先来认识一下"创造力"。

一、厘清我们关于创造力的误解

关于创造力是什么,耐莉·赫曼做过这样一个试验:

在纽约市举办的一场安排紧凑的工作坊上,她先把"关于创造力是什么"这一问题抛给了一组叙事医学的研究生,接着又抛给了一组医疗从业者。他们有 3 分钟的时间书写,之后一部分人会将自己写下的内容同小组成员分享。参与者的回答五花八门,从选择一条领带到选择一种妆容,在地铁上和陌生人打交道的一瞬间,在纽约市的一座桥上欣赏风景,或者心血来潮地去杂货店里买一杯橙汁。听完这些之后,她要求他们以这些回答作为跳板,进行头脑风暴,思考什么才是创造力(creativity)——我们都知道这个词语,但它真正的意义是什么?这一次的回答同样包罗万象:非常规的思考,灵活,开放,打破疆界,得出全新的想法。一名参与者表示,是"生命之本"。于是,她继续提问,如果创造力是以上所有,如果我们能在所有这些方面看到创造力,那么为什么人们这么频繁地表示他们不能创新,尤其是在医疗领域?为什么创造力如此频繁地被视作异质的、他者的、非我的、非此的?为什么会有那么多人害怕"创造力"这个词语?

对于上述问题,耐莉·赫曼也无法给出正面的解释,但是她认为主要是医疗工作本身的严肃性,导致人们本能地排斥在医疗工作中出现创造性。在面对一位有创意的医生时,患者往往会感到紧张,好像"创意"就意味着这位医生在工作时不遵循伦理规范或医疗程序。不但患者排斥医生的"创造力",医生本身似乎也不怎么接受。譬如,对于写作,医学界更愿意接受的名称是"反思性写作",而不是"创意写作"。一个医务工作者富有创意真的会影响他的工作吗?

我们设想一个日常工作中的医患互动情景：问诊时，患者告诉医生她的生活中发生的故事，这个故事让她很伤心，从而导致她身体出现了问题，她就是因为这个来看病的。医生首先倾听，然后检查患者，搜集更多的症状，以确定诊断。为完成这一过程，医生有必要听取某些更有意义的细节，认真思考甚至猜测那些并未提及的可能事项，并进行追问以便填补空隙。耐莉·赫曼认为，"依现有证据而进行鉴别诊断，决定还需要哪些证据，衡量哪些情况无法知晓，并且理解某些事情有可能错误或具有误导性——这项工作本身就是创造性的"。正如我们之前在进行文本细读训练时，解密作品其实就是通过搜集线索以猜测或分析情节走向，形成符合现实逻辑或人性真实的各种假说（解释）。这属于读者对作品的一种再创造行为，这种训练的目的就是开发和培养我们的创造力。

唐代著名中医孙思邈在《大医精诚》中写道："今病有内同而外异，亦有内异而外同，故五脏六腑之盈虚，血脉荣卫之通塞，固非耳目之所察，必先诊候以审之。而寸口关尺有浮沉弦紧之乱，腧穴流注有高下浅深之差，肌肤筋骨有厚薄刚柔之异，唯用心精微者，始可与言于兹矣。"人的身体是世界上最精密的结构，疾病的发病机制更是复杂微妙，不确定性是医生和患者面对的最大难题。对此，哈佛医学院教授、当代最出色的医生阿图·葛文德有一个不同凡响的理念：医学中最大的困惑还是不确定性，患者因无法确诊而惶恐不安，医生因为不能确诊而左右为难，医疗费用因为不确定性的探究而节节攀升，社会舆论因为不确定性而质疑医学的科学性。在形形色色的不确定性的煎熬中，医生应该转变自己的态度，不把呈现确定性作为职业的唯一价值。正因为如此，医学绝对不是循规蹈矩、按部就班就能穿越生命的复杂性，因为这个复杂性包含混乱、麻烦、不确定性、偶然性和多样性。无论是医生还是患者，都要接纳临床的复杂性，医生更要认识到医术不仅仅是技术，也是心术，一半是循证思维（精准医疗），一半是直觉思维（叙事思维），两者水乳交融，或者一会儿是直觉后的循证，一会儿是循证后的直觉。无论是循证思维还是直觉思维，还是二者的融合，无不体现医生的创造力。我们可以说，医学的每一个进步其实都是创造力的体现。

二、创造力的唤醒途径

叙事医学的目的就是重新唤起人们身上的创造力。之前的文本细读是一种很好的、行之有效的唤醒方式，同时，我们认为写作也是培养创造力的有效途径。当我们走进一个教室并引导他人进行读写训练时，我们实际是在鼓励每个人打开自己的思维大胆创造——一定要放下之前的执念或习惯，参与到没有"正确"答案的练习，允许自己被置于不同的处境中，体验不同的人生或情感或结局，然后再回过头来审视自己的行为。最终，我们希望参与了这些练习的人可以认识到他们日常生活和工作中所使用和表达的创造力，并将这种创造力自觉带入其他工作中。

在叙事医学教学的诸多可选形式中，最常见的形式就是让一组人共同阅读一小段文字，如一首诗、一部超短篇小说或一散文选段。仔细研读了文字后，再花上几分钟时间，就刚才所读的文字，按所给的提示语进行写作。写完以后，邀请同组人员分享自己的作品，并回应自己在他人作品中的收获。

这种形式自然存在着多种变体,可以借助视觉艺术、电影片段、音乐或其他的表现形式来完成教学,但不变的一点就是需要完成写作。写作往往是最令人困惑的一点,人们更容易理解的是共同阅读和讨论某个艺术作品,但很少能够立即理解写作的意义。

三、医学生为什么要写作

为什么要写作?医学生、医生或从事医疗行业的人员为什么需要写作?要回答这几个问题,我们先看下面两则文本。

文本1:哥哥从大学里发疯跑回家的那一天,我已经不记得自己做了什么,但我知道,从那天开始,我的人生就变得全然不同了。坐校车去学校时,我不记得街道那头的四胞胎是不是又吵又闹,我们是不是准时到达了年级教室;我不记得在学校里学了什么,那时候是不是在学埃及历史,或者那一天是否进行了性别教育,是否举办了拼字比赛;我不记得那天迈克尔·萨夫兰有没有和我讲话,但我很确定我希望他讲了;我不记得中午吃了什么,但我想应该是比萨,某种四边形的比萨,可能还喝了巧克力牛奶。

那一天,直到放学后等校车回家、父亲来找我的那一刻之前,那一天都和之前的每一天一模一样,快乐又平常的五年级某一天,毫不起眼。但有趣的是,我却很清楚地记得那一天父亲的样子,从公司出来的时候,他身上的西装皱了。我站在队伍里等车,他朝我走过来并把手伸给我的时候,我不记得他说了什么,我也不记得他的面容是否真的看上去悲痛欲绝,但我感觉应该是;我也不记得他有没有十分努力地掩盖悲伤和恐惧,但我想他应当如此。然而我记得自己感到了困惑,父亲突然出现在学校,这是他几乎从未光顾过的地方。他只是想来见我吗?他今天想早一点下班吗?我记得握住他的手,离开了等车的队伍。

如果我必须要精准地确定人生改变的那个时刻,这便是那个瞬间:握住父亲的手,离开孩子们的队伍。从这个瞬间开始,我与这些孩子不再相同了:忽然之间,我是一个怀揣着秘密的孩子,是一个从需要处理悲剧的家庭中走出来的孩子,是一个自己的哥哥脑子不正常的孩子。

文本2:哥哥从大学里发疯跑回家的那一天,露比赢得了拼字比赛。那天上午,整个五年级都聚集在礼堂,露比一直待在台上。她的同学一个接一个地拼错了单词。学校秘书亨德森夫人摇着小小的手铃,示意他们已经被淘汰出局。露比的最后一个单词,那个帮她赢得超大奖杯的词是享乐者。父亲在那天沿着长长的车道向他走来之前,她就是拿着这个奖杯走出校门去等校车的。她以前从没有听到过这个词,但她还是拼出来了:享—乐—者。这个词可以完美地拆解出来,这是露比最喜欢的一类词语。单词在她面前自我分解。她在拼读的时候能够看到每一个字母。那天早上,露比就处于那个区域,单词浮现在她的面前,配合着她,把自己分解成可以轻易读出来的规则小块。亨德森夫人坐在前排,她的老师巴特沃思夫人坐在旁边。每当露比走到麦克风面前时,巴特沃思夫人都露出笑容。亨德森夫人说出单词时,露比重复单词。她朝巴特沃思夫人看去,后者微笑、点头。那个词就会在露比面前浮现,分解自我。简单至极。

　　拼字比赛之后,那一天的记忆一片模糊,奖杯放在露比书包旁边的地板上。她迫不及待地想用奖杯给父母一个惊喜,她想象他们的面孔,他们的嘴张成 O 形。爸爸会说"我的扣子都跳起来了",妈妈会在晚餐时做瑞士肉丸来庆祝。她回忆着拼字比赛,感觉那就像一场梦,她不敢相信那个站在台上征服单词的人就是自己,她就像骑在马背上用一把长剑从空中击落一样。

　　可是,放学以后,露比朝着校车走去,她走在孩子们的队伍里,队伍朝校外行进。她把奖杯抱在怀中,就像抱着她最心爱的毛绒玩具,那是一只她在展览会上赢得的小熊。父亲向她走了过来,他脸上的表情既不是好奇也不是骄傲,而是悲悯。他牵着她的手,带她离开的时候,他压根就没去看那个奖杯。朋友们朝她喊道——露比再见!她跟着穿西装的爸爸离开了他们。但这并不是她所想象的画面,完全不是。她也不记得父亲上一次来接她放学是什么时候了。他来过吗?没有,她非常确定父亲从来没有到学校来接过她。

　　以上两个文本均为哥伦比亚大学叙事医学项目"创意主任"耐莉·赫曼所创作,文本 1 是非虚构版本,文本 2 是虚构版本。如何将经验合理化,也就是说写作的意义是什么?比较这两个文本,我们或许可以得出答案。作为非虚构的文本 1 里面充斥了很多"我不记得"的短语,回忆往事尤其是儿童时期的事情,逝去的时间会模糊很多细节或情感,有时候我们的潜意识也会让我们淡忘或回避甚至反转一些我们不愿意回忆的细节,因此"不记得"很合理,但这给作者带来了烦恼,因为她觉得无法将经验合理化。"书写非虚构的版本并未让我从经验中解脱或转变,它只是让我因为无法正确书写而感到沮丧",但同时,耐莉·赫曼坦言她创作其第一部小说《治愈悲伤》时,总是先有一个练习过程,这个练习以非虚构的形式将往事记录下来,再把练习书写成虚构文体小说。她说,练习的作用是"赋予我完成书写的勇气和声音",正是在这"勇气和声音"的引导下,她把她的不完整的记忆外化,这种外化是对记忆的重组或者说创造。作者坦然接受这种创造,并认为她在某种程度上扮演了上帝,这是自我赋权——"我掌握这发生在自己身上的一个不愉快时刻,使之变成了一个自己所创造的时刻。于是,我将这一时刻置于自己的控制之中"。合理想象填补空白,适度共情生成联系,深刻反思赋予价值,也许这就是写作的意义。

　　耐莉·赫曼对创意写作的意义是这样论述的:

　　(创意写作可以让临床工作者)放下他们严格坚持的执念,参与没有"正确"答案的练习,允许自己被拖进不同的处境之中,在那里也许不能看到最后的结果。通过这些行为,再通过审视自己完成的行为,最终我们参与了这些练习的人可以认识到他们日常生活和工作中所使用的表达力和创造力,并重新使用这一创造力,将创造力带入其他工作和医患互动中。

通过以上文本的对比和分析,再借助耐莉·赫曼的自我陈述,可以看出,创意写作实际上是指在培养对不确定性的容忍力和对自我的反思力、内审力,在工作中的表达能力和创造力,最终能够在临床工作中认识到多重视角、不同的意义、自己的执念和预设,能够更好地理解他人,建立自我与他人的关系。因此,我们可以认识和明确写作的意义:第一,书写是一种创造性劳动。将内隐的心理活动转化成外显的文字表达,尤其是将内在混乱、模糊或不确定的意识外化为符合逻辑、富有具象、结构有序的文本,这既需要发挥想象力,又是一个严密思维的过程,因此这种转化实质上是一种创意或者说创造性劳动。既然是劳动,它就有价值输出,即使文字不够好,但是只要把内心的矛盾、情感分享出来,这种分享就有价值。第二,书写是自我疗愈。在心理学领域,书写疗愈在国外已经有几十年的发展历史,无数人通过这种方法得到了自我疗愈的效果。书写是一个与自己坦诚相见的过程,我们在书写时通过想象对现实进行积极的改写,从而达到疗愈的效果。牛津大学出版社的《积极心理学手册》在第三版中写道:"在写作练习后的几个月里,那些写下了关于创伤事件的最深刻的想法和感受的人,因病去诊所的次数减少了50%。"可见,通过书写表达感受来进行自我疗愈是一种非常有效的方法。第三,在反思性写作中,作者不仅要描述他的主题,而且要写下它给他带来的感受,他对它的看法,或者它可能对他的生活产生的影响。这种写作的目的是帮助写作者探索和反思自己的想法、感受和经历,这可以使他更好地在小说和非小说作品中与他人分享自己的见解。当写不愉快的经历或情况时,作者可以直面内心世界或将内心世界物化,从而更全面、更深入地照见自我、分析自我,自我在释放的同时也在提升,有助于他们从现在的经验中学习,从而以新的方式处理事情,以更积极的方式面对自我和他人。

第二节　写出创意与反思

一、创意和反思意味着什么

创意和反思意味着什么?回答这个问题,我们要从写作者和写作本身来思考。我们选择了两个案例,一个是创意写作的反面案例,一个是正面案例,我们将通过比较来解答创意和反思对写作者和作品本身的作用。先看一篇由哥伦比亚大学医学院的一名三年级医学生写的案例:

在妇产科轮转期间,我遇到的大多数患者没有经历过巨大的痛苦。但有时候,医生必须意识到患者所经历的痛苦,这是生理和情感相互纠缠的痛苦。我认为这一点在周六的计划生育门诊最为明显。在那里,手术的心理方面很大程度上决定了患者所经历的身体疼痛程度。我见过这样一个患者:她的手术决定毫无矛盾,但她看起来确实非常紧张,对手术抱有合理的焦虑。在问诊期间,我没有对她和她的生活有太多了解,但我想在她的决定中可能存在着一定冲突。这种冲突可能来自道德、宗教、人际关系或个人内心,或许造成了她在手术过程中的不适。

　　带我的高年资住院医在患者走后告诉我,在手术过程中,该患者比其他患者更加痛苦。我想这种情况在某种程度上反映了她的心理状态,而不仅仅是身体状况。这位住院医非常善于减轻她的疼痛,告诉患者如何通过呼吸来缓解痉挛,说如果太痛就说出来。我认为。医务工作者需要认识并接受每个人对疼痛的感受程度都有所差异,这一点十分重要,尤其是在分娩、手术和堕胎等令人情绪紧张的情况下。虽然我们可能最重视的是生理、体征和用药,但患者感受最明显的是疼痛(无论是生理疼痛还是心理疼痛),这往往是需要解决的最重要的方面。我认为必须牢记这一点。

　　总体来看,这是一篇不太成功的案例,是因为其有几个失败之处。第一个失败之处就是细节缺失,尤其是可以感知的细节。如"我见过这样一个患者:她的手术决定毫无矛盾,但她看起来确实非常紧张,对手术抱有合理的焦虑。"这句话提到"决定",到底是什么"决定",作者并无交代。因为不清楚这个手术到底是什么手术,我们对其紧张和焦虑缺乏合理想象的依据。是手术本身引起的紧张,还是手术之外的原因引起的呢?是身体对手术将引起疼痛的恐惧,还是该疾病或手术引起了她的羞耻感呢?正因为作者没有明确交代,我们对其"决定"为什么会引发紧张和焦虑缺乏具象的想象,紧张和焦虑的程度也缺乏感同身受的想象空间。如果作者能对其紧张和焦虑有更加具体的描绘,比如其神态、动作、语言是怎么表现的,生动的细节能体现作者观察的细致,并容易引发读者的感同身受。感官细节的缺失让我们感受不到"她"的紧张和焦虑对"我"的投射,因为过度概括或抽象的讲述无法产生共情。

　　第二个失败之处是没有证据证明"我"的猜测是否合理,这是属于逻辑方面的问题。文中有一处这么写道:"在问诊期间,我没有对她和她的生活有太多了解,但我想在她的决定中可能存在着一定冲突。这种冲突可能来自道德、宗教、人际关系或个人内心,或许造成了她在手术过程中的不适。"这其实就是说医患之间并没有充分的沟通,"我"除了了解"她"的疾病,其他几乎一无所知,所以"我想在她的决定中可能存在着一定冲突""这种冲突可能来自道德、宗教、人际关系或个人内心,或许造成了她在手术过程中的不适"。这些完全是"我"的猜测,但猜测并不是证据。因此,当我们读到"带我的高年资住院医在患者走后告诉我,在手术过程中,该患者比其他患者更加痛苦。我想这种情况在某种程度上反映了她的心理状态,而不仅仅是身体状况"这个结论时,我们认为高年资住院医的看法无比正确,他具有敏锐的观察力,并充满洞见,但是此刻"我"的想法没有说服力,因为在文章中我们并没有看到"我"对患者痛苦的细节描写,我们也无法理解其痛苦的原因,虽然她的手术决定"毫无矛盾",但其焦虑是否"合理"我们找不到证据。我们认为,作品中人物的情绪不仅要能打动作者,也同时要能打动读者,但这一切必须建立在更多的可感知的细节或事实中。

　　下面我们看一则反思性写作的正面例文。这是来自丽塔·卡伦讲述的临床故事:

20××年2月10日

两位中年女性坐在曼哈顿上区一间狭小的诊疗室里。她们已经认识几十年了，其中一位经历了一系列的身体疾患以及努力后的好转，而另一位是她的医生，陪伴她度过了这一切。

患者曾经很强壮——虽然儿时有很严重的哮喘史和过敏史，患有骨关节炎，并最终接受了膝关节置换。她是纯正的上西区人，一名进步主义活动家，也是一位妻子和母亲，大学教授。她热爱大自然，每天沿河骑自行车，节制饮食，致力于保护星球上的环境，使之尽可能安全，适宜居住。这两位女性也是反对越战的参与者，她们携带着"我们的身体是我们自己的"标语走上街头，冒着生命和事业的风险追求公平和自由。然而两人都没有变得富裕和出名，但她们都感到自己对人间正义和至善负有职责。

今天，患者遇到了危机。当地紧急救护中心告知她，她患上了糖尿病，要求每天服药，并每天检查血糖。患者感到很恐惧，好像健康的铁门被砰地关闭了。糖尿病会引发心脏病、中风、截肢、失明，甚至需要透析。她开始问自己，是否没有照顾好自己？是否在维护健康方面做得不够？是否应该更努力地减肥而避免反弹？不时地吃涂抹奶油干酪的面包圈后果是否很严重？是那个炎热的八月份下午吃的冰激凌导致了这般地步吗？她激烈地抨击自己，为自己屈服于冲动、沉溺于一时的愉悦而埋怨自己。她在做这些事情的时候可能想死吧，而她一直以为自己做得还不错。一个人还能怎么做得更好呢？她怎么能对自己做这样的事呢？现在，当她坐在自己是一个年轻母亲就认识的医生对面时，感到的不是充满朝气，而是趋于迟暮。诊断出糖尿病这件事让她不得不直面衰老与死亡……

即使头发变白，行动变得小心翼翼，她也没觉得自己老了。她100%的时间在两个大学穿梭教书，坚持骑车，自己做繁重的家务，从Fairway超市搬生活用品回家，步行穿过公园而不是打车去大都会博物馆。现在，这个可怕的顿悟让她明白了自己一直在试图证明什么，她一直徒劳地证明自己年轻，有精力，不会衰老。但是现在，突然知道自己得了可怕的疾病时，她意识到了自己在自欺欺人，她一直沉浸在愚蠢的对健康的幻想中，而身体细胞已渐渐损坏。

她俩坐在诊室桌旁，相互注视着对方，言语不多，却能互相领会对方。医生慢慢讲述这种顿悟意味着什么。她们的话题从血糖转移到爱和生命意义，气氛也轻松起来。两人一起在思考衰老的进程是如何明确清晰发生的。人们必须欺骗自己才能忍受衰老吗？我们可以接受生命有限但仍享受生命吗？两人谈论的并非医疗技术问题，而是个人问题，对话也加深了双方的了解，使彼此能在谈话中明白对方为什么会那样做，背后的愿望和深层含义又是什么。她们一起剖析自我的核心层面——清醒地意识到生命的有限性，并深深地感受到对生命的感激和敬畏。

医生为患者做了检查，听到肺部声音清晰，心跳正常，身上没有发现任何受伤的地方。她们的见面有一种奇特的亲密感。也许医生会推测血糖水平升高是由于病毒感染造成的（经常会发生这种情况）；也许应该让你先从病毒感染中完全恢复过来，再看血糖水平是否回归正常；也许我们应该尝试找到其他方式去理解疾病状况，从而不会让患者感到自责或恐惧；也许她们在这种磨难中看到对于生命的饥渴和热爱；也许她们会发现自己站在生命的一边。

两个人都感觉找到了坚固的基石，患者还会继续被迫面对突然降临的死亡威胁。这种变故会产生负面影响，也会给她一些坚强的力量，会纠正她的幻想，改变之前草率的想法，不再忽略生命的有限性。没有幻想，直面现实，两位女士才能稳步前行。她们共同经历了赋予对方力量的谈话。回归到日常生活时，双方都看到了不可逆转的时间流逝，而在此冷酷的认识下，却让她们感受到了生命的美好和生命的价值。

很明显，这篇文章不是传统的病例报告，作者说她采用了创意写作的方法、态度、体裁和结构，其目的不是陈述事件的经过，而是"试图发现那天我和患者之间到底发生了什么"。作为当事人，作者并没有用第一人称"我"来叙述，而是采用了第三人称"她""她们"。采用第一人称会造成"我"和"她"之间的差异，或者说距离吧，而采用第三人称则强调了我和患者之间的一致性，同属"她们"，这是一种联结，避免了因称呼而产生的隔离，因为"我"成了见证人，更便于同时观察患者和反思自我。"通过把我自己推离第一人称叙述者的主导位置，这篇作品让我站在与患者不同但平等的位置来看待双方。"这时，在读者的脑海中呈现了这样的医患互动的画面：两位女士坐在诊室中，独立又共同地从个人的过往史中刻画了自己的角色，并从对方的角度审视了病痛。显然，这非常符合叙事医学对写作的要求，尊重患者，把患者当作平等的人来对待，这是医生能耐心倾听的前提。

二、创意或反思可以进行评价吗

事实上，所谓反思，不就是创意吗？如果我们真正、深刻地进行了反思，正如所有让学生进行反思性写作的人都一定希望的那样，那么我们就是在以探索之名来检视自己的经验。创意性作品亦如此。我们同样也可以认为创意性作品就是反思性作品。无论如何命名，越来越多的医学院和医院正在将写作纳入人才培养方案，将其作为一种工具，培养医学生和医务工作者充分的叙事能力和自觉的人文关怀意识。以医学生的培养为例，每个医学院对医学生的培养都有严格而系统的课程，他们在每个阶段都会收到成绩或评价，自然以为写作也会以同样的方式来评价，而写作指导教师的一个任务便是告诉学生并非如此。在理想的状况下，学生的写作应该能够为他们提供放松和伸展的机会。他们在这里可以自由地探索自己的经历，发现自己的想法和感受。按照通行的做法，为一篇"反思"或创意写作评级或打分，在某种程度上就是鼓励学生寻找"标准答案"，这恰恰扭曲了创意写作的最终目标——开放性思考和探索。在实践操作中我们发现这也是不可行的。比如说，你如何评价一篇写作是反思多了还是少了？如果一个学生在反思与患者的互动时加入了自己的记忆，而另一个学生没有这样做，这是否证明了他比那个没有加入记忆的学生的反思更好、更深？倘若如此，那又是为什么？还有一个问题，某人对于反思的满意判断可能同另一个人的相左，因此这样做不但毫无益处，而且还可能前后不一。

这里的复杂状况是，学生需要读者，这样才会有人看到、听到和承认他们的作品，并予以反馈,而且长期以来,学生就是凭教师打分或评价才能知道自己写得怎么样,这好像成为一种惯性,使学生产生了依赖。防止这种情况发生的唯一方法,便是教师要鼓励学生不要为了任何一个结论去写,而是要去探索他们自己的未知和内心世界,允许自己和常识、惯性角力。这些东西显而易见,却时常难以定论。因此在教学中,我们要求不能给学生的习作打分或评估,但可以适当地介绍、支持和引导,只有这样,学生才能很快学会珍惜这个机会,以一种受到认可的安全方式来延伸并探索他们的疆域。

从很多方面来看,鼓励学生在反思中进行创意和发散,而不是把记住的东西再复述出来,在医疗卫生环境中是一种激进的行为,而且无法一蹴而就。因此,我们在进行细读训练时就已经把创意写作引入进来,但这还不够,尤其是对没有人文或写作背景的医学生来说,写作是需要用系统的方法来训练的(下一章对此有详细的讨论),这可能会非常艰难;但这是可行的,也是值得的。

小　结

人体的复杂性和疾病的多样性决定了医学的每一个进步都是创造力的体现,个人书写就能很好地唤醒我们身上的创造力——打开思维大胆创造。我们比较了非虚构写作和虚构写作,进一步发现虚构写作能够帮助我们培养对不确定性的容忍力、对自我的反思力、在工作中的表达能力和创造力,最终能够在临床工作中认识到多重视角、不同的意义、自己的执念和预设,能够更好地理解他人,建立人与人之间的关系。如何在写作中写出创意?通过两个正反案例的比较,我们发现,敏锐的洞察力和自我反思会让作品既生动又深刻,但创意不能用传统的方式进行评估,唯有采用开放和鼓励的方式才能打开我们的灵感之门,获得创造的内驱力。

(陈娇娥)

※【思考与练习】

1. 医学诊疗需要精准,医务工作者需要严谨,这些特点是否排斥医疗过程中的创意?结合课文,谈谈自己的观点。

2. 回顾一下自己写过的作文,有没有自己觉得满意的?分析一下满意的原因。

3. 回顾一下自己看过的作品,有没有自己特别喜欢、印象很深的?分析一下喜欢的原因。

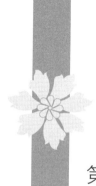

第五章 | 创意写作思维训练

我们都羡慕作家好像很轻松就能写出非常生动感人的作品,他们的笔就如自来水龙头,一打开文字就如水一样汩汩流出。我们甚至相信他们都是天赋异禀的,这个异禀包含善于感知的感官、丰富的内在情感、发达的想象能力以及娴熟的语言表达能力。实质上这种"天赋异禀"是一种创造力,创造力可能是一个人先天的基因,但后天的学习和训练也能培育人们的创造力。

所有的创作都是一种创造性写作,创造性是写作的应有之义。长期以来,在中小学开展的作文教育强调模式化,写作变成了追求模式和范文的活动。这不仅让写作者丧失写作的快乐,还让写作缺乏创造力。创造是人类探索世界,解读世界的乐趣之一,对于写作,创造的关键就是培养写作者的思维能力,这种思维能力不仅仅是写作技巧,还包括写作者写作前、写作中对事物的认识和理解。

那么这种思维能力可以教吗? 我们的回答是肯定的。在本章中,我们通过唤醒自己、发现真相、写什么、怎么写、写出来 5 个环节来培养和训练人们的写作思维和写作技巧。下面让我们深入创作内部,敲开灵感世界的大门,寻找创意之源。

第一节　唤醒自己

一、是真的无话可写吗

很多人在写作前都会遇到一个问题:无话可写或写不长。他们很羡慕作家能够将一件小事情或一个小场面写得那么生动和详细,很好奇作家笔下的那些东西是从哪里来的。在回答这个问题之前,我们看一段老师和学生关于写作的对话:

老师:这篇作文你为什么写得这么短?
学生:不知道写什么。

老师：在路上碰见一个好久不见的朋友，这样的经历有吗？

学生：有的。

老师：那为什么不把这经过写下来呢？

学生：没什么好写的。只不过就是突然遇见，聊了几句，就分开了。

老师：那好，我们来一起聊聊你们偶遇的情况吧。你先从外部描述一下你的这个朋友吧，比如性别、年龄、个子、长相以及那天的穿着。

学生：嗯，我那朋友是男的，大概十七八岁吧，个子一米七左右，比我高一点，黑黑瘦瘦的，长得一般吧，那天穿着一件红色的运动服，手里拿着一个球。

老师：能再详细地说一说他的长相吗？

学生：他脸比较长，头发很短，平头，小眼睛，笑起来眼睛都快看不到了。

老师：你说他手里有个篮球，那他要去干嘛呢？

学生：他要去打篮球，他从小就爱打篮球，我以前也经常和他打球，我们是球友。

老师：那你们打球的时候有没有发生什么让你印象深刻或你觉得有趣的事情？

学生：有呀，有一件事情让我印象深刻。我记得有一次打篮球的时候，我们的球砸到旁边的一部摩托车，把车的后视镜砸坏了。我们都吓坏了，赶紧逃跑，只有他坚持留下来等车主，听说后面他向车主道歉想要赔偿，那个车主没让他赔反而原谅他了。这件事我很佩服他。

老师：你佩服他什么呢？

学生：佩服他不逃避，敢于承担责任，像个男子汉。

老师：看来你们以前经常在一起打球，那后来为什么很久没见到了，发生了什么事吗？

学生：我搬家了，离他家很远。

老师：哦，那这么久没见，你们聊什么了吗？

学生：聊了一下各自的学校和学习，他成绩有点退步，担心考不上心仪大学，我也有点担心，我们相互鼓励了几句，然后还约有空再一起打打球。

老师：嗯，有没有发现他与之前发生了什么变化呢？

学生：有呀，他比以前更懂事了，他爸爸下岗了，家里经济比较差，他会利用假期去打工，这个暑假他去做救生员赚了好几千，他说下个学期就不用找父母要钱了。

老师：真是个懂事的孩子，这些其实都可以写写的。

学生：这不是最平常的嘛，如果这些都可以写进作文，那我们还有很多有趣的事情呢。

老师：对呀，你只要稍微开发一下你的记忆库，很多东西都会被唤醒的。

从上面的对话中，我们发现自己并不是无话可写，而是我们的记忆在沉睡，我们的"资料库"未被打开。"学生"的那位朋友虽然相貌普通，但他身上有很多品质值得写出来，这些都可以通过回忆被唤醒的，写作者只要从记忆库里拿出以前发生过的事情，把整个过程或描写或叙述或分析或议论，就可以写出很多内容。之所以"无话可说"，我们认为通常是因为：一是写作的内容自己不感兴趣。不感兴趣的东西很难让我们提笔，自然也没兴趣从自己的记忆库里搜索有价值的东西。二是对自己的某些记忆选择性遗忘。我们通常会遗忘那些自认为没有价值或让自己尴尬、痛苦和悲伤的东西。三是没有唤醒记忆的意识。写作的时候没有想到要从记忆库里发现素材,这种发现不仅是一种自觉,更是一种能力。四是不认可自己经验的价值。初学写作者很多时候对自身的生活经验是没有自信的,因为不自信,所以他们普遍认为自己的经历乏味无聊,没有书写的价值。五是没有唤醒记忆的方法。唤醒记忆是需要方法的,这是我们要直面、要解决的问题。

在唤醒之前,先要解决唤醒什么,也就是我们要知道哪些经历可以用来写作。大致来说可以包括 4 类:第一类是亲身经历的那些刻骨铭心的事。这类事情因为对你的影响不同寻常,所以你对细节会记得很清楚,你很容易从中寻找启发、价值或意义。第二类是自己要努力遗忘的事情。努力遗忘的事往往是令人痛苦悲伤的事,但写作本身需要痛感,有痛感的事正好是写作最好的素材。第三类是梦境。梦是人的潜意识,是很多作家创作灵感的来源,是文学创作天然的素材,梦境能很好地呈现那种知道但不能明确表达的事情。第四类是自己的心理活动和心理体验。心理活动是不外露、不为人所知的东西,它最能反映和揭示人性,因此在写作中具有无可替代的价值。

二、我们要怎么唤醒自己

【写作训练】

中学时你暗恋一个同学,但不敢表白,甚至不敢对别人说。

我们的目标是把这种经历唤醒并写出来。但在写之前,大家三人一组一起来聊一聊自己暗恋的经历,要相互启发和追问,问清事情的来龙去脉,要问细节,从外到内进行追问,问得越细越好,然后再各自写下。

回顾一下自己的写作内容,看看我们唤醒了什么。这时候,我们发现,唤醒的东西通常有:

(1)场景。我们唤醒一段经历的时候,通常会回到某个场景中。如你第一次看到暗恋对象是在什么地方,周围环境如何? 这个环境是如何凸显这个人的? 场景就如画面,可以营造气氛,能迅速把你带回当年,想起当时的人和事。

(2)人物。我们对自己心仪的对象总是观察细致的,他(她)的一举一动、一颦一笑都会牵动我们的心。是什么打动了我们? 是他(她)的相貌,还是他(她)的性格呢,还是因为你们之间发生了什么特别的故事呢? 这些都是印在我们脑海中的细节。

(3)语言。你还会想起他(她)和你说过的话。说了什么呢? 是让人高兴的,还是悲伤的? 是有趣的,还是严肃的? 是学习上的,还是生活中的? 他(她)用怎样的语气、什么样的神态和你说话呢? 这些细节都是值得唤醒、值得写出的。

(4)故事。你和他(她)之间有没有发生什么故事或者你觉得印象深刻的事情? 这件事情对你们的关系有没有什么影响? 是正面影响还是负面影响? 这件事情之后你对他(她)的感觉有没有变化?

（5）心理活动。暗恋中，你会有很多微妙的心理活动。你第一次看到他（她）的怦然心动，他（她）突然出现在你面前的喜悦和激动，你内心的矛盾和挣扎，你发现他（她）喜欢别人时的痛苦和悲伤，你无数次在半夜里的煎熬。如此丰富的心理世界难道不值得我们再次回味吗？

除此之外，我们可以唤醒的东西还有很多，包括情绪、时代背景以及现在的感受。总而言之，唤醒实际就是还原现场，让我们在写作的时候回到过去那个场景，再经历、再体验当时的故事和情感。记忆如此鲜活，情感如此动人，细节如此详细，你还会"无话可写"吗？！

如何顺利地唤醒自己的记忆，我们需要掌握以下方法：

第一，多记常写。随时记录是写作者的一个非常好的习惯。如果你有写日记的习惯，你可以随时把发生在自己身边的事情记录下来，这个时候的记录是最详细、最准确的。这其实是给自己建立了一个资料库，你可以随时打开，从里面选择你需要的素材。

第二，观察体验。一个善于观察的人才会发现生活中形形色色的人，才会留意生活中各种各样的事，才会留心事件中容易忽略的细节；一个善于体验的人才会在看似平凡的人身上看到不平凡，才会在看似平常的事中看到不寻常，才会在看似无意义的细节中看到意义和价值。写作就是一个不断观察、体验、思考和发现的过程。

第三，经常训练。回忆是一种意识，也是一种能力。相比较来说，老年人爱回忆过去，年轻人爱向前看，但写作者无论年轻与否都要经常回忆，在回忆中激发灵感、想象，在回忆中体验生活、思考人生。只有你把回忆当作一种本能，你就有了唤醒记忆的意识了；只有你经常有意识地回忆，你就获得了唤醒记忆的能力了。

第四，故人忆旧。有些发生在很久之前的事，比如儿时的事情，在时间的长河中好像消失了。这时候，如果你遇到了儿时的伙伴，和他聊一聊，你们共同回忆过去，这些看似消失的故事又会在你的心头激起浪花。另外，你的聊天对象还会帮你补充一些你不知道的信息，让你的经历更加完整。

＋·—＋

第二节　发现真相

＋·—＋

一、隐藏在背后的东西

一个好的书写者仅仅只是满足于描述或还原事件吗？不，他更希望在这个光怪陆离、热闹喧嚣的世界中，发现那些隐藏在背后的本质性的东西。我们发现，一个优秀的作家独具慧眼，能看到常人看不到的东西，或发现事件背后的真相。这不仅仅是因为作家具有更加敏锐的观察力和洞察力，更是因为他有一种探索与发掘的本能。

我们先看一个案件：

　　某一年的 3 月 23 日，纽约警察总局的法医检查了一具尸体后得出结论：此人死于头部遭受枪击。

　　死者名叫罗纳德·奥普斯。从他的遗书中得知，他本来是想从一栋十层高的楼顶跳下自杀的。然而，当他跳楼后身子经过第九层楼前时，一颗子弹从窗户射出，将他当场打死。

　　警方经过调查发现，死者和开枪的人都不知道这样一个情况——当时八楼正在施工，工人们在那里安装了一张安全网，也就是说罗纳德·奥普斯如果不是被枪击而亡，他的自杀计划其实是不能如愿的。然而，根据法律，如果一个人是尚有计划的自杀并且最终身亡了，那么即使自杀过程发生变化，未能如愿自杀，依法也应该认定这个人是自杀的。可是，当警方对九楼射出的子弹进行调查后，案子的性质又有了变化。当时九楼的一对老夫妻发生了口角，老先生拿出一把枪恐吓老太太，不小心扣动了扳机，但是子弹没有打中老太太，而是从窗户飞出去，击中了罗纳德·奥普斯。根据法律，一个人如果想杀甲，却错杀了乙，那么仍然应该判这个人对乙犯了杀人罪。因此，此案应该是一桩凶杀案。

　　当老先生面临杀人罪的指控时，老先生和老太太一致表示，他俩当时都以为枪里面是没有子弹的。老先生解释说，用没有装子弹的枪恐吓老太太，是他许多年以来与老伴争吵时一直有的一种做法。他没有杀害老伴的意图。如果老两口的话属实，那么这就是一起误杀的案子。问题的关键是，子弹是在什么情况下由什么人装进去的。警方在调查中找到了一名证人，他证明在案发六周之前亲眼看到这对老夫妻的儿子往这把枪里面装了子弹。警方根据更深入的调查得知，因为老太太决定停止给成年的儿子经济支持，所以这个儿子怀恨在心起了杀意。他知道他的父亲有用枪恐吓老太太的习惯，所以就给枪装了子弹，希望借父亲之手杀了母亲。所以，此案就成了老夫妻的儿子对罗纳德·奥普斯犯下了杀人罪。但是，峰回路转，警方进一步的调查后又发现，这对老夫妻的儿子其实就是死者罗纳德·奥普斯本人。

　　由于借刀杀人之计没有得逞，罗纳德·奥普斯心生沮丧，于是，在 3 月 23 日这一天，他决定从十层高的楼顶自杀，然而却被从九楼窗户内射出的子弹打死了，也就是说，罗纳德·奥普斯自己杀死了自己，所以此案最后仍被认定为一桩自杀案。

我们发现，在这个案例中，事件的真相不断地在反转，当我们以为事件的真相已经揭晓的时候，又有新的真相在等我们。即便是到了最后，警方已经对案件做了最后定性，对于写作者而言，探索也并未结束，因为在现实生活的真相背后，还有很多其他的东西需要思考。
我们来总结一下这个事件背后还隐藏着哪些引人深思的东西：
(1)罗纳德·奥普斯是如何走向死亡的？一个年轻人是如何变得游手好闲、天天啃老、逼迫父母未遂从而自杀的呢？这其中是否涉及教育和家庭问题呢？
(2)这个家庭的关系为什么会这么混乱？夫妻之间动不动就拿枪威胁，儿子与父母之间也矛盾重重,甚至相互算计。他们的家庭关系为什么会变成这个样子? 老夫妻之间的关系与儿子的最终自杀是否有关联?

(3)老夫妻得知儿子死了之后,他们心里会怎么想? 是反思之前的教育,并对这种失败的教育感到懊悔,还是对失去这个不成器的儿子如释重负呢? 当母亲知道自己的儿子想借刀杀掉自己时,她会有怎样的心理活动呢?

(4)这个案件会引导我们思考美国的家庭教育和亲子关系、夫妻关系等伦理问题,或者引发我们对美国的家庭关系和中国的家庭关系进行比较。归根结底,我们会思考中美两国的文化的差异,如果进一步的话,我们会思考这两种文化背后的一些让人深思的东西。

如果一个作家想就这个案件进行创作,那么上面这些问题都应该是他要思考的。我们通过这个案件发现:在表面世界的里面,还会有另一个世界,这个世界通常都是被遮蔽的。另外,除了我们已知的外部世界,还有一个内心世界值得我们关注:老夫妻和儿子的内心世界,有可能比我们所知的外部世界更加复杂和耐人寻味。因此,真正的写作者在日常生活背后会有3个向度的关注:一是关注隐藏在事物背后的真相。真相永远是一个吸引人的东西,对真相的追问是人类前进的动力之一。二是揭示事件或世界背后的意义。仅仅了解真相是不够的,写作者还要揭示“为什么会这样”、有没有可能变成别的样子,要举一反三、由此及彼,思考更多更深刻的东西。三是思考人类生命的终极意义和终极关怀。真正伟大的作家都对生命有深刻的悲悯和关怀,他们不仅思考现实,更关注存在,如孤独、生死、价值和意义,而这些存在并非已经发生的,存在属于人类可能性领域。

二、怎样去发现、去挖掘

【写作训练】

小镇旁边有一个港口,时常停泊着船。有一个水手和小镇上的一名女子恋爱。最后,水手遭遇海难死掉了,但那名女子却一直不知道。

思考一下,从这个故事我们能挖掘出怎样的价值来?

(1)表面故事:一个爱情悲剧。引发这个悲剧的原因,不是两人之间发生了冲突,也不是家庭的干预阻挠,也不是因为出现了情变,仅仅是因为水手因为海难而死,让这场爱情无法继续了。

(2)突破口:最爱的人死了,女子却一直不知道,这应该就是问题的“突破口”。我们会由此思考:一是水手这个特殊职业。因为水手到处漂泊,他们的生活缺乏稳定性和确定性,他们的联系和交流都不能像其他恋人那样频繁或顺畅。二是久久得不到恋人消息的女子会有怎样的心理活动? 这件事对她会有多大的影响呢? 三是女子如果一直不知道恋人遇难的事情,她会一直等吗? 还是另觅良人呢? 四是女子和水手之间是真正的爱情吗? 真正的爱情就是痴痴等待,还是可以放下呢? 这会让人重新思考爱情的意义和价值。

（3）发现价值:针对这些问题,我们可以努力挖掘其中的价值。我们假定这两个人非常相爱,尤其是女子,非常爱这个水手。那么,非常爱的人突然消失了,她会怎么样? 会一直等吗? 如果等到年龄大了女子还没成家,家里人和周边邻居都会不断地劝她、给她施加压力,那这个女子思想可能会发生一些变化:她会不会想,他已经在其他地方移情别恋了,有了别的恋人,就故意躲着不见自己,而自己每天都去港口去等待是不是很傻呢? 接着,在家里人不断催促、不断有人给自己介绍对象的情况下,她有可能就半推半就去相亲了,她可能会有新的恋人。然而,在上一段感情还未真正结束的情况下,她真的会用心投入下一段恋情吗? 如果结婚了,之前的那段感情会影响她的婚姻吗? 这里,我们将思考爱情与婚姻的关系,这个看似普通的事件就变得很有价值了。

　　针对上面的训练,我们可以从 4 个角度去发现和挖掘日常生活中的价值和意义:

　　（1）寻找故事背后的东西。故事背后的东西一个是隐藏的真相,一个是故事背后的意义。

　　（2）从故事的背景中寻找。任何事件的发生都是有原因的,除了个人原因,还有社会原因,这就是背景。对背景的分析,将会把题材从个人狭窄的角度推到广阔的社会舞台,使个人与社会有了无限丰富的联系。

　　（3）换位思考会发现不一样的东西。这里的"换位"不仅仅是指站在不同人的角度去思考,还要置身于不同时代去思考。比如说《水浒传》中的宋江一直想"招安",表面看是个人反抗意志不坚定,如果放到当时那个时代,想到忠君思想是那个时代的主流思想,我们就能找到他行为合理的原因了。

　　（4）向内寻找,联系自己一直思考的东西。经常写作的人,必定是一群爱思考的人,他们会思考人生、人性、社会、道德、法律……当遇到某些事件时,他内心的思考就会被触发,并促使他思考那些以前没有想清楚的东西。反过来,他内心的思考也会对眼前的事件产生影响。也就是说,他会从事件中发现价值,同时也会赋予事件价值。

【写作练习】

　　一个老人在去世之前立下遗嘱,把自己所有遗产留给自己的宠物狗。这个事件引起了很多人的议论。关于这个遗嘱是否能执行、如何执行,也成了现实中的难题。

　　根据这个事件,讨论一下:如何发现其中的价值? 如何进一步挖掘其中的价值?

第三节　写什么

　　写作从根本上来说,就是两个方面的问题:一是写什么的问题,二是怎么写的问题。当我们唤醒了自己的记忆库,面对琳琅满目的资料和事件,我们要怎么选择? 当我们通过不断发现和挖掘,知道了事件诸多真相甚至多层价值后,我们要怎么选择?因此,对于写作者来说,写什么永远是首要问题。

一、一个故事 N 种讲述

我们经常发现,一个故事可以这样写,也可以那样写。无论哪种方式都有它的理由,那么,我们是否有足够充分的理由呢?我们以普罗米修斯的故事为例,来探讨一下不同作家是如何塑造自己的普罗米修斯的。

在古希腊神话中,普罗米修斯的故事是这样的:在宙斯推翻父亲乌拉诺斯取得王位的战斗中,有一位泰坦神普罗米修斯站在宙斯一边,帮助宙斯取得了王位。普罗米修斯属于有技术、有能力的巧匠之列,正是他造出了人类。然而,众神之君主宙斯欲使人类处于黑暗和寒冷之中,因为他要毁灭人类而代之以新种。宙斯这种专权和暴政激怒了普罗米修斯,他愤然反抗,盗走了天火,偷偷地把它带给人类。宙斯大发雷霆,命令手下众神将普罗米修斯用锁链缚在高加索山脉的一块岩石上,让一只饥饿的老鹰天天来啄食他的肝脏,而他的肝脏又总是重新长出来。他的痛苦要持续三万年。而他坚定地面对苦难,从来不在宙斯面前丧失勇气。直到赫拉克勒斯出现,把恶鹰射死,才解救了普罗米修斯。

我们来看看几部西方作品中的普罗米修斯的故事有什么不同。

(1)赫西俄德作品中的普罗米修斯。荷马之后的古希腊早期诗人赫西俄德在《神谱》中写道,普罗米修斯只是一个小神。天上诸神曾与凡人在墨科涅产生不和。后来,普罗米修斯出来宰杀了一头大牛,他把这头牛分成了几份。为了蒙骗宙斯,他把牛肉和肥壮的内脏堆在牛皮上,摆在其他人面前,上面罩以牛的瘤胃;而在宙斯面前摆了一堆白骨,上面蒙了一层发亮的脂肪。宙斯识破了普罗米修斯的骗局,警告了他。后来,普罗米修斯又用一根空茴香杆盗走火种并送给了人类。宙斯看到人类有了火光,感到非常愤怒。为报复自己受到的侮辱,宙斯用挣脱不了的锁链捆绑着足智多谋的普罗米修斯,用一支长矛剖开他的胸膛,派一只大鹰停在他身上,不断啄食他那不绝的肝脏。虽然白天大鹰啄食了他的肝脏,但到了夜晚肝脏又恢复到原来那么大。最后,直到赫拉克勒斯杀死了这只大鹰,普罗米修斯才摆脱了它的折磨,解除了痛苦。在这个故事里,是普罗米修斯有错在先,宙斯只是受辱后实行报复。

(2)埃斯库罗斯作品中的普罗米修斯。在古希腊悲剧诗人埃斯库罗斯的悲剧《被缚的普罗米修斯》中,宙斯为了惩罚普罗米修斯为人类盗取火种,派威力神和暴力神用铁链把普罗米修斯绑在高加索山上。河神俄刻阿诺斯来劝普罗米修斯与宙斯和解,被他谢绝。在剧中,普罗米修斯所受的痛苦是难以想象的:他的胸前被钉上花岗石的栓子,身体被铁链牢牢锁在峭壁上,既不能挺身而立,也不能屈膝而睡。可是,他没有发出一声呻吟或叹息,他倔强的性格驱使他不能在宙斯面前示弱。普罗米修斯没有把自己的痛苦告诉人类,也没有向众神倾诉,因为他们不敢反抗宙斯不仁不义的行为。也正因为他的行为和精神,他成了不朽的神灵,在任何磨难下也不会轻易屈服。他有先知的能力,他能预见未来,知道何时他的救星才会诞生以及自己何时才能得救。所以,他自觉自愿地去受苦。在埃斯库罗斯笔下,普罗米修斯成了明知其不可为而为之的抗暴英雄,这和赫西俄德笔下的普罗米修斯已经大不相同。

(3)歌德作品中的普罗米修斯。在德国小说家、诗人、剧作家歌德的诗剧中,普罗米修斯是宙斯之子,弥涅耳瓦(雅典娜)成了他的妹妹,潘多拉成了他造出的女人,即他的女儿。他创造新人,但不能赋予人以生命,弥涅耳瓦就带他去寻找生命之泉。在剧中,歌德用神话形象来表现天才时代的英雄,作为"人类之父"的普罗米修斯对代表更高一级力量的神进行了坚决的反抗,尤其是反抗一切倒行逆施的守旧力量。歌德歌颂了把人类从精神奴役下解放出来的英雄,体现了狂飙突进的精神,这也和当时歌德和席勒所掀起的"狂飙运动"相适应。

(4)雪莱诗歌中的普罗米修斯。雪莱在诗剧《解放了的普罗米修斯》中表达了反对专制暴政、歌颂反抗斗争、展望自由幸福社会的政治理想。诗剧把朱庇特作为"神圣同盟"时期欧洲封建暴君的象征。他凶残,背信弃义,在镇压人民的血泊中建立了专制统治。他踌躇满志,自以为"权高无上,位极至尊,万物一切都已经向我屈服",却又预感到统治不稳,害怕人民的反抗会动摇他的宝座。朱庇特周围形形色色的"鬼怪",象征着与封建统治者狼狈为奸的教士、政客和打手。面对强大的敌人,普罗米修斯不怕威胁,不怕暴君的残酷折磨,他坚信光明必将战胜黑暗,暴君必然垮台。雪莱不满意埃斯库罗斯剧本中那种妥协的结局,他反对那种软弱无力的结局,也不会让人类的捍卫者同那个人类的压迫者去和解。所以,被缚的普罗米修斯不肯向暴君低头,最后依靠大自然的力量获得了解放。

(5)拜伦诗歌中的普罗米修斯。拜论的诗《普罗米修斯》塑造出了具有充分人格的普罗米修斯神的形象。鉴于普罗米修斯的正义感和坚毅精神,诗人更多地注意到他的人格和英雄气概,而宁愿忘记他的神性。尽管普罗米修斯有"不朽的眼睛",诗中集中描写的却是他经受着的"苦难与意志之间的搏斗"。普罗米修斯忍受了加在他身上的一切折磨,但他始终没有屈服,取得了意志上的胜利:他掌握着宙斯命数的秘密,却守口如瓶,使得宙斯终于"掩饰不了内心的惊悸"。诗人这样描写普罗米修斯是用以自况,以坚定自己的斗志。既然普罗米修斯忍受了那非人的折磨,他也就能忍受一切痛苦和不幸。普罗米修斯的"罪行"圣洁而高尚,他问心无愧。诗人蔑视暴君,就如普罗米修斯蔑视宙斯一样。诗人这时由自我的比况而到把人与普罗米修斯相比,以论辩性的笔调写出人应有的精神和意志。

我们看到,历史上的诗人和剧作家对于同一个题材——普罗米修斯因盗火种而被宙斯惩罚的故事的处理,随着时代和作家写作目的的变化,不断地在发生变化。到了卡夫卡那里,他在《普罗米修斯》一文中用现代主义的眼光对这个故事又做了新的诠释。

　　关于普罗米修斯有四种传说:

　　第一,他为了人类背叛众神,被牢牢地锁在高加索山上。众神派老鹰去啄食他不断再生的肝脏。

　　第二,在老鹰的不断啄食下,紧靠着岩壁的普罗米修斯痛不可忍,以致身体日益陷入岩石之中,直至完全没入其间。

　　第三,他的叛逆行为随着时光的流逝被淡忘了。数千年后,众神遗忘了,老鹰遗忘了,连他自己也遗忘了。

第四,不知什么缘故,大家都产生了疲惫,众神疲惫了,老鹰也疲惫了,连普罗米修斯的伤口也因不断地愈合而感到疲惫。

如果留下的是那座不可解释的大山——这一传说试图对这不可解释性做出解释。由于它是从真实的基础上产生的,所以它必定也以不可解释告终。

卡夫卡阐释了这个题材的4种发展可能,并给予这个题材以自己的不同解读。

【写作训练】

快过年了,村里突然来了一个不速之客。有人认出,这个不速之客就是十多年前从村子里消失的一个青年,现在已经有年纪了。当年他在村里偷人家东西,被他父亲痛打了一顿,他一气之下就离家出走了,后来一直没有消息。村里有很多传说:有的说他出去又干了坏事,坐牢了;有的说他在外地入赘了;还有的说他早就不在人世了。他的父母对他也一直不闻不问,有人要他们报警,他父母也拒绝了。没想到,这么多年过去,他突然又出现了。大家围住他,纷纷问他这些年都干什么去了。他只是笑笑,什么都不说。

这是一个真实的事件。我们就用这个事件作为一个写作题材来构思一下这些年这个人到底经历了什么吧。把你的构思写下来,并相互分享。

二、找到讲故事的关键

从上面这些文学作品比较和写作训练中我们发现,即使同一个故事,不同的作家也会有不同的解读和生发,关键是他们分别从自己感兴趣的角度找到讲故事的方式,这其实是他们再创造自己的故事。为了讲好自己的故事,首先我们要确定什么样的素材适合写作。我们可以多角度对一个素材进行阐释,因为不同角度会有不同的阐释,这样做的前提是这个素材不是单一指向,而是复杂多义的,它会触及人性、社会问题,甚至抵达生命的终极问题。其次在这个素材中,应该有你感兴趣、能成功引起你关注的人和故事,具有代表性的人物和情节丰富的故事是写作者写作的巨大动力。最后,这个素材本身可以跨越时空,也就是说作者完全可以把故事放到不同的时间和空间里进行处理。

对素材进行了界定后,我们就可以通过发现和思考来不断地想象和丰富这个故事。一般来说,你在素材中发现了什么,就会朝哪个方向去讲故事。面对一个内涵丰富的素材,你为什么会发现这个点而不是那个点呢?这就和写作者平时的关注和思考有关系。我们很容易把自己经常思考和关注的东西与素材对接,当然最重要的是写作者想创作什么样的作品,这是"写什么"的关键。先看下面这个素材:

1872 年,一个叫安娜兹科娃的妇女发现她的情人另有新欢——他向自己儿子的家庭女教师求婚。一气之下她拿了一些换洗衣服到图拉去,后来又返回村子,投身在货车车轮下而死。

我们看到这则素材时,首先会想到一个情爱的故事。故事里所说的是一场不伦之恋,因此写不伦之恋应该是首先考虑到的。事实上,列夫·托尔斯泰开始的时候也是这么想的。托尔斯泰最初只是想写一个上流社会失足的已婚妇女的故事,所以最初出现在他笔下的安娜既不漂亮,也不聪明,甚至毫无心肝,只会卖弄风情,想着如何讨男人欢喜。而她的丈夫卡列宁和情人渥伦斯基却有各自值得同情的精神品质。为此,他曾将书名定名为《两对夫妻》和《两段姻缘》。后来,托尔斯泰对作品进行了反复修改,他一定对最初设定的这些东西感到不满意,觉得这不应该是他所体现出的水准。随后,在修改的过程中,这些主要人物的性格特征和心理特征都发生了重大变化。安娜变得越来越有魅力了,她不仅具有非凡的外在美,而且内心也很美。相比之下,卡列宁和渥伦斯基在她面前却显得黯然失色了。小说从宽恕一个"不忠实的妻子"所酿成的家庭悲剧的最初构思,到最终确立为以反映广阔的时代、批判社会时弊为宗旨的重大主题上来,体现了这一时期俄国历史变革的特点。不仅如此,这部作品还触及了错综复杂的社会矛盾和现实生活各个领域的深刻变化,清楚地反映了托尔斯泰对当代俄国社会的深刻理解和深切关注。

因此,想要写成什么样的作品,既是写作者内心对即将创作的作品的期许,也是作者自己的创作雄心的体现。你能写出什么样的作品,得首先知道你想要写成什么样的作品。

第四节 怎么写

通过唤醒自己、发现真相、确定角度,我们已经准备好了故事,即将进入怎么写的环节。"怎么写"涉及写作的很多方面,是个相当复杂的环节,我们主要从核心故事、人称视角两个方面来进入这个关键环节。

一、核心故事

什么是核心故事?在一部作品中,一般会有大大小小很多故事,其中最能引领全文的故事就是核心故事。这个故事必须很精彩、很震撼、很有吸引力,甚至是反常规的。它能引导作者一步步写下去,吸引读者一步步读下去。下面,我们先来分析张爱玲《金锁记》中的核心故事:

曹七巧家里本是开麻油店的,由于姜家二少爷是个残废,无法与做官人家结亲,便娶了曹七巧做正房。丈夫的残疾使曹七巧无法享受女性对爱情的渴求,并造成了她常年的性苦闷。于是,她把三少爷姜季泽作为爱慕对象。但是,传统封建礼教迫使姜季泽拒绝了曹七巧。现实的无情激起了曹七巧对钱财的无限占有欲,她一步步走向心灵的扭曲。她在分家的时候六亲不认,包括对姜季泽。分家之后,她更是变成一个恶母和恶婆婆。儿子长白也在曹七巧的诱惑下吸食大烟。母子俩讨论儿媳闺房里的秘密,使儿媳又羞又怒,悲惨地死去。而后扶正的娟姑娘,不到一年就吞鸦片自杀了。曹七巧对女儿长安也不例外,她让长安裹小脚,沦为亲戚朋友的笑柄。长安在学堂里呼吸到新鲜空气时,却又在曹七巧的无理取闹下被迫放弃上学。当长安好不容易和童世舫有了爱情,曹七巧却从中作梗,变着法让长安吸上大烟,败坏她的名声,最终逼迫长安和童世舫分手。极度的内心扭曲使曹七巧做出各种恶事,毁掉了儿女、儿媳和童世舫的幸福,也造成了更多人的悲剧。

《金锁记》里有很多精彩的情节:曹七巧在三少爷和金钱之间抉择时,毫不犹豫地放弃爱情,选择了金钱;她引诱儿子说出儿媳闺房里的秘密,同时把秘密说出去,使儿媳成为别人口中的笑柄,悲惨地死去;为了把儿子留在身边,她甚至引诱自己的儿子吸鸦片;等等。但是,所有的故事中,作家心中准备的核心故事,应该还是曹七巧逼着女儿退亲的故事。所有的情节之中,婆媳之间的矛盾和嫉妒是可以理解的,也是时常发生的。但是,最反常的是:本来女儿就是因为七巧的恶名而无人问津,最终变成一个老姑娘。好不容易有人牵线,让女儿和童世舫这个留过洋的年轻人相爱,曹七巧却担心童世舫觊觎她的财产,也不希望女儿离自己而去。最匪夷所思的是,她因为自己一生没有获得爱情的幸福而嫉妒起女儿来了。最后,她亲手破坏了女儿的爱情,逼着女儿退了亲,也毁了女儿一辈子的幸福。

我们在这里看到,小说中最核心的故事,也就是最大的"地雷",通常都是其中最反常规的事情。而作者在想到这一点之前,显然已经有了合理的解释。她在前面费了那么多的笔墨来塑造曹七巧,苦心经营,小心铺垫,所以到了最后这颗"地雷"爆炸时,读者一点也不觉得不合理了,这就是所谓的"意料之外,情理之中"。作者行文至此处,让最不合常理的东西变得合理了。而经过前面的塑造,加上后面最重要的这个核心故事,曹七巧的形象也终于完整地塑造出来了。我们看到,最后的核心故事在这里成了诱饵,诱使着作者写了那么多的东西。同样,作者若隐若现地提示,也引诱着读者有所期待,到了最后,终于期待到了这颗"地雷"的爆炸。作者没有白费力,读者也没有白期待,因为最后他们都见到了最大的这颗"地雷"。

我们可以总结一下设置核心故事要具备的条件:第一,核心故事能够串联或者引领整部作品;第二,核心故事是写作者的关键发现之所在;第三,核心故事是引导写作者完成整部作品的主要动力;第四,核心故事总是会在最关键的地方出现;第五,核心故事不一定是作品的高潮,但一定是最重要的故事。

【写作训练】

离婚那天,他一个人在黑暗的房间里坐了很久。他想起他们认识的那个时候,她温柔、安静,脸上总是带着微笑。他不知道为什么十几年后她变了。她在离婚协议书上签字的时候毅然决然,没有一丝难过。难道是因为她遇见了那个男人吗?还是因为那次出差,自己酒后犯下的错让她一直耿耿于怀？抑或是自己的公司发展得太快,业务越来越好,让他很少回家？他想不明白。最后,他决定给她的闺蜜打个电话。

围绕这个情节,构思好故事,并设置好核心故事,要求:

(1)核心故事要围绕"他"的这段心理活动展开。

(2)核心故事要有足够的力量引领整部作品前进。

(3)设置好这个核心故事后,将整部作品的故事梗概写出来,要求故事完整。

二、人称视角

故事情节设置好了,下一步要考虑的是选择什么样的人称和视角来讲故事。通常,人称有以下几种:第一人称、第二人称、第三人称和混合人称。不同的人称代表不同的叙述视角,从而产生不同的叙述效果。下面分别介绍这几种人称,并结合"核心故事"环节的写作训练的素材进行举例。我们暂且把素材中的"他"取名叫陈定,尝试使用不同的人称撰写故事的开头,从而比较不同人称的写作效果。

(一)第一人称叙述

我第一次觉得,这个城市的夜像我的内心一样黑暗。我已经在卧室里独坐了五个小时。我没有开灯,因为这样我可以更加清晰地闻到她的气味。她走了才不到一天的时间,这屋里的每一个角落,包括床上、衣柜里、喝茶的藤椅上,甚至地板上,都是她的气味。我不可遏制地想着我们刚刚认识时的情景。当时,她坐在椅子上,椅子的腿是金色的,很细,和她的细腿很配。她微微地笑着,看起来落落大方,只是眼皮偶尔眨一下的时候,才显出几分调皮来。

第一人称在语法上是指表达者一方,在文学作品中是指叙事视角之一,在言语(书面或口头)活动中,指称说话人自己为第一人称,如"我""我们"等。以"我"的身份来叙述,"我"可以是作者自己,也可以是作品中的人物。常用于叙述讲故事者的亲力亲为,增强故事的可信度和抒情性。它的优点很明显:一是容易拉近与读者距离,使读者进入"我"这个角色;二是便于抒发情感,进行详细的心理描写;三是使文章更具真实性、故事性(曲折性或波折性),更生动形象,使读者能更具体地体会作者心情;四是通过对"我"的详细描写,来唤醒读者内心的感受和思考;五是使故事情节叙述杂而不乱,情感更加动人。它的不足是不利于叙述视角的转换,同时客观性不强。在中国古典小说中,我们几乎看不到使用第一人称来讲故事的情形。

(二)第二人称叙述

你第一次觉得,这个城市的夜像你的内心一样黑暗。你已经在卧室里独坐了五个小时。你没有开灯,这样你可以更加清晰地闻到她的气味。她走了才不到一天的时间,这屋里的每一个角落,包括床上、衣柜里、喝茶的藤椅上,甚至地板上,都是她的气味。你想着你们刚刚认识时的情景。当时,她坐在椅子上,椅子的腿是金色的,很细,和她的细腿很配。她微微地笑着,看起来落落大方,只是眼皮偶尔眨一下的时候,才显出几分调皮来。

第二人称,属于一种语法中的范畴。在言语活动中,指称与说话人相对的听话人,如"你"。在叙事性文学作品中运用第二人称是比较少见的叙述方式。使用第二人称可以增加亲切感,这种方法的效果就好像是作者面对我们娓娓而谈一样,无形之中拉近了读者与原文段的距离。同时,便于对话、便于抒情,有呼告效果,可以加强感染力;用于物,有拟人化效果。

(三)第三人称叙述

陈定第一次觉得,这个城市的夜像他的内心一样黑暗。他已经在卧室里独坐了五个小时。他没有开灯,这样他可以更加清晰地闻到她的气味。她走了才不到一天的时间,这屋里的每一个角落,包括床上、衣柜里、喝茶的藤椅上,甚至地板上,都是她的气味。陈定想着他们刚刚认识时的情景。当时,她坐在椅子上,椅子的腿是金色的,很细,和她的细腿很配。她微微地笑着,看起来落落大方,只是眼皮偶尔眨一下的时候,才显出几分调皮来。

第三人称是指说话人与听话人以外第三方。在言语活动中,记叙、抒情一类文章中,叙述人不出现在作品中,而是以旁观者的身份出现,如他、她、它、他们等。在叙事性文学作品中运用第三人称是最常见的叙述方式。第三人称被称为全知全能的上帝视角,可以随意切换叙述视角,能够比较直接客观地展现丰富多彩的生活,没有受时空限制,反映现实较为灵活自如。因此,第三人称是使用得最广泛的人称,在古典文学中绝大部分作品用的都是第三人称。但不足的是,第三人称的心理描写的代入感不如第一人称。

(四)混合人称叙述

陈定第一次觉得,这个城市的夜像他的内心一样黑暗。他已经在卧室里独坐了五个小时。他没有开灯,这样他可以更加清晰地闻到她的气味。她走了才不到一天的时间,这屋里的每一个角落,包括床上、衣柜里、喝茶的藤椅上,甚至地板上,都是她的气味。后来,他终于打开了灯,找到了日记,翻到了十三年前的那一天。那一天,他们第一次见面。

×年×月×日　晴　心情愉快

我们是在一个咖啡厅里见面的。她坐在椅子上,椅子的腿是金色的,很细,和她的细腿很配。她微微地笑着,看起来落落大方,只是眼皮偶尔眨一下的时候,才显出几分调皮来。我感觉我有些喜欢她了。

混合人称是指在叙事中采用两种或两种以上的人称的叙事方式,多用于第一和第三人称。但不是出现两种人称的就是混合人称,真正的混合人称是指有两种人称的叙事视角。混合人称通常有两种形式:一种是根据内容表达的需要在不同的章节使用不同的人称；另一种是第三人称的变种，就是在第三人称中大量插入书信、日记等第一人称的叙述。

综上所述，不同的人称有不同的作用，又有各自的优缺点。选择什么样的人称来讲故事，不仅意味着我们的叙事方式有所不同，也意味着我们作品的侧重点不同。那么，如何来选择人称呢？我们要考虑这几个方面：一是写作的题材。如果是社会事件，最好是采用全知全能的第三人称。二是故事的复杂性。相对来说，复杂的、涉及面广的故事适合第三人称。三是写作的目标。如果你想进行私人化叙述，最适合的叙述方式是第一人称。四是作品的创造性。如第二人称的采用常常会增加一部作品的陌生化效果，让读者产生新奇的感受。

第五节　写出来

写出来就是把你心中酝酿许久的故事用语言表达出来。写作归根结底是语言的艺术，再好的故事和构思最终是要通过语言这个载体表述出来，语言的重要性是显而易见的。人类语言的种类非常多，不同语言的特点和功能是不一样的。我们在看一个人的文章的时候，有时候会评价"这篇文章文学性不强"。那么，什么是文学性？什么样的语言才是文学的语言？这种语言可以修炼吗？

一、如何讲自己的话

我们先来做两个训练。

第一个训练：将下面一段文字改写成自己的方言文字。

小顺儿的妈长得不难看，中等身材，圆脸，两只又大又水灵的眼睛。她走路，说话，吃饭，做事，都是快的，可是快得并不发慌。她梳头、洗脸、擦粉也全是快的，所以有时候碰巧了把粉擦得很匀，她就好看一些；有时候没有擦匀，她就不大顺眼。当她没有把粉擦好而被人家嘲笑的时候，她仍旧一点也不发急，而随人家笑自己。她是天生的好脾气。

这段文字来自老舍的《四世同堂》。老舍先生的语言是典型的京味语言，其中夹杂有京味方言，我们将其改写为自己的方言。这个训练的主要目的是体会语言是有多种可能的。面对同样的内容，我们可以用不同的方式来表现，方言也是其中的一种。改写训练可以让我们和原作进行比较，更好地体会别人的语言好在哪里。

第二个训练：将你去过的最美的地方写下来，要求写出最具体的信息，但是所用的形容词和副词加起来不能超过 3 个。写完后，每位写作者读自己所写的内容，其他写作者数一数用了多少个形容词和副词，当数到 3 个的时候，就要中止他的阅读。这个训练的目的是要让初写者摆脱"形容词、副词依赖症"。

初写者往往迷恋形容词和副词,尤其是形容词。事实上,我们通常的语言中,名词和动词才是传递信息的最基本的语词,而形容词和副词主要是起修饰作用;但形容词和副词通常不够具体。我们举个例子,写一句话,形容一朵花漂亮,这句话中最基本的信息是:

> 这是一朵花。

接下来,我们要写它漂亮,加形容词的方式就是:

> 这是一朵漂亮的花。
> 这是一朵十分美丽的花。
> 这是一朵非常艳丽的花。

但是,看了这几个句子,我们仍然没有看出这朵花是什么样的。就如同形容一个漂亮的女孩,我们可以用漂亮、美丽、迷人来形容,但实际这个女孩美在哪里我们不得而知。自古以来,描写女性美有很多种,不但因人而异,还可以因地而异、因时代而异。如"楚王好细腰,宫中多饿死",那个时候以瘦为美。但是在唐代,太瘦了可能就不美了,要丰腴一点才美。另外,北方的美女和南方的美女也不一样,"北方有佳人,绝世而独立"是北方美女的美,"南国有佳人,容华若桃李"是南方美女的美。所以,仅仅是用"漂亮""美丽""迷人"这样的形容词来写一个美女,显然是不够的。我们来看看《安娜·卡列尼娜》中关于主人公安娜·卡列尼娜的描写:

> 她那双在浓密的睫毛下面显得阴暗了的、闪耀着的灰色眼睛亲切而注意地盯着他的脸,好像她在辨认他一样,随后又立刻转向走过的人群,好像是在寻找什么人似的。在那短促的一瞥中,弗龙斯基已经注意到有一股压抑着的生气流露在她的脸上,在她那亮晶晶的眼睛和把她的朱唇弯曲了的隐隐约约的微笑之间掠过。仿佛有一种过剩的生命力洋溢在她整个的身心,违反她的意志,时而在她的眼睛的闪光里,时而在她的微笑中显现出来。她故意地竭力隐藏住她眼睛里的光辉,但它却违反她的意志在隐约可辨的微笑里闪烁着。

在这个片段中,作者并没有直接写她的外貌,但安娜给读者留下了既美丽优雅又生机勃勃的深刻印象,最为打动我们的不是安娜美丽的容颜,而是她身上闪耀的光辉。作者通过对她的眼睛、微笑以及微妙的神态等细节进行描写和渲染,非常具体、精准且传神地写出了安娜由内到外的神采,这是属于列夫·托尔斯泰的语言。如何形成自己的语言呢?如何做到具体、精准且有个性呢?我们有以下5点建议:一是多用具体的词语,少用概括性、抽象性的词语;二是少用流行语,多用个性语;三是少用形容词和副词,多用名词和动词;四是少用别人用过的词语,多用符合你特点的语言;五是少用大而空的词语,多用符合故事氛围的语言。我们再看看法国名著《包法利夫人》中的一段描写：

> 艾玛穿一件领子敞开的室内长袍，上身带披肩的翻领之间，露出了打褶的衬衫，上面有三粒金纽扣。她腰间系一条有大流苏的腰带，脚上穿一双石榴红小拖鞋，还有一束宽带子摊开在脚背上。她自己买了吸墨纸、一支笔、信纸、信封，虽然没有通信人；她掸掉架子上的灰尘，照照镜子，拿起一本书来，然后，心不在焉地让书掉在膝盖上。她想旅行，或者回修道院。她既想死，又想去巴黎。

我们看到，这段文字有几个特点正符合以上的建议：一是描写很具体，尤其是艾玛的服饰描写得非常细腻；二是作者用一连串的动作来进行人物心理活动描写；三是作者的语言非常符合人物所处的氛围，或者说他用语言烘托了他想要营造的氛围，达到了人与环境协调统一。

【写作训练】

请将下面这封信按照我们上面的要求进行修改，尽量去掉那些看起来华美却空洞的词语，让自己的语言更具体、更细致、更有个性。

致校长的一封信

亲爱的庄校长：

在教师节来临之际，请允许我代表全校学生真诚地向您说一声：校长，您辛苦了！感谢九月，照亮了天空；感谢朝霞，捧出了黎明；感谢春风，融化了冰雪；感谢大地，养育了生灵。感谢无私的您，用人类最崇高的感情来播种人格和理想、播种力量，不辞辛苦，不畏严寒。您是我们心灵的开拓者、情感意志的塑造者。今天我们以学校为荣，希望明天学校以我们为傲。我们会以优异的成绩回报校长及学校。教师节来临之际，献上我们最真诚的感谢和敬意。

您的学生：×××

二、语言怎么体现文学性

很明显，文学语言和其他语言有很大的不同。我们经常说这个语言很有"文学味儿"，其实这个味主要由以下几个特性调制而成。

（一）形象性

文学由于要追求的是艺术的真实，它通过制造各种各样的具体形象构筑一个完整真实的世界,因此必须使用形象的语言而不是抽象的语言才能实现这种追求。虽然哲学也是追求思想的真实永恒,但哲学是从具体的世界中提取抽象的词语,再通过逻辑推理来建构自己的世界。一个追求生动形象,一个追求抽象严谨,这是文学语言和哲学语言的区别。另外,文学是通过语言文字构筑自己的意象,这些语言文字进入我们大脑之后,需要先转换成某种形象,才能为我们所理解和欣赏。这就涉及文学的语言的第二个特点:想象性。

(二)想象性

艺术都需要读者通过视觉和想象才能呈现或进入其构筑的形象世界中,但我们欣赏美术、舞蹈、雕像以及电影电视等艺术形式时,第一眼看到的就是画面,这些艺术具有很强的直观性,而文学需要我们借助文字在脑海中转换成形象,这个转换机制就是想象。如《红楼梦》中的大观园,通过作者的描述,我们的大脑中立即就会呈现无比美妙、无比雅致、好似人间仙境的画面,这个画面有众多如仙子般的女孩儿在里面生活嬉戏。当然,我们每个人的想象都不会完全一样,这不仅因为每个人的想象能力不同,而且因为每个人的理解能力也不一样。

(三)生动性

文学的语言必须是生动的,会有很多修辞方式,如比喻、夸张、重复、回环、对偶等。我们来看看《红楼梦》(人民文学出版社 2004 年版)里对林黛玉的描写:"两弯似蹙非蹙罥烟眉,一双似喜非喜含情目。态生两靥之愁,娇袭一身之病。泪光点点,娇喘微微。闲静时似姣花照水,行动处似弱柳扶风。心较比干多一窍,病如西子胜三分。"这段简短的描写中,就用了比喻、对偶等多种修辞手法。这些修辞手法使文学语言更生动,更有趣味性。同时,文学的语言不是呆板的、僵硬的,文学的语言可以跳跃、可以旋转、可以曲折、可以灵动,写法多有不同,但是生动性是必要的。同样是写美女,宋玉在《登徒子好色赋》里是这样写的:"东家之子,增之一分则太长,减之一分则太短;著粉则太白,施朱则太赤;眉如翠羽,肌如白雪;腰如束素,齿如含贝;嫣然一笑,惑阳城,迷下蔡。"这里没有用"美丽""漂亮"等形容词,全是各种生动的比喻,但是一看到这段文字,我们就知道"东家之子"有多美。

(四)丰富性

文学语言是丰富多彩的,不同国家、不同民族有自己的语言特点,不同的作家也有不同的语言特点。古诗中有豪放派、婉约派、雅正派、闲逸派等,现代文学中有山药蛋派、荷花淀派、荒诞派、新写实派等,不同文学流派的语言风格也各不相同。文学语言的丰富性决定了文学语言的多样性,也对文学语言的创造性提出了要求。文学语言的丰富性还体现在其来源上。就当代中国文学语言来讲,来源就多种多样,有的来自古代文学,有的来自国外文学,有的来自民间谚语等,更多的则来自生活。当代作家可以从古代典籍中提取语言,可以从外国文化中学习借鉴,可以从民间文化中汲取养分,也可以从生活中学习语言。正因如此,语言才更加多样化。

（五）独创性

文学语言区别于其他语言的特征之一，还在于其独创性。其他语言，如计算机语言、新闻语言等，不同的人所用的语言基本上都是相似的。而文学语言不同，每一位作家的语言都是不同的。同样一件事，或者同样的景物，在不同作家的笔下，语言会完全不同，不仅是遣词造句的不同，还在于风格的不同。文学语言的独创性要求我们有语言的独立创造能力，这也是所有文学创作的重要诉求。每一位写作者都要有语言意识，在下笔写作之前就要认真思考语言问题，这也正是独创性的要求。我们在写作的时候，要尽量避开前人已有的表达方式，采用自己个性化的语言，这样作品才具有价值和吸引力。

三、如何修炼我们的语言

一是阅读和朗读。阅读和朗读可以改变一个人的语感。阅读好的作品不但能提升你对生命的认识和体验，其流畅优美的语言也能给你带来好的语感。朗读，尤其是经常朗读优美的文章，其抑扬顿挫、一唱三叹的节奏和韵味能培养和熏陶我们的美感，同时能培养我们的语感。良好的语感对写作大有裨益。

二是练习和学习。无论是在课堂学习还是日常生活中，我们都要有意识地去练习写作。只有在日复一日的反复练习中，我们对文字的操纵才会得心应手，我们对语言的感觉才会心领神会。要掌握练习的方法，学会在不同作家、不同风格的作品中比较语言的特点或优劣，甚至可以采用模仿的方式学习不同作家的写作方式，唯有自己写，你才能明白什么样的语言是自己的或是最好的。

三是寻找和比较。在反复练习和不断学习中，我们其实就是在寻找自己的语言，不是所有的语言风格都适合自己，同时也要明白自己也无法操纵任何一种语言，而且不同的文体其语言也不同，唯有不断摸索和寻找，你才能找到自己的语言、形成自己的风格。正如儿童文学作家曹文轩所说："一个作家的最终成功就在于找到最合他脾胃、最适宜表现他的具有特定文化背景之韵味的题材的那种语言。"

小　结

创意写作的训练其实就是思维能力的训练，我们的目的是唤醒自己，打破疆界，开放思考，深入本质，最后寻找到适合的语言表达出来。因此，第一步是唤醒自己，通过多记常写、观察体验、经常训练和故人忆旧等多种方式唤醒沉睡的"资料库"；第二步是发现真相，真相经常是隐藏的，需要透过表面、结合背景、换位思考、往内寻找才能发现真相或意义；第三步是写什么，也就是面对丰富的资料和多义的真相，我们选择要写的内容以及这个内容要表达的意义，这就是讲故事的关键；第四步是怎么写，怎么写是个相当复杂的环节，我们主要从核心故事、人称视角两个方面来进入这个关键环节;第五步是写出来,就是把你心中酝酿许久的故事用自己的语言表达出来,这个语言要具有文学色彩,我们可以通过阅读和朗读、练习和学习、寻找和比较修炼语言。每一个步骤我们都结合作业进行课堂训练和实践,以此培养我们的创意写作思维能力和提高写作技巧。

(陈娇娥)

【写作训练】

一、个人写作训练

训练1

一名大学女教师的母亲去世了,她在清理母亲的遗物时,找到了一本日记本。她发现,自己温柔娴雅、深深爱着的母亲居然有过婚外恋,而且还和情人私奔过。

根据这个素材,思考一下,自己会从哪个角度去讲这个故事?

训练2

对科顿来说,这一枪是他平生听到过的最大声响。它的声音太大,当时反而听不见了。直到那杆十毫米的猎枪像锤子一样朝他肩膀猛地一撞,直到装着黑色火药的硝烟消散开去,直到受惊的马旋了两圈,空马镫拍打着空空的马镫,掉头飞跑,渐渐消失,这以后很久很久,枪声才在树丛周围,在幽暗模糊的路上逐渐响了起来。

这一枪太响了。它响得吓人,简直没法相信——这杆枪已经跟了他二十年。枪声猛烈得出奇,震得他晕头转向,像是要把他压到树丛里去。等到他能够打第二枪的时候,已经来不及了,猎狗早就跑没影了。

接着,他想逃。这个他已经料到。头天夜里他就叮嘱过自己。"打完枪你就会想跑,"他对自己说,"可你不能跑。你得把事做完。你得弄干净。是不容易,可是就得这么办。你得坐在树丛里,闭上眼睛,慢慢数数,一直到你能定下神来把事干完。"

对上面这段文字,分别使用第一、第二人称进行改写。改写后感受一下,两种人称产生了什么不同的感受。

训练3

瑞丰长得干头干脑的,什么地方都仿佛没有油水。因此,他特别注意修饰,凡能以人工补救天然的,他都不惜工本,虔诚修治。他的头发永远从当中分缝,生发油与生发蜡上得到要往下流的程度。他的小干脸永远刮得极干净,像个刚刚削去皮的荸荠;脸蛋上抹着玉容油。他的小干手上的指甲,永远打磨得十分整齐,而且擦上油。他的衣服都作得顶款式,鲜明,若在天桥儿闲溜,人家总以为他是给哪个红姑娘弹弦子的。或者因为他的头小,所以脑子也不大,他所注意的永远是最实际的东西与问题,所走的路永远是最省脚步的捷径。他没有丝毫的理想。

以上是著名作家老舍在《四世同堂》中对瑞丰的形象描写,写得非常生动有趣。请你描写一个喜欢打扮的女人,但这个女人又常常打扮得很不好看,要用有趣的、生动的语言进行描写。

训练 4

静谧的清晨传来凄惨的哭声,小男孩朦朦胧胧地起床,发现妈妈正坐在地上大哭,而父亲躺在门外的地上,怀里还抱着酒瓶——他是晚上喝醉后在门口冻死的。

根据这个故事,写出自己的思考,要写出尽可能多的思考指向,并试着写出故事梗概,故事梗概中要有故事的最终走向。

训练 5

读大学的时候,一位一向成绩优异的同学突然退学了。这几年里,关于他退学的传言很多。最广泛的说法是他父亲破产自杀了。十年以后,同学们聚会时,发现他已经是一所著名大学的教授了。

对于这个故事,你有什么想法?写出来,尤其是自己的“发现”。写完后,所有人可以一起分享,相互比较一下大家的思维模式有什么不同,再认真分析一下你的思维模式和之前有什么不同。把这些反差和变化记录下来。

训练 6

某网页上刊载了这么一则新闻:一个四十岁的独身都市女白领,卖掉上海的房子,辞掉收入颇丰的工作,跑到一个山上去盖了间房子,种了几块地,养了些鸡鸭。记者采访她,问她为什么做这样的选择。她说,都市的生活节奏太快了,让她感到压抑,回归田园才是自己想要的生活。

面对上面这则新闻,我们能从其中发现什么?这位女性远离尘嚣的原因揭示了什么?反映了当今社会什么问题?这则新闻引起很多人的关注和共鸣,为什么?除此之外,我们还可以挖掘些什么东西?

训练 7

一个乡下小伙子来城里找工作,屡次碰壁。一天晚上,他又饿又冷,实在饿得受不了了,就走进一家餐饮店,点了一碗面条和一些小食,饱饱地吃了一顿,但无钱支付给店家。结果,那个店老板不但没有怪他,还主动给他一些钱。十年后,小伙在城市里取得了成功,他回到这个小店想寻找当初帮他的店老板,但小店不见了,店老板也不知去向。

针对上面这个题材,构思一个故事,并思考一下自己这么构思的理由。

训练 8

晚上 10 点左右,小叶开车的时候撞到了一个过路的老太太。老太太看起来伤得很重,小叶赶紧打 120,然后报警。警察陪同小叶去医院。经检查,老太太没有什么问题,只是擦破了一点皮,当时晕倒是惊吓所致。警察查看了小叶的行车记录仪,发现他没有违规之处,是老太太违规突然穿越马路。整个过程,老太太安安静静,也没说什么,警察把她送回了家。

故事到这个地方,好像没什么好写的了,出现了"无路可走"的情况。那么,如果要把故事进行下去,接下来应该怎么办? 讨论一下,有哪些思路或解决办法。

训练 9

三个大学同班同学到了同一家公司上班。其中一位男同学陈松是以前的学生会主席,另一位男同学许航是一个很平常的人。两个人都喜欢一起来的女同学范晓玉。但让人大跌眼镜的是,范晓玉却选择了许航并嫁给了他。几年之后,当年不起眼的许航在职场上节节高升,成了部门经理;而才华横溢但心高气傲的陈松却还是普通员工。许航在他们结婚纪念日的时候邀请部门同事来家相聚,晓玉突然在酒桌上宣布要和许航离婚。所有人都很震惊。许航苦涩地对陈松说:"她原本就是你的,因为这么多年来她心里只装着你。"

请为这个故事设计一个结局。

二、小组写作训练

训练 1

训练方式:5～7 人一个小组,阅读材料,并进行思考和探讨。

训练材料:

三位高中关系最好的同学在大学的第一个学年结束后,相约暑假聚一下。其中两位女同学,一位叫叶欣,一位叫陈红。男同学叫陆宇。三个好朋友兴高采烈地聚会,最终却不欢而散,原因是:陆宇去参加聚会时带了一个陌生的女生。

根据上面的材料:

(1)在看到材料后,每个小组成员想说点什么? 比较一下大家想说的东西有什么不同。

(2)每个成员思考材料,看看有没有什么新的发现,如果有的话,找出其中的价值。

(3)每个人都思考一下,接下来故事可能会朝哪个方向发展?

(4)思考结束后,大家开始说出自己的思考,并进行讨论,找出最有价值的那一个故事,总结原因。

(5)沿着发现的价值进行探索,探讨故事发展的可能性。

训练 2

训练方式:5～7 位写作者一组,一起写作,再进行讨论。

训练材料：

两名大学生卷入了一场传销之中。在传销团伙的严密看守下，这两名大学生陷入了困境之中。这时，他们想了一个办法，在一张十元纸币上写了"求救"，并留下地址，然后从窗户扔到外面的小路上。

根据这个素材，小组讨论一下，故事会朝哪个方向发展？每位成员都要写下来，然后小组内互相讨论，形成最合理的故事脉络，并记录下来。小组成员相互交流各自的故事脉络，陈述各自的理由。

训练 3

训练方式：5～7 位写作者一组，一起写作，再进行讨论。

训练材料：

下午三点左右，某地市中心发生了一起抢劫案。抢劫者迅速混入了熙熙攘攘的人群中。几个闻讯赶来的警察想去追，却被前面的人群堵住了，他们眼睁睁地看着抢劫犯在街角处拐了一个弯，就消失不见了。

关于上面的这件事，每人都写一个片段。

写作之前，每位写作者都要认真思考一下自己最想用的语言。写完之后，大家分享一下自己的片段，看看每个人的语言风格有什么不同，然后思考自己为什么会用这样的语言。随后，小组成员共同讨论大家的语言有什么不同，为什么会有这种不同。

训练 4

训练方式：5～7 位写作者一组，一起写作，再进行讨论。

训练材料：

大学校园里正在举办田径运动会。运动场上，一位参加长跑的同学却心不在焉，他站在跑道上，东张西望，像是在等待什么。直到发令枪响了，他还在到处张望，跑了几步，就一下子摔倒了。

根据上面的材料：

(1)所有人根据以上情节写一段文字，写清楚这位同学的状态和心理，可以展开想象。

(2)所有文字不署名，写完后大家交换，看看能不能看出是谁写的。

(3)相互修改，把那些不好的语言文字删改掉。

(4)讨论交流：如何让自己的文字更具个性？

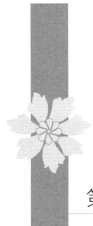

第六章 | 平行病历的撰写

在了解了创作的思维能力，并习得了一些写作技巧后，我们已经跨进了创作的门槛。但作为医学生以及未来的医务工作者，我们的目的并不是要成为一个作家，而是通过写作去理解患者的经历和感受，实现与患者共情，反思自己的临床实践。这种写作我们称之为反思性写作。反思性写作是现阶段实践叙事医学的主要工具，主要表现形式是平行病历。它是一种不同于标准医院病历的、以一般性语言（非标准性语言）和第一人称书写的关于患者的叙事。

本章将主要介绍平行病历的概念、特征，先让大家对平行病历有一个基本认识，再进一步阐述其主题与核心，明确平行病历可以撰写的内容及核心要素，最后就是关于怎么写平行病历，包括文体结构、文本元素以及写作模版，形成一个从理论到实践的教学过程。

第一节 平行病历的概念与特征

一、平行病历的概念

平行病历实质是指和医学相关的叙事作品，叙事即讲故事，就是医务人员讲述患者身心感受的故事，我们称之为医学叙事作品。写作平行病历的目的是使医者理解患者的经历和感受，达到与患者共情，并反思自己的临床实践，它是叙述患者疾苦感受和医者共情、反思活动的医学叙事作品。一般来讲，医学叙事作品可以分为 4 类：一是患者感受叙事作品，这是一种标准疾病叙事，表达患者内心感受与痛苦，描述疾病体验；二是医者反思叙事作品，是医者在照护患者过程中对自己职业角色和医患关系的理解；三是诊疗事件叙事作品，医生和患者通过深度交流，最终实现诊断和治疗；四是理论医学叙事作品，即主流医学话语所表达的对健康或疾病的社会文化方面的理解。当然，这 4 类作品并不是泾渭分明，而是可以相互转换和兼容。

之所以把医学叙事作品称之为平行病历，主要是为了与临床病历相区别，因为二者都是记录诊疗质量、医患沟通、人文关怀的医学文献。"平行"意味着记录"病"的临床病历与书写"人"的平行病历共同构成了一份完整的医学文献,二者于医学人文的本质、医学人文关怀、医学诊疗护理活动、医患共同决策、医患沟通都是共同存在、相互补充的。

平行病历作为叙事作品,有别于一般的文学叙事作品,最大的区别在于是否虚构。文学叙事作品是允许虚构和想象的,作为一种艺术创作,其时间、地点、人物、情节都是可以虚构的;但平行病历不能虚构,它是对临床诊疗护理事件的真实反映和写照,但在写作手法上可以采用文学创作的手法,如生动传神的人物形象、细致复杂的心理活动、一波三折的情节反转、意味深长的思考启示,等等。因此,平行病历既是一种对日常诊疗事件、医患相遇沟通的真实记录,更是蕴含人文关怀、富有文学色彩的个人创作。

二、临床病历与平行病历之比较

临床病历和平行病历同为"病历",但二者无论在形式还是内容方面都不尽相同,主要区别在于:

临床病历的形式是格式化的,规范和客观是关键,具体表现为表述专业化、结构程式化、风格共性化。临床病历不仅是诊疗活动的客观记录,同时是进行医疗质量管理的专业文本,有时还是医疗案件的诉讼证据。其内容是按文件规定必须记录的项目,除了一般项目如姓名、年龄、性别等,还包括主诉、现病史、既往史、家族史、体格检查及实验室检查、病程记录、入出院记录、护理记录、治疗方案等。就内容而言,临床病历重在疾病诊疗依据的探求、疾病过程的客观记载、治疗方案及护理计划的安排,其中指征和数据是关键。与平行病历相比,临床病历是严谨的技术文本,没有自由发挥、凸显个性、展示风格的写作空间。

平行病历的形式是表述文学化、结构开放式、风格个性化。在文字表述上,平行病历主要采用形象生动的文学语言,但并不是说不能出现专业术语,毕竟和医疗诊断相关,恰当地使用医疗术语可以增加平行病历的真实性和感染力。在结构体例上,平行病历没有统一的、规范的格式要求,它是基于写作者的视角、发现、思考和体悟来记录医患之间的故事,它包括诊疗护理事件、患者感受、医者反思等各种扣人心弦、深入生命的故事,每一例个体叙事都是独一无二的生命故事,每一位患者的内心体验都是不一样的心理世界,每一个医生的体悟都是和他的人生体验息息相关的,这都决定了其结构体例不可能也不可以一致。在风格个性上,作为叙事作品,写作者可以采用多种多样的文学手法进行写作,如可以根据文本需要采用灵活的叙述人称、合适的叙述视角、独特的叙述顺序以及个性化的语言,还要有冲突和转折。总而言之,不同的写作者可以使用不同的技巧从而形成不同风格的平行病历。

三、平行病历的功能与价值

在繁忙的日常工作之余,医务工作者为什么要撰写平行病历呢?这种写作是必要的吗?叙事医学创始人丽塔·卡伦是这样回答的:叙事医学表示的是一种具有叙事能力的医学实践。叙事医学并不是并列基础医学、应用医学、技术医学和人文医学的新的医学学科体系，而是一种以展现叙事能力为手段的医学实践活动。叙事能力是认识、接收、解释，并被疾病的故事感动而采取的行动。平行病历是将叙事医学能力在临床实践中引进、体验并巩固的一种方式，是叙事能力的具体呈现方式，是在记录中感受、在感受中共情、在共情中反思、在反思中提升医学人文情怀的途径。医务工作者通过双轨写作，最终实现人文与技术相互促进、医生和患者和谐共情，这是医学人文关怀的目的。具体来说，平行病历可提供5个方面的价值：

一是提升医者的人文素质。平行病历的书写过程是医务工作者对患者疾病痛苦的体验，通过感同身受从而内化为对患者的同情、共情，这是一种自觉的、主动的、内在的自我教育，能真正实现人文情怀内化于心，效果非人文理论外在灌输可比。

二是实现医患之间的共情。叙事医学关注的是患者个体，如他（她）的身体感受、个别镜像、心路历程、人性故事、生命尊严等，通过平行病历可以深入患者的这些层面，实现医患相互理解、相互体谅，这实际上就是医患之间的共情。

三是促进医者的人文反思。在平行病历中，是否促进反思是考量写作质量的关键指标。医务工作者在繁忙的日常工作中，有时候很难顾及或回头看看自己工作中的问题，只有在静下心来将这些内容细致地写出来的时候，才可能会发现自己所犯下的错误或一些做得不尽如人意的地方，然后才会引起警醒，促使自己面对问题进行反思。

四是排解医者的负面情绪。我们知道，医务工作者工作负荷重、压力大、风险高，尤其是经常面临生老病死，很容易产生职业倦怠、麻木、压抑、冷漠等负面情绪，这些负面情绪如果没有及时得到疏导和排解，不但会影响医患关系，容易产生医患纠纷，而且会影响医务工作者的心理生理健康。平行病历的书写，是一个整理思绪、梳理认知、释放情绪、舒缓压力的过程，能很好地排解、化解医务人员的负面情绪。

五是改进医疗方式和效果。平行病历一方面能提高医务工作者对于疾病的认识，更加关注和关爱疾病中的"人"，因此更能够做到诊断准确、对症下药，防范错误诊断和过度治疗，医疗服务质量和效果得到提升；另一方面有利于医患共情，患者对医生具有高度的信任感，提高了依从性，有利于自身疾病的康复。

四、平行病历书写注意事项

平行病历是对医患故事的真实记录，而且需要描述具体的情节和细节，这必然会涉及患者的隐私。很多患者及家属不愿意被他人知道这些涉及个人身份、家庭关系甚至家庭矛盾等的信息，管理床位的医护人员从法律和责任的角度都有义务为患者和家属保护这些属于私人的信息，因而在撰写平行病历时需要遵守一些规则。

（1）要对患者和家属的真实姓名、身份、病区床位、社会关系等进行巧妙虚化。平行病历记录的是真实发生的事情，因此在撰写过程中不可避免地会涉及患者甚至家属的真实姓名及身份，有时为了体现疾病的特质，还会描述得特别详细。平行病历需要挖掘患者生病的背后原因，这可能会涉及他（她）的社会关系和家庭关系，这很容易让熟悉患者的人看出他(她)是谁。因此,在撰写平行病历时,需要不同程度地省略、替代、虚化一些真实信息,避免让他人对号入座。

(2)要注意并采取相关措施避免泄露隐私的细节。在平行病历的撰写和公布过程中,有时会穿插治疗时的影像资料,如CT,而CT的边角上会有患者的病历号、姓名以及医院的信息,如果撰写者没有注意的话,就会把这些信息传播出去,因此医务工作者要非常严谨地审核平行病历中的每一个细节。如果涉及多个科室协作参与的平行病历,主笔者要做好多方面的沟通和核实,兼顾多方利益和立场,切实保护患者的隐私和其他相关真实信息。

(3)不要撰写和发布正在进行治疗或医疗结果还不确定的疾病故事。医务工作者可以用持续的方式记录医疗整个过程,作为行医过程中的自我反思的手段,但如果有公开发表或讨论,那么选择平行病历撰写的内容和对象时,最好不要选择正在治疗或医疗结果还不明确的主题,因为疾病具有复杂性和多变性的特点,当时认为非常正确正面的描述,有可能会出现相反的结果,因而有可能引发医患纠纷。一旦要公开,尤其是在媒体上发布平行病历,一定要等到病情确定和治疗结束时才可。

(4)建立多层审核制度。从医院来说,如果要在医院中提倡和推行平行病历,医院管理层应建立完善的审核制度,层层把关,确保不损害患者利益,避免引发医患纠纷。如果是医务工作者个人爱好,最好在公布平行病历前给同行或经验更加丰富的高年资医生看看,起到提醒、纠错和审核的作用。总而言之,在撰写、讨论和传播平行病历的过程中,需要多角度、多层面考虑,确认不会对患者造成伤害。

第二节　平行病历的内容与关键要素

一、平行病历的内容

(一)反映患者病痛折磨的身心感受

患者身体受难的故事,是平行病历的主旋律。在医疗照护工作中,医务人员看到最多的是患者因为疾病而带来的身心痛苦。他人的苦痛最能引起自我的恻隐之心,这其实就是启动我们共情—反思的人文关怀机制。书写患者的疾病折磨和身心痛苦,书写者犹如亲身体验,切肤之痛让书写者更能深切理解并产生同情。因此,通过观察、体认、体验、体谅,书写患者的病痛折磨、身心感受和情绪变化,是平行病历写作的基本目的和价值所在。

(二)反映生命的脆弱及可贵

生命非常宝贵,又非常脆弱,尤其是面对疾病,人有时候是无能为力的。很多重症患者有着强烈的生存欲望,他们爱自己、爱家人、爱生活,但是这一切都被疾病摧毁。医生经常目睹一个个年轻可爱的生命被疾病吞噬,他们内心会有很多感受,如果只是隐藏在心里,可能会造成两种结果,要么麻木冷漠,要么痛苦压抑;如果他们经常将这些事和感受通过平行病历的书写记录,不但可以释放不良情绪,而且可以提醒自己要保持对人的尊重、对生命的热爱。

(三)反映患者乐观豁达的品质

精神的力量是巨大的。很多患者虽然被疾病折磨,但是他们面对疾病始终保持乐观豁达、积极向上的态度,仿佛是阴霾中的阳光让人能感受到巨大的力量。医务工作者是给患者提供治疗和帮助的,但是如果能经常从患者那里吸收到正能量,其实患者也是来帮助医者的。医者将这种力量和精神记录下来,不但可以帮助自己,也可以感染和鼓励更多的患者,甚至让身体健康的人深受鼓舞。

(四)反映患者面对疾病的艰难选择

是死还是活?在生命的最后关头,是有尊严地告别还是痛苦不堪地熬着?这是很多重症患者和家属经常思考、难以抉择的问题。想活下去,肯定要花费巨资,很可能家财散尽、家破人亡,依然没法治愈最终死亡;想一死了之,又有诸多不甘心,一点点希望都会让人无法抗拒。没有任何一位病患一开始就做好了面对疾患带来的重大生命变故,甚至是死亡的心理准备。无法体认这一点,医者的共情就失去了基础。医者通过平行病历的书写,可以表达对患者及家属的抉择理解和尊重,也可以引导自己树立正确的诊疗观以及更深刻的生命意识。

(五)反映医患之间的冲突及化解

人类的任何一种交往都会产生各种各样的人际关系,也伴随着层出不穷的矛盾和冲突,尤其是医患之间这种特殊的关系。近年来,医患之间的冲突时常发生,甚至出现众多恶性伤医事件。在诊疗活动中有很多影响医患关系和医患沟通的环节和情况,既包括生物医学的内容如病情诊断、临床处置、病痛伤害等,也包括人文医学的内容如疾苦感受、医患沟通、服务态度等。医者在记录医患冲突时,一方面简要还原冲突场景,更要重点分析产生冲突的背景和原因,没有无缘无故的矛盾;另一方面要详细记录化解的过程,化解意味着矛盾双方的理解、妥协和包容,意味着问题的最终解决,这实际是书写者的总结和反思。

(六)反映医患有效沟通的重要性

医患沟通是医务工作者叙事医学能力的体现,是表达医学人文关怀最直接的方式。有效的医患沟通的前提是医生把患者当成是平等的对象,是"病的人"而不是"人的病",这是医患共情产生的基础。通过记录或者观看医患之间沟通的细节,医生养成观察、分析、反思自己面对患者的语言沟通和非语言沟通,从而总结有效沟通的技巧,克服之前的问题和不足,提高自己的沟通水平,为构建和谐医患关系打下基础。

(七)反映医者工作失误及感悟

阿图·葛文德认为,一个即使非常优秀的医生也不可避免会在工作中出现失误。医学的复杂性和疾病的不确定性决定了医学诊疗工作必将充满危险和挑战,因此医务工作者对于成绩和失误一定要有正确的认识:认知指导实践,实践改变认知,认知是进步的起点,失误是进步的先导。有失误、有不足很正常,不是绝对性的错误;如果不去纠正失误,不去提高认知才是真正的错误。平行病历的书写如果只写好的,不写不好的,反思将成为虚饰或浅尝辄止,平行病历将失去真诚和深刻。

(八)反映世间百态、人情冷暖

医疗场景发生的故事以其独特的视角折射社会万象、生活艰辛、人性冷暖。叙事者通过叙事告诉我们,患者的身体不仅是生理的,还是社会的、精神的,在出现病理性问题的同时,夹杂着社会的、心理的问题。我们和患者之间的共情障碍,往往源于我们将"病"与"人"相剥离,将生理的身体、病理的身体、社会的身体和心理的身体相割裂。平行病历仅仅书写患者生理性身体和病理性反应是不够的,仅仅书写患者的情绪焦灼、心理压力也是不够的,要将患者的身体放在生理、心理、社会、人性的综合中去写,才能产生充分理解,才能实现深层次的共情与反思。

以上只是平行病历大致要包含或反映的内容。社会包罗万象,人性深幽莫测,人际关系错综复杂,平行病历作为一种特殊的写作方式,其笔触可以直抵真实的人性、真理的渊薮和永恒的哲思,关键看写作者共情的广度和反思的深度。

二、平行病历的关键要素:共情与反思

(一)共　情

美国心理学家丹尼尔·巴特森从共情产生的过程将共情定义为8种:知晓另一个人的内心状态、以相应姿态回应另一人的姿态、感知他人的感受、把自己投射到他人的境遇中、想象另一个人是如何思考和感觉的、想象处在他人的视角该如何看问题、看到他人的痛苦感到沮丧、同情正在经受痛苦的人。医患共情是指医者体验患者内心世界的能力。具有共情能力的医者,虽然无法亲历患者的遭遇,但把自己投射到患者境遇中去感同身受,扶助患者走出困顿的心境。因此,面对患者的感受和情绪时,他的态度是体察、体认、体谅,而不是专业教育、行为矫正和价值批评。

共情如何通过书写产生呢?首先是要细心观察,这是进入患者内心的窗口。医者在观察的时候要有目的、有计划、边观察、边感受、边分析,而不只是单纯地看,视觉接受完信息后还要有积极的思维活动,这才能形成知觉。只有不放过患者的任何言行举止、神情神态和情绪变化,医者才能深切体味患者的身心痛苦和压力困顿。因此,医者的观察是走进患者内心、产生共情的基础。其次是要耐心倾听,这是体认患者感受的必由之路。耐心倾

听是准确诊断患者的需要,更是尊重理解患者的需要。倾听是要放下身段,要专注,不能随意打断患者,要有回应,这样的倾听本身就是对患者一种默默支持,是一种悲悯,一种关怀,一种品德。再次是要用心接纳,这是产生共情的内心反应机制。医者要接纳从患者身上看到的、听到的信息,无论是有用还是无用,无论是积极还是消极,医者都要发自内心地去消化、理解、体味和思考,只有这样才能产生心灵交流与激荡,与患者产生共情。最后是反思写作,这是共情传达的外化介面。平行病历的形成,发轫于观察、倾听,感之于触动、反思,最后成之于书写外化。作为传达表现共情的介面,这个介面可以呈现患者的内心感受、身体病痛、境遇困苦、艰难抉择,也可以呈现患者家属的关爱不舍、经济压力、心理纠结,还可以呈现医者对人性、亲情、生命、社会制度等的多维思考。

【课堂训练】

第三遍洗胃开始,其间挣扎从未中断。

我隐隐感觉到自己的左手开始抽筋,刚想放松一下时,见她转了转脑袋,似乎很难受,我心头一惊,连忙重新按住她的手臂。

"难受啊! 我不要这个管子,你们别救我好不好,让我去死啊!"吼声过后,患者很快又安静下来,身体却仍在挣扎。

我仔细一看,惊出一身冷汗,她在咬自己的舌头! 显然她的弟弟也发现了,试图用自己的手指撬开她的牙关,颤抖着说:"你咬我好不好,求你咬我! 让医生救你好不好,求求你!"

我不禁鼻子一酸,眼泪几乎夺眶而出,抬头发现她的弟弟早已泪流满面。

写作提示:"她"是一个重度抑郁患者,年轻但绝望,喝药自杀被送进医院,弟弟一直在旁边看护。请你针对上面的场景,从共情的角度写一段话,表达你对生命可贵、骨肉情深的感受。

(二)反　思

1. 反思的概念和形式

反思是主体内在的精神活动,是审视和评估亲历、亲为、亲思,提炼新的认识和价值观的意识活动过程。医学反思是医学内在的、自觉的、共情基础之上的,发自肺腑的自我督查、自我检讨、自我纠偏、自我升华的思维活动。平行病历中的反思,扬弃哲学反思的抽象和生冷,体现充满生命温度的、感性和理性统一的深刻,其核心价值在于对既往经验的审视、思考、总结,对现时工作的检视、检讨、追问,对未来走向的设计、谋划、改进。

平行病历反思的表现形式有两种:一种是批评式反思,又称之为直接反思,是从理论和原则出发,对某种言行形成的自我检视、自我批评。这种形式的反思理论性强,问题揭示直接而尖锐。另一种是感悟式反思,又称之为间接反思,是对工作中经历的事件有所感悟而产生的自我点评、自我勉励。这种形式的反思表达平缓,悟性色彩明显。平行病历中的反思以感悟式反思为常见。

反思是平行病历的核心价值所在,因此也是重点。反思需要具有一定的理论修养,还要具有超越自我的高度,批判自我的气魄,因此也是难点。可以从掌握反思表达的进路入手突破这一难点。

2. 反思的路径

反思的第一阶段:反思职业态度。职业态度是医学人文关怀的表征,是共情的生动体现,是影响医患关系的重要元素。医学职业态度是通过耐心、专注、语言、神态、情绪、倾听、告知、解释、微笑、共情等具体形态表现出来的。以耐心为例,耐心是影响患者感受的基本元素,也是共情的逻辑基础。无法耐心,遑论共情?面对疾苦,习惯性地失去耐心,需要反思的不仅仅是工作压力大、时间紧张等原因,而是职业基本素质的问题。再以解释为例,医者的解释负载着医学科学、患者知情权、患者心理需求、医学人文关怀、医学职业态度等多重价值,是医学人文关怀的核心内容。"不解释"在患者的认知中,是有疑虑、没把握、嫌麻烦、不负责的同义词。不解释是引发医患纠纷的诱因之一。如果患者表现出不安心、不放心、有烦心、没信心,在平行病历中就需要对"解释"行为予以反思,是否或能否在这些重要的时间节点多解释一句:入院时、查房前、查房后、操作前、操作后、检查前、检查后、出院前。

反思的第二阶段:反思诊疗护理行为。通过诊疗护理行为解除或缓解患者的身体疾苦,让患者恢复健康是人文中的人文,是最高层次的又是最可触及的医学人文关怀。缺乏反思,医学活动失去的是生命深度,平行病历失去的是终极价值。诊疗护理行为中可反思的内容十分丰富,如是否重视患者在就医过程中的主观感受、是否用更低的成本让患者得到更好的医疗效果、是否主动规避过度治疗、是否个体化选择治疗策略等。反思诊疗护理工作的得失正误、事项敏感、触及利益,是难点中的难点,折射着叙事者的医学水平、道德良知和人格品质。

反思的第三阶段:反思共情状态。医者的共情状态是建构和谐医患关系的根基。医学行为是一种人道主义活动。缺乏共情,医学活动失去的是人文温度,平行病历失去的是叙事力量。在平行病历中,要反思是否安抚患者的情绪,是否帮助患者解决困难,是否理解、体认患者的病痛,是否将自己投射于患者的境遇中,是否体认、体验、体谅患者的感受。

反思的第四阶段:反思价值取向。反思需要勇气,还需要深度。归根结底,价值取向影响甚至决定着医学行为。对价值取向的反思是最为根本、最为彻底的反思。价值取向反思涉及的问题有:诊疗护理工作的根本目的是什么,技术手段的价值指向是什么,采用的医疗手段会给患者和社会带来什么,医院、医生的利益和患者的利益发生冲突的时候如何选择,哪些辅助用药和重复检查是可以去除的。

【课堂训练】

我国滥用心脏支架的问题已相当严重,不少患者一次性就被放入 3 个以上,有的甚至被放入十几个架。实际情况是,很少人需要置入 3 个以上的支架。心脏支架之所以被滥用,和医生的积极举荐有直接关系。很多医生会对患者说:一个只需要小创伤就可以疏通血管,一个需要动大手术。在患者缺乏相应医疗常识的情况下,患者往往更倾向于介入治疗。

写作提示:以上是我国著名医学家胡大一对心脏支架滥用的现象的描述。请你从反思的角度写一段话,指出心脏支架滥用的原因以及对患者造成的危害。

三、平行病历的主要特征

(一)故事的真实性

平行病历记录的是发生在医患之间真实的而非虚构的故事,因此真实性是撰写平行病历的基本原则。为了保护患者的隐私,写作者会适当隐蔽、虚化患者和家属真实姓名、身份以及病区床位、社会关系等,但是发生在医患之间的故事必须是真实的。无论是常规病历还是平行病历,它们的实质都是真实记录患者的疾病特征,只不过前者是用医学专用语、按照严格规范来记录,后者是用文学的语言来记录患者的疾病故事。

(二)情感的真挚性

共情是平行病历的关键要素之一。撰写平行病历的一个根本原因就是通过真实记录患者、医患之间的故事,尤其是直面生老病死、疾病折磨、人间真情时,医者自然而然流露出的恻隐之心,或从内心深处迸发的情感共鸣,或对患者痛苦和困境的感同身受,无论哪种情感,只要是发自内心的真诚流露,平行病历把这些真挚的情感如实记录下来,这种重温不仅能温暖自己,还能感动他人。

(三)反思的针对性

反思是平行病历的灵魂。真正的医者不但要关注患者的疾病,也要关心患者的心理,仁心仁术是从古至今人们对医学始终不变的期盼。但是医者面对的是人体这个最精微复杂的有机体,疾病的多样性和不确定性给医者诊疗增加了更多的障碍和困难。如何在这条荆棘丛生的医学路上既能行稳致远,又能不断精进呢?唯有反思,反思工作细节、诊疗失误、工作态度,这些都有助于保持医者的警醒,提高医者的责任感、技术水平和人文关怀能力。

(四)结构的完整性

平行病历是用文学的方式记录医患之间的故事,作为一种叙事方式,它记录的故事不但要真实,也要完整,要能让读者对一件事情有完整的了解,也就是说要有一般故事的开头、发展、高潮和结尾。因此,在结构上,平行病历和我们平时说的记叙文非常相似,这一点我们将在下一节"平行病历的结构和写法"中详细阐述。

第三节　平行病历的结构与写法

　　平行病历在结构上和一篇平常的记叙文几乎一样,包含标题和正文。标题是首先进入读者眼帘的信息,好的标题不仅引人注目,还具有提纲挈领、画龙点睛的作用。我们并不赞同那些纯粹为了吸引眼球的"标题党",但一个生动隽永的标题会为平行病历增色不少。好的标题首先要做到题目和内容对应,要贴切主题,要简洁不拖沓,要生动更要准确。

　　作为一种叙事,平行病历的主要内容是讲述医患之间的故事,因此它的正文所包含的元素与记叙文的元素基本一致。下面我们通过一则案例来分享平行病历的写作要素和技巧。

【案例分享】

那一天

　　博士毕业后,我顺利走上了医生岗位,欢欣雀跃。现在,我的业务水平已经达到可以处理一般的急危重症的水平,然而,当年的兴奋却已在无形中消失殆尽。我很幸运,工作不到半年,就收到过患者家属的表扬信。可是半年后的那个夜晚,让我在生死之间领悟了更多……

　　那晚我值班,刚刚在病房巡视完。尤其留意了一下 12 床患者的情况,病房里病情最重的就是这位了,她是个发病半年的骨肉瘤患者,已经昏迷了三天。记得半个月前她刚住进我们肿瘤科时,是我的同事秦接诊的。秦是个认真负责的医生,做事总是有条不紊。秦说,这个姑娘很可怜,年纪轻轻,就已经是骨肉瘤晚期,而且还是高度恶性的髓质型,无法手术,以前的化疗对她也无效。来我们科时,她全身疼痛难忍,还高烧不退。这个姑娘因为病痛的折磨,已经骨瘦如柴,眼睛却比以前更大。三天前,她开始昏迷,已经不再需要用止痛药了。今天上午,心电监护显示她的血压下降,秦忙活了一上午,生脉注射液、多巴胺都用上了,总算将她的血压控制在正常范围,下午患者的病情还算平稳。快下班时,秦对我说,她已经将 12 床的病情向守在病床旁的患者父母反复交代了。他们也已经签字表示,在她死亡之前,希望我们采用无创抢救,让瘦小的她尽量少受些痛苦,哪怕她可能已经感受不到疼痛了。在查房时,我特意在 12 床的病床前停留了一下,她像个熟睡的婴儿。我摸摸她,没有发烧,心电监护显示还是血压偏低。我和她的父母说了会儿话,再次交代了病情,也劝慰了他们。

　　半夜,护士突然急迫地敲打值班室的门,惊慌地在门外喊着:"陈大夫,你快起来,12床……"糟糕,12 床的患者快不行了!我匆忙穿上白大褂,拿起听诊器,直奔病房。来到病床前,我听见她喉中的痰鸣音,看见她口腔中涌出的暗红色泡沫痰液。心电监护显示血氧76%(动脉血氧正常值为98%),我立刻把她的头搬向一侧,同时叫护士推来抢救车,准备吸痰。此时,她的父亲突然冲上来推开我,不准我碰他女儿,嘴里嚷嚷着:"你凭什么动她,她都这样了!"我急忙解释,她这样很容易因为误吸痰液导致窒息,我在帮她把痰液引出来。可她的父亲根本听不进去,坚持不准我搬动患者,并要求护士吸痰,护士只好照办。她的父亲一直站在我身旁,不仅不愿意在门外等候,反而开始辱骂我。我没有时间去听这些脏话,一直关注着心电监护。刚刚吸痰3秒,她的血氧就掉到了40%,血压也急剧下降。我赶紧让护士停止吸痰,注射尼可刹米、洛贝林、多巴胺等药物。但是多次用药后,患者的血压、血氧仍然呈进行性下降。

她的父亲更加激动了,大喊着:"这些数字都在下降,你赶紧给我救她!""你××的,今天她要是死了,我也弄死你!""你不准离开,必须在这儿救她!"突然,他一把抓住了我白大褂的衣领,大喊着:"我要抽死你,你弄死了我的女儿!"我开始感到害怕,我也很瘦小。此刻,我没有办法推开他,一旁的护士也只是个"90后"小女孩,早已经吓得胆战心惊。12床患者的母亲和护工上来拉住了这个激动的父亲,劝说他别打医生。我故作镇静地说:"她还没有死亡,请让我继续抢救吧,现在就我一个值班医生,等我救完她,你再找我吧。"

也许是这句话提醒了他,他松开了手,但是一直站在我身后辱骂。

我很清楚,这个患者已经走到了生命的终点,反复的抢救用药也不能改变这一结局,她已经快到天堂了,而我,难道是她的陪葬品?时间一分一秒地过去,40多分钟后,她的生命体征消失。

我不能躲避,也没有办法求救。看着护士,我只能宣布:"1点17分,12床死亡!"我闭上眼,既为患者感到悲哀,也为自己默哀。她的父亲真的疯狂了,一把抓住我,挥动胳膊,还好被护士和护工及时抱住。她的母亲哭喊着:"不怪医生,你别这样了!"我赶紧从病房逃出,锁上办公室的门,拨出一串电话号码,汇报了刚刚发生的一切。

我曾经送走了很多肿瘤患者,有握着我的手去世的,有唾沫滴在我的手背去世的,有经历了一个多小时轮流胸外按压抢救无效去世的……而这一次,真的是惊心动魄!我已经一只脚踏进鬼门关了!我不知道下一秒之后,我是否还活着,能否孝顺父母。我非常害怕,也很茫然。

我坐在办公室依照常规写着病程。快到凌晨3点了,我仍然没有一丝睡意。门外传来敲门声,我只能硬撑着问:"谁?""陈医生,我是××的母亲。"我打开了门,这个母亲满脸憔悴,脸上的泪痕还没有擦干净。她挂着拐杖,哽咽着断断续续地说:"我女儿去世了,我们很心痛……她太年轻了!虽然都知道,但还是很难……她爸今晚喝酒了,所以刚才那样对你。你受委屈了,我替他向你道歉……"

多么可怜的父母,女儿刚刚培养出来,却患上了绝症。这对父母已经衰老,母亲还挂着拐杖,他们剩下的人生,也许不会再享有天伦之乐,也许只有无尽的痛苦。对逝者的思念,会不会击垮他们?他们需要多长时间才能停止流泪?我无法责怪这个可怜的父亲,他当时是那么害怕失去女儿!

我想,医生不仅仅是救死扶伤的职业,也是行善积德的大业。我祈祷我们的医学可以更加昌明,可以治愈恶魔般的肿瘤!

案例《那一天》通过第一人称"我"讲述了自己从医过程中某个晚上经历的一个惊心动魄的故事,以及"我"在被患者父亲误解后的心情和得知真相后对患者父亲的理解。试分析这个故事包含了哪些写作的必要元素。

一、平行病历的元素

(一)时间、地点、人物、环境

时间、地点、人物、环境是平行病历的基本元素。要明确的是,平行病历的主要着力点是情节,是情节推进中所包含的共情和反思。因此,平行病历中的"四元素"不是都要占用很多笔墨。"时间"和"地点"可简要交代,清楚明白即可。一般来说,小说和剧本中的故事是为刻画人物服务的,平行病历中人物刻画是为故事服务的,因此可用一句话交代患者的姓名、性别、年龄和职业,用笔不宜过分铺张。在《那一天》中,时间、地点、人物就是这么安排的:

故事起始时间:那晚我值班。

故事进展时段:半夜、1点17分、快到凌晨3点了。

地点:病房、办公室。

人物:12床患者、患者的父亲和母亲。

环境是故事发展的背景,用笔力度要满足故事发展的需要。环境在平行病历中可以分为"病情环境"和"心情环境"两种。"病情环境"是故事演进的专业背景,文字不在多,要突出关键词。患者的病情是其一系列身心反应的根源;医者对患者病情的认知水平,影响诊疗质量与沟通水平。"病情环境"的文字可以有专业术语,但不宜是实验室数据的罗列。"病情环境"包含故事可能出现的多种走向,处理好相关的伏笔十分重要。在《那一天》中,患者的"病情环境"是非常严重、不容乐观的:

> 这个姑娘很可怜,年纪轻轻,就已经是骨肉瘤晚期,而且还是高度恶性的髓质型,无法手术,以前的化疗对她也无效。来我们科时,她全身疼痛难忍,还高烧不退。这个姑娘因为病痛的折磨,已经骨瘦如柴,眼睛却比以前更大。三天前,她开始昏迷,已经不再需要用止痛药了。今天上午,心电监护显示她的血压下降……

"心情环境"是决定故事情节走向的内在因素。这一部分要选择典型元素揭示人物的内心世界,注意伏笔的安排。在《那一天》中,作者并没有直接写病危下患者的心情,而是通过其父亲的情绪来渲染一种绝望悲哀的情感:

> 此时,她的父亲突然冲上来推开我,不准我碰他女儿,嘴里嚷嚷着:"你凭什么动

她，她都这样了！"我急忙解释，她这样很容易因为误吸痰液导致窒息，我在帮她把痰液引出来。可她的父亲根本听不进去，坚持不准我搬动患者，并要求护士吸痰，护士只好照办。她的父亲一直站在我身旁，不仅不愿意在门外等候，反而开始辱骂我。

（二）冲突、转折、情节、细节

冲突是平行病历高潮的形成起点，是故事最精彩的部分。医患之间的冲突，从现象而言，有的是对诊疗方案的认知分歧，有的是对职业态度的意见反应，有的是对医疗服务的不满情绪，有的是对医院医生的能力怀疑，有的是患者痛苦感受与医者的共情障碍。医学场景中的冲突，往往是多层次的，呈现一波未平一波又起的势态。书写冲突是平行病历的关键节点。正面、客观、深入地揭示冲突，是平行病历的重要叙事内容。在《那一天》中，面对正在实施抢救的医生，患者的父亲在明明知道自己女儿无法挽救的情况下情绪崩溃，非常激动，一直在用粗暴的言语威胁医生：

> 她的父亲更加激动了，大喊着："这些数字都在下降，你赶紧给我救她！""你××的，今天她要是死了，我也弄死你！""你不准离开，必须在这儿救她！"突然，他一把抓住了我白大褂的衣领，大喊着："我要抽死你，你弄死了我的女儿！"我开始感到害怕，我也很瘦小。此刻，我没有办法推开他，一旁的护士也只是个"90后"小女孩，早已经吓得胆战心惊。

转折是平行病历高潮的顶峰，是积极、妥善、有针对性地处理冲突的过程。创造性的转折情节，是行为者人文关怀、共情传递、心灵沟通的展示，是平行病历体现生动与深刻的亮点。在《那一天》中，正当"我"对患者的过世和其父亲的暴怒感到害怕、茫然、愤怒之际，此时转折出现了：

> 我坐在办公室依照常规写着病程。快到凌晨3点了，我仍然没有一丝睡意。门外传来敲门声，我只能硬撑着问："谁？""陈医生，我是××的母亲。"我打开了门，这个母亲满脸憔悴，脸上的泪痕还没有擦干净。她拄着拐杖，哽咽着断断续续地说："我女儿去世了，我们很心痛……她太年轻了！虽然都知道，但还是很难……她爸今晚喝酒了，所以刚才那样对你。你受委屈了，我替他向你道歉……"

要真实而又有温度地写好疾病故事，展现患者风起云涌的内心世界，强化冲突——转折的感染效果，情节处理十分重要。平行病历的情节是指作品中表现共情和反思主题的、人物情感发展变化的、一系列的诊疗、护理、沟通事件。平行病历的情节和细节与文学创作的情节是有区别的，前者是叙事者对事件和人物客观、真实的叙述，后者是创作者对生活艺术的、虚构的设计。

在《那一天》中，叙事者根据发生在自己身上的故事，安排了一个符合逻辑、非常完整的情节:值班查房—关注患者—半夜病危—实施抢救—父亲威胁—害怕担忧—抢救无效—家属崩溃—恐惧茫然—母亲解释—理解同情—祈求祝愿。在这条情节链中,人物的内在心理世界随着外在情节的变化而变化,理解后产生共情,共情中有反思。

　　平行病历的细节是指作品中叙述事件发展的最小的组成单位。细节构成情节,情节组成故事,没有情节的精彩,就没有叙事的生动;没有细节的精致,就没有叙事的深刻。细节叙事从表面上看是写细节,其实是点化故事的玄机所在。有了这些细节叙事,平行病历才是活的、有生命的。在《那一天》中,作者描写最生动的细节就是"我"的心理世界,重点突出了"我"在这个惊心动魄的晚上心理活动的变化,一方面展现了一个医生在碰到紧急危险的情况下依然保持了一个医务工作者的专业素养和职业道德,另一方面也反映了医生也是普通人,面对威胁会害怕恐惧。具体描写如下:

　　　　我没有时间去听这些脏话,一直关注着心电监护。

　　　　我开始感到害怕,我也很瘦小。此刻,我没有办法推开他,一旁的护士也只是个"90后"小女孩,早已经吓得胆战心惊。

　　　　我不能躲避,也没有办法求救。看着护士,我只能宣布:"1点17分,12床死亡!"我闭上眼,既为患者感到悲哀,也为自己默哀。

　　　　而这一次,真的是惊心动魄!我已经一只脚踏进鬼门关了!我不知道下一秒之后,我是否还活着,能否孝顺父母。我非常害怕,也很茫然。

(三)抒情、说理、共情、反思

　　平行病历是体现医学温度和医学人文关怀的文字,是疾病故事,也是人性故事和生命故事的载体。平行病历的特征是充盈着共情而不是检查数据,是满载着反思而不是医学术语。平行病历可以抒情,但在抒情和共情之间,抒情是手段,共情是目的;平行病历可以说理,但在说理和反思之间,说理是形式,反思是内核。平行病历的抒情书写与文艺作品不同,要力求自然平实而不是刻意和张扬;平行病历的说理文字与政论文章不同,要依据患者感受讲共情之理而不是依据理论讲学术之理;平行病历的共情叙事要水到渠成,避免为共情而共情的生硬造作;平行病历的反思笔触要紧扣情境,由感而生,避免为反思而反思的牵强附会。在《那一天》中,当"我"明白患者父亲暴怒崩溃的背后原因后,"我"立即深刻地理解并深深地同情这对可怜的父母了,作者用非常感慨抒情的口吻写下了他当时的感受:

　　　　多么可怜的父母,女儿刚刚培养出来,却患上了绝症。这对父母已经衰老,母亲还拄着拐杖,他们剩下的人生,也许不会再享有天伦之乐,也许只有无尽的痛苦。对逝者的思念,会不会击垮他们?他们需要多长时间才能停止流泪?我无法责怪这个可怜的父亲,他当时是那么害怕失去女儿!

　　　　我想,医生不仅仅是救死扶伤的职业,也是行善积德的大业。我祈祷我们的医学可以更加昌明,可以治愈恶魔般的肿瘤!

好的平行病历要写得生动、感性,同时还要散发温情、温度,更要凸显共情和反思。这样的平行病历不但能让作者得到升华和净化,还能感染、感动读者。

二、平行病历参考模板

撰写平行病历本无固定格式,因为作为一种开放式写作,格式会限制写作者的写作角度和思考深度;但作为初学者,一定的格式会引导我们更快地熟悉并掌握平行病历的写作方式。经过反复实践和比较,我们认为这个模板中可以包含"背景资料""疾病故事""患者需求""理解回应""自我反思"5个部分。这5部分的撰写能帮助医务工作者从关注患者病历上的指标数据与疾病主诉外,促进其倾听患者关于疾病与疾痛的故事,观察思考患者内心深处的需求,更好地理解患者的行为与情绪,有效地回应患者,通过对行动的反思不断提高叙事医学能力及水平。模板的提供使医务工作者在写作时能有逻辑性和规律性,训练其思考的全面性。当然,这个模板仅是作为初学者的入门准备,一旦我们熟悉了平行病历的写作,可以也应该有更多、更灵活、更宽泛的写作方式。

以下是我们按照这个模板撰写的一份护士的平行病历案例:

背景资料

陈婷,女,37岁,已育有两个孩子。2018年查出胃癌,在当地医院行胃癌姑息性切除术,发现腹腔广泛转移并伴有乳糜样腹水,遂来北京求医。最终因疾病及家庭原因,放弃治疗,于3年前去世。

疾病故事

想起她,我还是会极度的悲伤,虽然她已经离开了我们,离开了她的痛苦,却也离开了她的幸福。我是一名护士,也是她的朋友。我记得,是她丈夫给我打的电话,说妻子现在胃癌晚期腹腔广泛转移,做了胃癌姑息性切除术后伴乳糜样腹水,想到北京求医。电话那头的声音听起来疲惫不堪,而放下电话的我为她的不幸遭遇深深地惋惜。我记得头发有些发白的丈夫一身运动服从救护车上跳下来跟我打招呼后又忙不迭地蹦回去搀扶她下来时,她望着丈夫轻轻笑开,摆了摆手示意不用的眼神,那时她术后第三天身上连接了两根引流管坐了14小时的救护车。我记得她的家人小心翼翼地避开她谈论病情,她总是拿着用具慢悠悠地从他们身边走过,轻声说"我饿了"或者"我渴了"时的停留。我记得她的丈夫不是那么喜欢我,而她却总爱与我聊天,聊她教会大宝照顾小宝,聊她与丈夫一同奋斗,聊她是不是永远无法回到过去时的无奈和悲伤。我记得她告诉我,她的丈夫爱她敬她并且拒绝接受她会离开的残酷,所以她请求我帮她和她的丈夫回到他们原来的家。她拉着我的手,说:"我不会放弃治疗,因为我有想要活下去的坚持,但我应该生活在我家人的身边,生活在我自己的家乡,请相信我。"而我同她说:"我相信他会陪你走过这一段,我懂你、支持你,因我和你一样是女儿、妻子和母亲,而他虽懂你却不舍不甘,只因你是他心中那份永远的坚持。笑着活着,共同承担,生活即使痛,却也是美好。"其实我记得我没有问过她有没有哭过、如何接受了疾病,更多的时候我只是静静地听她滔滔不绝讲她的故事,给她找一些她感兴趣的疾病书籍或者资料,陪她去医院外面散散步,感受一下凉风习习。我残忍地没有阻止她做出的选择并且推动了这个选择。只是她的丈夫或许更加讨厌我了,或许我就是那个提前结束她生命的刽子手。我禁不住想也许她能等到上帝眷顾的那一刻呢,只是怕我连道歉的机会都没有了。

患者需求

在疾病的最后阶段她迫切希望尽可能地回归原本生活,并期待着家人对她决定的支持。对丈夫的不忍、对孩子的不舍、对家人的渴望使她痛苦挣扎,而这份挣扎所带来的身心痛苦远远超过疾病对她造成的伤害。

理解回应

当我初次看见她便知晓她的坚毅,"她轻轻摆手示意不用的眼神"告诉我她是一个即使痛苦也不愿把痛苦转至家人的妻子和母亲。她宁愿选择忽视她是她丈夫心中的一片珍惜,也要依着自己的坚毅帮助丈夫走出终究失去她的阴霾。家人执意让她留在北京追求一切生的希望,而她本人却更想回到家中抓紧一切时间陪伴家人和孩子。这些矛盾和冲突让她纠结和痛苦,她多次向我求助,希望我能帮助劝服她丈夫,让她回家。一开始,我总是选择倾听不多言,会带她出去走走,给她买些她想看的书,给她找些她想要的疾病资料……但最终我同意了她的请求,我成了宣布并帮助她离开北京放弃西医治疗的第一人,或许我才是那个掐断她生命的刽子手吧。但当看到她回到原来的家,即使在接受常人无法忍受的中医治疗,也不必再用坚毅将自己包裹,放下了一切,我想,或者说是希望我的选择也许真有一半是正确的吧。

自我反思

后来去她家看她,我方知她在家接受卡指放血、腹部穿针、后背刮痧。她离开我们之后的一年,我收到了她丈夫的短信,他说:"谢谢你让我们在她生命的最后阶段拥有陪伴在她身边的权利,她很痛却走得幸福。"我感谢陈婷和她丈夫给我真实的温暖,让我在疾病的野蛮、虚无和残酷中,找寻到生命延续的真谛,不再怀疑医学和护理在生命终将逝去下的徒劳,而治心、尊重也是治疗的一种善好。但即便如此,在我想起陈婷之时,还是极度悲伤,我想原因是我自己无法面对在生的希望幻灭时,那份依然存在不被磨灭的坚毅,亦是我害怕甚至无法想象家人在面对我多年后必然到来的死亡时的恐惧和无措。所以我无法跟陈婷的丈夫很好地沟通,我愿意坦诚我的懦弱,因我无法像她一样美好和强大,将生命的周而复始看得透彻。我想如果我要真正站在患者身边、站在患者家人身边陪伴他们,这段路还很长很长。

在这位护士的平行病历中,我们看到了疾病的残酷、人生的坎坷与不完美、家人于患者的意义、生命的意义与质量等一系列现实问题。在这个故事中,护士看到了一位为人妻为人母的女性为了家人在抵抗疾病时的种种勇敢,产生了对患者的敬佩之心,也在书写这份平行病历时不断反思,反思自己的决策正确与否,在思考当死亡来临时她会怎样选择。平行病历的书写也是她内心情感的一种抒发,写完之后她逐渐理清了盘踞在内心复杂的情绪,也放下了这份纠结。

小 结

创意写作的教学为平行病历的撰写打下了基础。平行病历是医学叙事作品,是医务人员讲述患者身心感受的故事。无论是在内容表达、写作方式还是语言风格上,它与临床病历均不同。撰写平行病历可以提升医者的人文素质,促进人文反思,实现医患共情,排解医者负面情绪,还可以改进医疗方式和效果。平行病历可以反映患者病痛折磨、生命脆弱可贵、患者乐观品质和艰难无奈、医患关系,以及医生的无奈失误反思、世态炎凉人生百态等内容,而共情与反思是撰写平行病历的关键要素,也是写作目的。平行病历在结构上包含一般文学作品的要素和写作要求,我们结合优秀作品分析和示范写作的每一个环节,并为初学者设计了平行案例的撰写模板,同时在附录中精选一些优秀的平行病历作品给初学者参考和模仿,为他们在今后的临床实践中撰写平行病历打下坚实基础。

(陈娇娥)

【写作训练】

写作要求:根据以下片段提供的故事或场景,请写下你的感受,要体现共情或反思。

片段1:我们根本没看出来她是后老伴,原来他们结婚才两年他就查出肺癌了。可能你见得少,得了这个病(肿瘤)以后,患者脾气变得非常古怪。这个患者刚来的时候是非常慈祥的,可是在治病的过程中他也会遇到一些事情,脾气变得很暴躁,有时候就像个小孩似的,说不吃饭就不吃饭了。他的老伴早晨刚买的早餐,他就不吃了,但她特别耐心,特别能理解他。我们有时候觉得她有些太迁就他了,有时候他闹得太过分了,我们也说:"虽然他是患者,但你该说他就说他啊!"但她总是说:"没事,他是患者,他还能跟我闹几回啊。"听得我心里酸酸的。

片段2:尽管父母亲在10分钟内把孩子送到了医院,但到达时孩子已经没有了呼吸,没有了心跳。抢救室外,家属抱头痛哭。我在急救室与门外家属之间穿梭,一边在急救室做记录,一边安慰家属。15分钟后,一位急诊老师走出抢救室,对孩子的家属说:"我们还在尽力抢救,但是希望不大,希望你们做好心理准备。"这句话仿佛晴天霹雳,孩子的母亲听后当场晕倒,被送入了抢救室。

片段 3：下午 3 点,7 床患者的老伴来了。他熟练地打开了一个小录音机,响起预先录好的孙女的呼唤。稚嫩的声音如同在病房灰色地面上落下的"粉色的雨",语调轻快,显然年幼的她以为自己的奶奶只是在做一场大梦,梦里太美,要好久才醒。老伴一遍又一遍地呼唤自己妻子的名字。3 个月了,他每天都来,每天都深情地看着妻子,握着她的手,一遍又一遍地在妻子耳边柔声地呼唤。但是他的妻子依然没有醒来。他还在那儿执着地呼唤着,希望有一天妻子可以做出回应。

片段 4：我公事公办地来到老两口的病房,很轻松地对老王说："老王,恭喜您了,您已经完全康复,明天就可以回家看您的女儿喽。""我不出院！我坚决不出院！"老王的反应完全出乎意料,近乎歇斯底里,我怔住了。我知道她是为了丈夫而拒绝出院,于是耐心地劝道："您已经康复了,继续住在病房不合适,因为我们现在还不知道'非典'病毒会不会再感染,让您出院是为您好啊,老林有我们照顾呢。"同时我还给她解释了医院有关出院的规定。老王是个通情达理的人,她为自己的失态感到惭愧。但出乎意料的事情再一次发生了,老王突然扑通一声跪在了我的面前："缪教授,求您了,别让我出院。老林是因为照顾我才生病的,他现在的病情不好,我无论如何也不能丢下他不管啊！就算再感染我也心甘情愿,我情愿陪老林去死啊！求求您了,别让我出院,我在医院陪老林的费用由我自己出还不成吗？拜托您帮我向医院领导求个情成吗？我给您磕头了。"

片段 5："小朋友,帮忙拿一下那边的被子！"我疑惑地指了指自己,得到的是护士的一个点头。我飞快地把被子递到护士手上,并和她一起为患者盖上了被子。"手术室的温度一般都比较低,术前一定要保证患者的体温,不要让患者着凉。"护士一边帮患者披好被子,一边将患者固定好,做着术前准备。

片段 6：从他进 ICU 后,他的家属每天都来看他。面对高昂的医药费,他的家属多次找工头理论,却始终得不到赔偿。时间一天天过去,除了医药费不断地增加,他的情况却没有丝毫好转。他的家属多次和我们沟通,知道他这样的高位截瘫是不会有好转的,维持生命只能靠仪器,也就是说他这样一个曾经身强体壮的顶梁柱,以后不仅无法养家糊口,甚至还可能成为家庭沉重的负担。经过反复思考,他的家属决定放弃大医院的治疗,把他送回老家。

片段 7：刚住进来时,老教授神志很清楚,因为气管切开无法说话,就跟护士要了纸笔,写下了："我要求安乐死！"并把这张纸交给医务人员,示意我们必要时交给他的家属。
此后,老教授的病情越来越严重。肠瘘使得他的腹部积满了肠液和粪便,护士们一遍遍地为他清除这些污秽,保证老教授的生存质量,维护他的尊严。可是即便这样努力救治,老教授还是走到了需要接呼吸机的那一天。我将老教授写的那张纸交给了他的家属,他的家属对此十分不理解,坚决不同意履行老教授的心愿。他们认为,不管付出何种代价都要保住他的生命,哪怕只是延长一分钟,医生也要竭尽全力。

片段8：这是个长年卧床的77岁男性患者,有肺气肿、呼吸衰竭、肺病、心衰、脑血管病、反复感染等多种基础疾病。他整个人傻呆呆的,住院时我们都没办法跟他沟通,估计他连老伴都不一定认得。他每年都不得不住三四次院,可以说,他是个经常出入我们医院的老病号。

这次也一样,他因为呼吸困难、病情危重又住院了。经过检查,我们跟陪他的家属,也就是他75岁的老伴交代,患者的病情很重,需要上呼吸机。但他的老伴却拒绝了。他老伴跟我们说:"这十几年来,我年年都要陪他反复住院,从死亡线上把他拉过来,但他回家后还是得卧床,每天都需要我伺候,已经把我的精力都耗尽了。"

片段9：再往后,他的意识一天一天地丧失,最后昏迷了,肾衰竭无尿。体内的水排不出来,整个人都变形了,医生们建议用透析。他又是那么爱整洁、那么帅的一个老头儿。他这么在意形象的一个人,最后弄得人不人、鬼不鬼的,连个正形都没有,他能愿意吗?最理解他的老伴说,没有意义了,不要做透析了,让他自然地走吧。当一切即将结束时,他的亲人都在他身边,他真的是无牵无挂地走的,走的时候非常安详,和平时睡着了一样。

附录：医学生优秀平行病历示范

近年来,泉州医学高等专科学校响应"健康中国 2030"战略,围绕"精诚惠世"校训精神,为培养有温度、更仁爱、更惠世的健康"守门人",创新性地引入"叙事医学"进行课内外学习与拓展。学校开展"当医学遇见人文"叙事医学主题征文大赛,鼓励大二、大三医学生根据实习或见习工作经历,采用形象生动的文学语言,发现、记录扣人心弦、深入生命的医(护)患故事,可以包括诊疗护理事件、患者感受、医者反思等,在书写中浸入思考与感悟,在叙述中传递共情与反思。学校公众号开辟《小白讲故事》叙事征文专栏,遴选优秀作品进行发布,扩大平行病历的影响,激励更多的学生撰写平行病历,提高叙事能力,展现人文关怀。

平行病历的写作需要学习和模仿。我们从《小白讲故事》专栏中选取了15篇作品,主要包含了生命尊严、亲情可贵、患者故事、医者职责、艰难选择、疾病痛苦等主题,每一篇我们都根据平行病历的写作要求进行了点评。作为医学生,他们的笔触虽然稚嫩,但是符合平行病历的写作要求,而且在写法形式上不尽相同颇有创新,为同等程度的医学生提供了学习的范本。

妈妈，别怕

和煦的阳光透过稠密的树叶,粼粼光斑辉映在她们身上,母亲的鬓发好似染霜,那刺穿云块的阳光就像根根金线,纵横交错,远处巍峨的群山在阳光的照映下披上了金黄色的外衣,与空中蓝灰的白云缝缀成一幅幅画卷,显得格外美丽。母亲靠着她厚实的臂膀,她低下头看着妈妈,温柔地说:"妈妈,别怕。"多么美好温馨的画面!

在肾病科轮转期间,我总会为她们驻足,或是因为那多愁善感的母亲,抑或是因为高强度护理下仍对母亲体贴入微、关怀备至的女儿。

患者是一名老年女性,入院前无明显诱因出现气喘,活动后加重,伴夜间阵发性呼吸困难,不能平卧入睡,予查胸部CT,发现双侧有中等量胸腔积液,为明确胸水性质,放胸腔积液减轻气喘症状,需行胸腔穿刺。当我们在患者床边告知时,她的女儿神色慌张,低声请求:"医生,待会儿我去您办公室了解可以吗?"之后我们就没有再详细阐述了。女孩告诉我们,母亲害怕住院,已经好几天没合眼,如果有什么需要配合的告知她就行。突然,她明亮的双眼湿润了,接着流下了泪水。谈话完后,我和她在走廊坐了很久,沉默良久后她说从未见过母亲如此胆小的模样,她在褪色的相片里见过母亲二十来岁的青涩的笑,也曾见母亲的勇猛果敢。母亲半生皆是柴米油盐,经常愁容满面。我专注地听她慢慢讲述着,她说,她害怕失去这个与她血脉相连的人,但她不能在母亲面前展露她的不安,现在她是母亲的后盾,她必须比母亲更坚强……

患者病情紧迫,在入院的当天下午,便进行了胸腔穿刺置管术。为更好地进行无菌操作,在穿刺前需请家属离场,患者突然情绪失控,一头埋进女儿的怀抱,像害怕打针的孩子一般,涕泪交流,干燥的双颊上留下了一条条曲折的痕迹。女孩紧握着她的双手,小心翼翼地乞求操作医生,希望能陪伴在母亲身旁与她一起完成这次冒险,她们紧紧地相拥着。她轻拍着母亲的肩膀:"妈妈,你记得吗,以前小时候我害怕打针,你也是这样抱着我的,抱着抱着我就长大了,长大后我就成了你,妈妈,有我在,别怕。"当冰冷的穿刺针刺入患者胸腔时仿佛也进入了女孩的皮肤,她紧闭着双眼,嘴角微微抽搐,环抱着母亲的手更紧了些,或许这就是十指连心的感同身受,扼臂啮指。术程顺利,术中术后患者无特殊不适反应,女孩也如释重负,她抚摸着母亲的满头银发,轻言软语。文字是鲜活的,但比起那一次次拥抱,却显得那么贫乏,道不清其万分之一的绵绵情意。

病房里的故事总有太多心酸,这里充斥着太多人世间最极致的感情,有人历尽千辛万苦劫后余生,有人循梦而行,向阳而生。我们从一声啼哭中来到这个世界,从襁褓赤子到独当一面,在咿呀学语中脱胎换骨,母亲是唯一与我们分享过心跳的人,倾注毕生心血于孩子成长的,也是母亲。从前是她为我们遮风挡雨,如今我们应撑起无边大伞,愿她健康平安,未来顺遂。

我看见落日余晖下,总有个女孩向母亲敞开怀抱,"妈妈,别怕。"

（林靖靖）

【教师点评】这篇作品用非常生动感性的语言描述了母女之间相濡以沫的亲情,尤其是女儿对母亲的照顾和反哺让人感动。身患疾病的人不但要饱受病痛对身体的折磨和不适,同时在精神上承受巨大的压力,因此来自亲人的关爱和支持将给予患者莫大的抚慰。同为女儿,作者从那对母女之间的互动中感受到亲情的可贵,文章中处处可以看到作者的共情。作为一名医务工作者,不但要有精湛的技术,更要有一颗柔软善感的心!

（陈娇娥）

没有答案的问题

疫情原因,12月中旬我暂停了实习。正值家乡当地向社会公开招募医务工作志愿者,担心在家无聊,我便报了名。

刚开始到县医院内二科时,病房走廊、楼道路口等凡是空的地方都摆满了病床,一个科室将近100个患者,再加上患者家属,环境的拥挤与医生护士的匆忙程度呈正比。

2023年1月7日,那是我当志愿者的第二天,下午和科室医生收了一个上了年纪的患者,我不记得她的名字,只记得她是43床。起初并无特殊,神志昏迷,平车入院,当即测了血糖,1.8 mmol/L的血糖,初步诊断为低血糖昏迷,我们赶紧静脉注射了20 mL的50%的葡萄糖急救,患者慢慢醒了过来。我们询问家属才知道由于患者近几天胃口不佳,进食少,而降糖药格列齐特和二甲双胍却是正常服用,这才导致了低血糖。那段时间是疫情放开的日子,老人家不幸又感染了新冠病毒,肺部感染导致呼吸不畅,血氧指标一直低于正常值。差不多过了有一个星期,老人家的血氧指标依旧没有好转,医生告诉她及家属,使用俯卧位双手垫于胸前能够有效提升血氧,但老人家似乎坚持不住。她的两个儿子非常尊重我们医务人员,积极要求治疗,可惜事与愿违,摆在患者家属面前的选择只有气管插管辅助呼吸。医生告诉他们,这段时间气管插管的患者预后并不理想,需要家属做决定,是否继续治疗来延缓死亡到来的脚步。在他们办理出院的前一天,科室主任向患者家属解释了他们母亲的病情,最后让他们决定是带回去家庭氧疗或是气管插管。他们执着地再次问了主任的建议,哪怕是偏向一点点的选择,不想自己做这个百分百的决定,可依旧没有得到答案,看得出来他们情绪十分悲伤。两个儿子对母亲的爱是毋庸置疑的,每天早上查房时,即使母亲躺在病床上病情危重,他们也带着期盼的眼神望向我们,盼望医生口中能有好消息……人到中年,普通人需要花费金钱的地方不止一处,不是所有的故事都有美好的结局。最终,他们还是选择了保守的方案。

倾家荡产为老人做无效治疗是否可取,目前没有一个绝对的答案。在崇尚儒学几千年的中国,孔子却不这么认为。春秋时期子贡赎人,自损财物做了一件好事,却被孔子批评,孔子意在让子贡明白,如此不受回报的付出会将道德抬到一定的高度,而这高度是大多数人无法触及的,那么高高挂起的道德又有何意义?作为医生,并不能帮他们做这种决定,我依稀记得那位家属的眼神,似乎有点点泪光闪过,其中不仅仅是对母亲的爱与不舍,更是对生活的无奈。这样的问题对于医生来说是否有完美的答案,我曾请教过他们,可无论怎么解释,内心总是难以释怀。亲情与金钱,坚持与放弃,如何选择?也许只能将问题交给时间来解答了。

(陈剑钧)

【教师点评】无论医学技术如何发达,人类面对疾病总有束手无策的时候;无论亲情如何坚韧,我们也无法挽留一个最终要逝去的生命。面对这种情况,医生和家属是非常纠结的。经济困境、伦理困境、决策困境,每一个困境好像都是无解的。这篇文章就触及这些困境。面对困境,作者有共情,更有反思,作为一个实习生非常难能可贵! 但愿在以后的工作中,他能始终保持这样的思索和情怀。我们相信,他最终会找到答案。

(陈娇娥)

陪伴是最好的良药

我是一名实习医生。就在前不久,我认识了一个 13 岁的"大小孩",他叫海海,一名正在读初二的学生。一波三折的治疗过程,让我们发现海海的真正发病原因居然是缺少父亲的陪伴。

正值疫情放开之际,海海感染了新型冠状病毒肺炎,目前抗原转阴有三四天了,胸口总是有不适感,心跳频率较快,睡眠欠佳。海海的母亲怀疑是暴发性心肌炎,就来住院治疗。经过一系列检查,我们发现海海的心脏良好,没有什么异常情况,就让海海出院了。海海刚出院的第一天就发热了,海海妈妈不放心又让海海住院治疗。在第二次住院期间,海海不再发热,时常还有胸口不适的问题,这次我们让海海做了更全面的检查,检查报告仍然没有异常情况,主任决定告诉海海可以出院了。不承想就在准备出院的那天下午,海海又发热了,但是一系列的检查报告都表明了海海没有异常情况。排除了大部分可以引起发热的诱因,海海突然的发热,让医生们一下子找不到突破口。就在医生们一筹莫展时,主任提出了心理科会诊的想法。因为海海正值青春期,在学业压力下,难免会产生一些焦虑心情影响身体健康的情况。在心理科会诊后,果然海海目前处于焦虑状态,胸闷和发热很有可能是因为焦虑引起的。

医生们立即修改诊疗计划,把主诊断从"胸闷、心悸待查"改成了"焦虑状态",针对焦虑状态治疗。几日后海海的胸闷不再出现,转而出现了头晕的问题。我便同值班老师一起来找海海的妈妈询问海海出现焦虑的原因。海海的妈妈说:"可能因为海海现在在一级中学的实验班读书,考试和学习的压力很大,现在快要开学了,开学就要考试,他可能还没复习好。海海之前被一些男同学欺负,他现在也比较内向,不怎么爱和人说话,说话也比较愿意和女孩子说。"此情此景让我想起之前备考的压力,有好朋友倾听和开导,我才缓解了大部分的压力。于是,我想作为知心大姐姐倾听一下海海的烦恼,让他不要一直焦虑下去。经过了解我才明白原来真正导致海海焦虑的原因竟是缺少父亲的陪伴。海海说:"其实学习压力对于我来说还好,我觉得爸爸总是工作,忙得不可开交,都没有时间回来看看我。每次考到好成绩,我都想和爸爸分享喜悦,让他看到我努力的成果,但是爸爸只有在我生病的时候才会回来看看我。我很烦恼,也在想是不是只要一直生病,爸爸就会一直陪着我了。"我把海海的心声告诉了海海的妈妈,她潸然泪下,想起上一次海海骨折不配合,把石膏弄坏,也是一番波折,现在终于明白缘由。此后的查房过程主任都会用和蔼可亲的话语同海海聊天,让海海放松,和海海分享有趣的事情。与此同时也告诉海海的父亲,陪伴才是最好的良药,要多多关注孩子,常回家陪陪他。

我的感受颇深,作为医生,我发觉用真诚温暖的态度去同患者交流,去了解患者所想是很有必要的。如果只是一味局限于开医嘱,做检查,遇到现在这样的情况是不会轻易发现问题所在的。在实习轮转的科室里,我遇见了好多对患者特别关心、负责的主任和住院医师,同患者交流都会注意患者的感受和需求,了解一下患者的家庭情况,等等。这是我要好好学习并且运用到以后工作中的本领,将心比心倾听患者所需、所求,新时代的医生应该具备这种设身处地和患者共情的能力。

(梁家琪)

【教师点评】我们一向认为,对症下药才能药到病除。但人体是最复杂的有机体,人的心理具有最精微的运行机制,因此疾病具有不确定性和多变性。要怎么才能精准诊疗?仅仅依靠医疗设备和各种检查吗?这篇文章用事实证明,很多情况下,疾病的确诊需要更加细致的观察和耐心的倾听,只有深入患者的内心,医生才能获得更多更有效的信息。另外,作者通过"海海"发现,亲情对孩子身心健康的重要性,这无疑对家庭教育具有很好的启示和引导。

(陈娇娥)

情绪也是医生

我第一次认识到情绪对病情的影响是见到老太太和她老伴的那一次。

一个清晨,一位老大爷牵着一位老太太来到住院部办理入院手续。在办理的过程中,老太太一直紧拉着老大爷的手,两只眼睛惊恐地看着四周,像小朋友一般。与老师查完房后,老大爷已办理好入院手续,我们前去病床了解病情。

老太太在与医生交谈时明显口齿不清,基本情况都是老伴在回答。大致了解了情况后,老师就进到病房开医嘱,让我留在病房进一步登记老太太的信息。在老大爷那了解到,老太太患有阿尔茨海默病近7年了,也就是咱们俗称的老年痴呆,且右上肢无力、口齿不清。我目光巡视了一番,老太太穿戴整齐,手、面干净。看到胸前,我好奇地问道:"为什么老太太都没戴胸牌呢?"老大爷说:"她不愿意戴着那个,而且我都陪着她,她走哪我都跟着。"我顿时怔住。在我看到过的老年痴呆(不知其病情轻重程度)患者的家属都采用"放养式带亲",给患者戴上胸卡,就不管其外出活动,而老太太的老伴却愿意一直陪伴着她,这种陪伴需要更多的耐心和细心,因为照顾一个患有痴呆且中风的人实属不易。

问完信息后,老师也开好了医嘱,随后老太太在老伴的搀扶下去做入院的相关检查,我便离开了病房。不久之后,检查结果出来了,老师便让我将老大爷带到办公室说明检查情况。我去病房告知老大爷,老大爷轻声对老伴说:"医生叫我去一下,我去去马上就回来。"老太太拉住老伴不肯放手,无奈之下老大爷只好牵着老太太去办公室。老师对老大爷说:"脑MR检查出来了,左侧大脑多发急性脑梗,双侧基底节陈旧性腔梗,脑萎缩,加上平时血压和血糖控制得不怎么理想,先保守治疗吧,等其他检查结果出来再看要不要改变治疗方法,你老伴还有痴呆,一定要看好。"老大爷连连应好,又详细询问住院期间的注意事项,然后牵着老太太又回到病房。之后听闻在老太太生病期间,老大爷对她无微不至地照顾,我对此惊讶且好奇,于是在闲暇之余,便时常去病房查看她的情况。

入院后几天,老太太的精神面貌比入院时明显改善,每每查房时,经常能看见老大爷像哄小孩般喂老太太吃饭。在与他们接触的这段时间,我时常听到老太太的子女打电话来问老太太的情况,经常要求老大爷回家,让他们来照顾母亲,老大爷每次都说:"你妈现在离不开我,只认得我,我回去没见着她我心里也是放心不下的。"我曾问过老大爷:"照顾老太太不会累吗? 为什么不请个护工呢?"老大爷总说:"累是肯定的,但是她曾经也照顾着我们一家老小,几十年的夫妻了,糟糠之妻不可丢,不管治疗结果如何,我都会陪着她一直到底。"看着老太太舒展干净的面目,我总想,生病期间最好的良药应该是家人的陪伴吧。因为这个,我特别留意观察其他患者的精神状态,发现有的患者病情并不严重,只要配合治疗就会治愈,但是他们的精神状态很紧张、很焦虑,有些患者对自己的病情了解的情况下仍是一副杞人忧天的样子,而且他们大部分身边没有一个像老大爷一样的、嘘寒问暖的亲人。

宋代的中医大家陈无择提出的"三因学说"认为,"七情,人之常性,动之则先自脏腑郁发,外形于肢体,为内所因"。这番经历让我对中医的情绪致病之说有了更好的认识:生病期间,情绪是恢复健康的重要因素之一,重病患者对"生"的欲望不强烈,对病情无所谓,"向生"的想法不大,这对治疗不但没有积极作用,反而会影响治疗效果。因此,不论是家人还是亲友,对患者要关心和鼓励,同时医生也要引导患者往积极的方向前进,必要时有所保留地告诉患者的病情,有时善意的谎言也是在帮助患者恢复。学会沟通,真正走进患者的心里,用良言善语帮助患者进行心理建设,将是我今后工作生涯中一门重要的必修课。

(詹珮雯)

【教师点评】人吃五谷杂粮,有七情六欲,食物和情绪对人的健康都有重要的影响。老大爷对老伴无微不至的照顾让"我"感动不已,同时"我"也发现正是因为这样的陪伴让老伴拥有稳定的情绪,从而得到更好的疗效。作者还看到了这种关爱可以遗传,一家人相互体谅,这是非常和谐有爱的一家。因此,作者不禁思考,这样的关爱不能仅仅局限于家人,作为医生也要视患者如亲人,注重沟通,关心患者的疾病,更关心他们的内心,这正是医学人文关怀的体现,这种能力就是叙事能力。

(陈娇娥)

把尊重患者隐私贯穿于医者终生

"诺彤,星期六早上 8 点到门诊二楼心电图室,别迟到。"

"好的。"看着手机上发来的短信,我长叹一口气,周六的早晨又泡汤了。其实,心电图操作我在住院部已经做得滚瓜烂熟,但想想也许在门诊能有不一样的体会,也就释然了。

周六一早,我带着白大褂、水杯、书包去门诊二楼。刚穿上白大褂,就有患者陆陆续续地开始排号,我赶忙找老师熟悉了一下门诊电脑的操作流程,便开始叫号对患者进行心电图检查。"右红右黑,脚踩绿地,红黄绿褐……"我心里不断默念可倒背的口诀,尽量让自己的动作快速自然。叫号一个接一个,一个小时很快就过去了。在这样快速的排号检查中,水是不可能有机会喝了的。老师在后面忙着出结果,整个心电图室就我一个人,裤子往下掉了几公分都没时间拉起来,在白大褂的遮掩下想想都觉得滑稽。

正当我忙碌得已然麻木时,一个年轻漂亮但很瘦弱的女孩走了进来。"躺下去,把衣服撩起来哦。"我一边说一边夹起酒精棉球准备擦拭。当她撩起衣服时,我愣住了,左边的乳房平坦,没有乳头,只有一条短短的疤痕,与右边显然不一致。这是一位因乳腺癌切除了一侧乳房的患者,而她看起来还这么年轻……

我刚来实习没多久,还没轮转到乳腺外科,虽在课堂上老师讲述过这类疾病,但第一次直面这种情形,内心的冲击还是有点大。并不是震惊于伤口的丑陋,而是难过于她还这么年轻,又这么美丽,却……

我努力掩饰我的表情,装作若无其事地擦酒精,接导联。"很丑吧?"不知是不是我的掩饰能力不好,让她看出了几分端倪,她笑着对我问出了这句话。那笑容好像告诉我这样的伤疤她已经习以为常,也能接受各样的眼光。但我从她看似无所谓的态度中明白她的痛楚,哪个女孩不爱美呢?!

我有点词穷,不知道怎么接这样的问句。我笑了笑:"不会,我们当医生的见过很多的,很正常的。"我只是想让她明白她其实很美,那道伤疤没什么大不了的。我认真地看着她的眼睛说:"你长得很漂亮啊,特别是眼睛,是我见过最好看的。"

她笑得更无所谓了,说出了让我沉默酸楚的话:"嗯,所以红颜薄命咯……"

我无法再说什么,转身回到电脑旁,看着记录的心电曲线,只想快点做完,好让彼此都不再面对这样的伤口。

"喂!做好了没啊!"一个大叔猛地把心电图室的帘子拉开。我第一次这么痛恨这个心电图室没有门锁。学校的老师一直强调作为医生要照顾好患者的隐私,而大叔拉开帘子的这一下,瞬间让我加深了对老师课堂内容的记忆。

"哎!干什么?"我回头狠狠地瞪了他一眼,不知道是碍于自身穿着白大褂,无法骂出口,还是气极后无法很好地组织语言。我快速走过去把帘子用力重新拉好,赶紧在电脑上记录好检查结果,又把她身上的导联收好,帮忙拉好衣服。

看到她发愣的眼神,我愧疚感爆棚,甚至想哭。到底干什么啊!我恨不得跑出去把大叔揍得趴地上。虽然我穿着白大褂,但这个时候我不想顾念什么医者仁心了,对那位大叔只感觉厌恶,人和人之间本来都需要互相尊重。

接下来几个小时,我重复着检查的操作流程,心情很郁闷,一直到下班后回到家中都无法缓解。

在住院部实习的那段时间,我一直牢记妇产学老师的教导,一定要尊重每位患者,特别是女性患者的隐私。因此每次查房、换药,我都会把帘子拉密实保护好她们的隐私,但有些医生并不是很注重这些,甚至有时候其他家属还会在旁边偷看,这让我心里很不舒服。今天这件事,让我更加明白每位患者的隐私都应该得到更好照护。医患之间,患者与患者之间,都应相互尊重,因为这或许是他们最后的尊严。

把患者隐私排在第一位,这应该贯穿医者的终生。这一条,务必谨记!

(卓诺彤)

【教师点评】医学是一门需要终身学习的学科,其原因不仅在于医疗技术之精微,更在于医者仁心之难修。一名真正的医者,应谦逊、应无私,更应"见彼苦恼,若己有之",有感同身受、大慈恻隐之心。诺彤的文章中仅细写一人——一位年轻的乳腺癌患者,详述一事——须时时尊重患者的隐私,表达一情——未能保护好患者隐私的愧疚。这愧疚甚至使诺彤有揍人的冲动,由此产生的心中郁闷影响了她许久。确实,此类内心的冲动与过度的郁闷是一位成熟理性的医者不该有的,但这是人性最初的善良与天真,是追寻医之大道的涓涓源流。本真如诺彤者,必能将之汇聚成浩荡湖海,成为一名"志存救济"的真正医者。

(王水香)

不忘初心

如果要说有一个地方最能体现人间百态,最能反映世间的一切欢乐和痛苦,那一定是医院。这里每天都在上演着悲欢离合,既闪烁着希望,也黯然于灾难。医院的墙壁比教堂听过更多虔诚的祈祷。每当脑海里闪过"医院"两字时,我的记忆里总会闪过一个人的身影。

初见老人是在一个阴雨蒙蒙的早上,那是寒假,我在社区的中医馆见习。他给我的第一印象就是瘦,是一位骨瘦嶙峋的老爷爷。他一边拖着步子驼着背缓慢地挪进门,一边用右手深深地按压着腹部,痛苦满面。在医生与他的交谈中,我得知他是附近小区的住户,前段时间在医院检查发现右边腹部长了一个瘤,有小孩子拳头大小,现在已经确诊为直肠癌。老人说,非常疼痛,经常疼得晚上无法入睡。

医生问能帮他解决什么问题,老人似乎完全没有思考地脱口而出:"能不能帮忙止痛啊?"医生说:"要不试试针灸吧。"很明显地,我看到老人愣了一下,他说:"止痛片的效果都不是很好,针灸能解决吗?"也许是老人疼得毫无办法了,最后还是同意了医生针灸的建议。

医生给老人施针时,我站在旁边观摩。当老人掀起上衣时,更是瘦弱得让人心疼。这种境况让我想起了同样个子瘦小的外公。那一刻,很希望自己能帮他解决一些实质的问题,可惜,我还只是一个医学生,还没有真正的能力去帮他减轻病痛。针灸止痛的效果不错,老人后面又来了几次,逐渐地,话也多了起来。他说自己年轻的时候忙于工作和应酬,长时间的饮食不节制,作息不规律,出现长期便秘都没有去好好关注自己身体的变化,慢慢地就恶化了。在聊天的时候,我问他:"您接下来打算怎么办呢? 怎么治疗啊?"老人说,家人打算让他去化疗,他觉得自己的身体太差了,打算先调养一段时间再去化疗。我看着老人瘦弱憔悴的样子,也觉得他可能经不起化疗这样的折腾。他问医生,有没有什么可以滋补气血的方法。医生说中医有办法,可以喝中药试试。但是老人很犹豫,他说可能要回家跟家里人商量一下。

那天他离开时,我望着他明显比初次来时轻快许多的步伐,心里却依旧很难受。

最后一次见到他,是在一个阴霾的午后,其实他来之前曾打电话过来,希望医生能出诊,但是当时医馆很忙派不出人手,最后,还是他自己过来了。他是被搀扶进来的,这个时候的他,更加消瘦了,像是北方冬天落光了叶子的树木一般,干枯,衰败,毫无生气,空洞的眼神中,是被病痛折磨的麻木……

原来,前一段时间,他去做了两次化疗,本来还要再做一次的,但是他自己不肯再去了。他说,第三次化疗他肯定撑不下去的。因为化疗后检查发现肿瘤已经比之前长大了两倍,依然疼痛难耐,且食欲也已经丧失,每日只能喝点清粥,饭菜稍微丰盛一些就会腹泻,无法消化。号脉时,他的脉象已经虚弱得不成样子,搏动时细如发丝,似乎随时可能会停。这次来的目的仍然是希望能够止痛。医生看他如此虚弱,只是拿了些艾条,让他带回家去艾灸。他离开医馆时,我问:"为什么不等身体恢复一些再去做化疗呢?"他的情绪突然激动起来,说他儿子通过关系找到当地一家医院的一位主任,那位主任要求马上化疗,不然会延误病情,所以就去做了两次化疗。说着说着,他情绪愈发激动,骂了一句:"都是骗子!钱是花了十几万,病情没有一点好转,现在连饭都吃不下,走路的力气都没有了,不化疗可能还能多活几天,我现在不知道还有没有明天了。"他拖着消瘦的身体走出医馆门的时候,趔趄着似乎要被一阵风吹倒了。无能为力的我没有说话,只能目送他离开了。

开学后,我继续回学校上学,有一次我又去到那个见习过的社区中医馆,特意去问带教医生那位老人的境况,他什么也没说,只是摇了摇头……

这是我本就该料到的结局,但不知为何,心中仍然很难受。上天给了我怜悯的心,却没给我拯救苍生的能力。那一刻,我很痛恨自己的无能。这自觉的无能,让我暗下决心,一定要将此作为我学医的动力。或许终我一生,也只能成为一名碌碌无名的"苍生小医",但若可尽我所能,帮助更多的人,减轻更多的疾病,就已足够。

人之一生,步履不停,走太久,可能会忘记出发时的目的,谨以此文,警醒自己,不管多远,均应不忘初心。

(韩 煜)

【教师点评】医院的墙壁比教堂听过更多虔诚的祈祷,医院的医生也比常人见过更多再无相逢的离别。医者是人,终非圣者,考验他们的并非直面死亡时的恐惧,而是在阅尽生死疾病后,依然能避免职业性的冷静和无情,用最初那颗热忱的心去贴近别人的痛苦,体谅别人的忧伤。韩煜在文中不厌其烦地叙述着自己初见、又见,直到最后一次见老人的情形,她描绘着他遭受疾病折磨后瘦骨嶙峋的身躯、蹒跚的脚步、无望却不屈的言语。对此,她难过,她痛恨,她无力……她是在为自己无法消除老人的疾病而痛苦吗?不,她是为无法拯救如老人一样的人的生命而痛苦。她暗下决心,要在学医这一苦行僧的路程中将自己修炼成为一名"苍生小医"。这是一名医学生的初心,她铭文莫忘此志。我想,几年以后,必定会有人以祈祷的嘴唇,默念"韩医生"这个名字。

（王水香）

春暖花又开

　　春风徐徐,吹来了花香,我抬头一看,墙外的花又开了。恍惚间,我又听见了那熟悉的声音在我耳畔滔滔不绝地讲述着外面的世界。他是安仔,因为骨肿瘤做了左手截肢手术,复查时发现肿瘤转移至肺部,只得重新在医院进行化疗。但是,化疗并未助他战胜疾病,他,才过完除夕就离开人世了。

　　我第一次见到他,是在见习的时候。他有时躺在病床上打游戏,有时久久地望向窗外。顺着他的目光,刚好可以看见窗外园子里唯一一朵立在枝头的红花。他的母亲总拿着手机记录下他的每一刻时光,总喃喃自语着:"安仔,等你好起来,我们去温暖的地方赏春……"他后来的检查,我都有参与,一来二去他开始跟我聊起他的心事。他总是说想回学校接着读书,想自由自在地和同学们一起运动……那一件件人们习以为常的小事,对他而言却是奢求。他似乎从来都没有放弃,他总说着要回去,要接着享受生活的乐趣。但我知道,他的母亲总一个人在夜里抹泪,总偷偷问医生有没有其他办法,总轻轻抚着他的脸叹息着,在一个月内就花白了头……

　　而安仔的病情似乎没有好转,我在病房的拐角处看见他母亲与医生有时在争执,有时在恳求,然后声泪俱下地离开,但面对安仔时她还是强撑着微笑……我曾问过安仔为什么一直看那朵花,他对我说:"化疗很痛苦,当射线在我身体里衍射开的时候,我总会闭上眼睛思考我活着到底是为了什么。当化疗结束的时候,我睁开眼睛就能看见那朵花。你看它那么顽强地爬出墙外,倔强地生长在了最高的枝头,仿佛在警醒我不要被打倒一样!"

　　没过多久,安仔的病情又加重了,化疗虽然缩小了他肺部的肿瘤,可是产生的伤口却无法恢复,他的肺漏气了。安仔只能通过插管来排出胸膜里的空气。插管的过程是十分痛苦的,他渐渐地连右手也很难抬起,眼神日渐一日地灰暗下去,但他还是每日盯着墙外的红花。其实,那朵红花已经凋败,只剩下几片零散的花瓣挂在上面。我跟他分享外面的世界,给他带街道的风景照,他边认真地看着,边浅浅地笑着。但那一湾笑颜里,已经没有了我初见他时看到的光芒,病魔还是磨灭掉了他心中的那一盏灯。

　　除夕夜万家团圆、烟花璀璨,可安仔一家彻夜难眠。安仔躺在病床上,用细微的声音对着医生与母亲哭诉:"今年过年我都没有好好过,我真的好想我的同学,好想自由地奔跑啊! 可我只能待在医院里,待在这个四四方方、没有一抹阳光的角落啊……"大家听着他难过的哭声,除了沉默已经没有别的任何办法。隔天,那朵红花的最后几片花瓣也被风吹落了,只剩下光秃秃的树枝。在安仔生命的最后一刻,他的母亲还是拿着手机,拍下了全过程。也许他们从一开始就知道,治愈的可能性有多渺茫。他们把这百分之几的胜算的概率全部寄托给了医生,希望奇迹出现,可是医学不能治愈一切痛苦。

　　安仔离开后,我收到安仔母亲的感谢短信,信中感谢我对安仔的陪伴,也祝愿我能健康平安。可我更感谢安仔,他所带给我的一切,让我看到了病魔无情,人有情。他,仅仅是一位十岁的小男孩,所承受的,早已超过他极限的千倍万倍。但他为了不让母亲担心,拼尽全力忍耐着那种成人都难以承受的疼痛,也许在生命的最后一刻,他是沉浸在浓浓亲情里的幸福的小孩。相对于他的坚韧和顽强,我是懦弱的,若我同他一般病痛缠身,或许早早就已放弃。我曾经不敢直面恐惧,也不敢想象未来的某一天我与亲人分别时的场景。在与安仔相处的短暂时光里,我明白了医者的职责就是站在患者身边,守护好每一个家庭。我会继承安仔的心愿,成为高立枝头而永不凋零的红花,为医学做出贡献。虽然道阻且长,但只要坚持,终有一日会迎来每一次的春暖花开。

(张誉凡)

【教师点评】读誉凡的这篇文章时,我播放了网上非常火的那首曲子,三亩地的《城南花已开》。又是一年春光好,城南花已开,安仔却已不在。安仔的生命如同誉凡在文中多次写到的窗外的那朵红花,如此坚韧,那样顽强,即使已经凋败,还要在枝头保留几片绚丽的花瓣。只是生命在疾痛面前终究是脆弱的,花瓣最终还是在风中飘落了。生命是什么?木心说:"生命是时时刻刻不知如何是好。"医者的职责是什么?也许医者心中所愿是让生命时时刻刻都能极为美好。可是,偏偏医学不能治愈人世间的一切痛苦。面对疾痛时,医学的能力是有限的。幸好,医者心中的爱与奉献是无限的。这有限中的无限,必会如春风拂城南,雨落花盛开。

(王水香)

那双眼睛

> 万物皆有裂缝,那是光照进来的地方

——题记

我是一名医学生,在医院实习还不到半年,却见过太多太多令人心酸心疼的画面:有人跪在地上,双手合十,一声声为生病的亲人祈祷着;有人在抢救室的门口瘫软在地;有人面对突如其来的变故不知所措,焦急地与护士吵了起来……医院,是一个可以让你重新思考人生的地方,它让你知道宇宙之浩渺、生命之微小、时间之宝贵、死亡之咫尺。只有生病的时候你才知道健康的珍贵!在看到我轮转的下一个科室是"肿瘤康复科"时,提前好几周我就感觉到焦虑了。"癌症""肿瘤",仅仅四个字而已,却压得我喘不过气来。曾经,由于在课堂上跟随老师了解过癌症的可怕,我一度是非常抗拒这个科室的。现在想来,我应当无比感谢在"肿瘤康复科"的这段实习经历,因为它让我对磨难和挫折有了更深刻的认识。

第一次跟随带教老师查房,我就看到了各种在其他科室不曾看到的眼睛,他们或无助,或疲惫,或绝望……其中有一双眼睛,更是令我久久不能忘记。那是一双闪闪发光、生机勃勃、充满希望的眼睛。这双眼睛属于郭奶奶,一位73岁的骨恶性肿瘤患者,一位与癌症抗争了八年的坚强战士。

她的这双眼睛,引起了我深深好奇,到底是怎样的人生经历才会造就出那样的眼睛。于是,我一次次在她的门前停留。她注意到了我,把我叫了进去。她问我是不是新来的实习生。在得到我肯定的答复后,她特别认真地对我说:"如果你平时想扎针或者想练手法都可以在我身上训练。"我被她的话深深震惊。通常在临床上,患者多多少少对实习生会有些许排斥,她是第一个对我说"你可以拿我练手"的人。在后来的交谈中,我得知,她曾经是一名高中的语文老师。她说:"每个人都是从不会到会的,就像我上台讲课一样,讲得多了自然就好了。每个人都想遇见好医生,但是哪一个好医生不是从实习生一步步走过来的呢。所以我愿意成为你们学医生涯中的一块垫脚石。"听到这里,我微微垂下了眼睛,因为有泪水湿了眼眶。我似乎有些明白,她小小的身体里之所以总会源源不断地释放出能量,温暖并照亮身边的人,应当是因为她总是愿意去奉献自己。

她总是一个人。我问她:"您家人没法来陪您吗?"她说:"孩子们都有自己的生活,父母子女的缘分是一场日行渐远的目送,我不能因为自己的病痛而阻碍他们前行的脚步。"我想,她年轻的时候一定是一位很有气质的女生,是那种饱读诗书的沉稳与优雅。后来的一段时间,我一有空就爱往她病房跑,听她讲年轻时的故事。她偶尔也会喊疼,但是更多时候是一个发着光的小太阳。直到有一次,我陪她去做了MRI,才明白她到底承受了多大的痛苦。她的脊柱上是一整条长长的伤疤,从颈椎到腰骶。对这条伤疤,她却无抱怨,而是常常抚摸着它说:"万物皆有裂缝,那是光照进来的地方!"

特鲁多医生曾说,医者对患者是有时治愈,常常帮助,总是安慰。从医学来说,我是郭奶奶的一位医者。但在我看来,郭奶奶也是一位真正的医者。她用她的亲身经历给我上了弥足珍贵的一课,教会了我身处阴沟依然可以仰望星空,面对黑暗也不要忘了向往光明。如果生活里本就无光,那就做自己的太阳!

（李　雯）

【教师点评】"万物皆有裂缝,那是光照进来的地方!"这道裂缝,是一位骨癌患者脊柱上手术后留下的伤疤;照射进裂缝的阳光,是这位患者郭奶奶内心的善良与坚强。李雯同学的这篇文章,笔墨朴实,叙写着自己在实习期间所见到的真实的人与事。作为一名医学生,即使在课堂见到过最真实的画面,也比不上直面临床真实病例时所带来的震撼。张晓风曾经说过:"在成为一个医治者之前,第一个需要被医治的,应该是我们自己。"而医治医学生,促使其成长为一名真正医生的,有可能就是他们实习时所遇见的一位患者。李雯是幸运的,她遇见了郭奶奶这位发着温暖光芒的小太阳。李雯之所以是幸运的,也在于她同样是一个小太阳,她的光芒一定会照耀进更多患者病痛的裂缝,滋养出更多生命的活力。

（王水香）

闪烁的光

刺耳的声音传出,熟悉的车从急诊楼冲出,我看着车顶闪烁的光,想起了他。我对他的印象是模糊的,我不知道他的名字,也忘记他得了什么病,我只知道他已经离开了这个世界。到现在我还是想不起来那个早上我们为什么回到已经出科两个礼拜的呼吸内科。上午九点多,原本应该坐满医生的办公室却一个人都没有,我们很诧异,与此同时一个医生焦急地从门外走了进来,掠过我们。我们问办公室怎么没人啊,他没抬头,边在电脑上打着什么边说了句:"都在外面抢救。"

我们走了出去,寻找着抢救的病房,看见一个病房门口围着很多人,走到门口,我看见病房里都是医生护士,正在做心肺复苏的那个实习生累得满脸通红,患者身上连着大大小小的管子。我不知道作为实习生面对抢救能做什么,犹豫了很久,来到护士站,戴好橡胶手套,走了进去,对那个累得气喘吁吁的同学说:"我来吧。"那是我第一次在学校训练模型以外的地方做心肺复苏。脑子里都是操作课上外科老师给我们演示的画面,但在抢救的那一刻就只剩下无休止的按压。过了一会儿,我开始喘了,身后的同学发现并迅速接力按压。看着起起伏伏的背影,我仍喘着气。几个实习生站在角落轮流上去做心肺复苏,这时候一位医生拿着手电筒检查瞳孔,他和主任说了些什么,主任的眼神暗淡了,他一直看着仪器上的数字,叹了口气,手却一直还在操作着;每个护士都在看着床上的他,等待下一步指令;我侧头看了看与我年纪相仿的她们,她们的目光也在患者的身上,手在不停地揉搓,她们或许和我一样不知所措。病房的门口围着许多人,我看见一个努力踮起脚往里看的中年男人,我好像记得他,但有点模糊了。他大步走了进来,跪在病床边,嘴里一直说着:"爸爸,爸爸,你醒醒啊,你醒醒啊……"他用手揉搓着患者的脚,嘴里说道:"你的脚怎么这么凉啊。"那一刻,我鼻子酸了。一位护士把他叫了出去,说:"病房里人太多了,您先出去吧。"他走出去的背影很沉重,我好像看见他抬起手抹了抹眼角。一直躺在床上的患者,面部和手脚已经发紫了,病床边的地上有一摊血迹。过了一会儿,一个医生对我们说:"你们先回去吧。"他说话的声音很低,我们几个依次走出了病房,门口只剩那个中年男人了。他蹲在地上发着呆,好像想起了什么,颤抖着拿起手机。我离他们越来越远,到护士站,我回头看了一眼,他一只手抹了抹眼泪,一只手在手机屏幕上滑动着,或许是打电话告诉他的亲友们吧,他好像早就知道了答案。

后来,我在医院门口又看见了他们,多了几个人,应该是患者的儿女,他们一起推着推车,把老人抬上了救护车。我看着车越开越远,这一次没有刺耳的声音,只有车顶闪烁的光,一路照亮他回家的路。想起刘不言老师说的一句话:"人生会经历三次成长:第一次是发现自己不是世界的中心;第二次是发现即使再怎么努力,有些事情终究还是无能为力;第三次是明知道有些事可能会无能为力,但还是会尽全力去做。"确实如此呀! 无论医学如何发达,无论医务人员如何拼尽全力,很多时候在疾病和死亡面前我们也是无能为力的。但是那一直闪烁的光仿佛告诉我,勇敢向前,始终保持赤子之心,这就是未来我要走的路!

(陈 琦)

【教师点评】文章采用了倒叙的方式,开头由一束"闪烁的光"将"我"的思绪带回到一个生死抢救的现场。作者通过一系列细致的动作、语言、心理描写,描述了抢救时的忙乱、实习生的勇敢、患者家属的沉重,让读者有身临其境之感。通过开头设疑,中间插叙解疑,生动展现了医学生面对天职使命时的竭尽全力以及面对生命逝去的无奈难过。结尾又在"闪烁的光"中进行了深刻的反思,这是作者对自己也是对所有医学生的勉励:即使面对明知无能为力的事,依然要拼尽全力。经历一次次困难和苦痛的洗礼,不抛弃,不放弃,我们就真正成为独当一面的健康守护者。

（蔡一铃）

做梦都想回家

"医生,我们什么时候能出院,他昨晚整夜没睡,反复念叨着要回家,脾气也变差了。"早上查房的时候,一位六十多岁的奶奶讲述着昨晚老伴的反常表现。"别担心,可能是离开家几天,情绪起伏较大,再观察两天,出院回家就会好了。"老师语气温和地安慰着。

16床住院患者王爷爷,63岁,排尿困难1月余,加重1周,诊断为前列腺增生入院,"经尿道前列腺激光切除术"术后外科常规护理。这是一个简单常见的病例,习惯日常查房的我并不会特别关注到。听到奶奶的讲诉,我又看了看王爷爷,主任查房时他安静地躺着,挺配合的,只问了句:"什么时候能回家,总觉得没什么异常呀。"

第二天,奶奶又同样描述,甚至更严重了:"他就是一晚上闹着要回去,睡着了也絮絮叨叨地说要回家,吵得病房其他人也没休息好。"查完房我拿着换药包进来给王爷爷拔深静脉:"您躺好不要动呀,可能拔出来会有一点点不舒服,稍微忍一下哦。"王爷爷对于拔针倒觉得没什么,只是一个劲儿地问能不能回家,惹得奶奶也不耐烦地凶他:"可以回家医院会告知我们的,你就安心在这边待着,别老是闹。"

王爷爷不吭声了,看来他也有点妻管严嘛,偶尔听两个人斗嘴,还挺有趣的。听着熟悉的闽南语,我心生亲切,便和奶奶搭话,宽慰她:"医院和家里环境不一样,不习惯、想家都是人之常情。您这几天也很辛苦,多注意自己的身体,照顾好自己。"奶奶感激地点点头,嗔怨地看了王爷爷一眼,跟我吐槽他就像个小孩一样。说说笑笑间,爷爷奶奶的心情似乎也好了些。

当天下午,老师让我去拔16床老人的尿管。我先到病房确认王爷爷是否在病房,并告知他要拔尿管的消息,本来还在闹小脾气的王爷爷一下子乌云转晴,开心地应承着。返回换药室拿准备器材,转头却看到王爷爷提着尿袋走来。

"您回病房等,我马上就来。"

"和你说不用着急吧,医生会过来弄的。"奶奶一边数落着王爷爷一边搀扶他往回走。

我过来看到王爷爷裤子上沾到了些血,奶奶埋怨道:"这死老头子早上又闹了,吵着要回家,自己把手上的滞留针拔了,好多血滴到裤子上。"

"我是归家心切啊,今天一定配合。"王爷爷在一旁害羞地笑了笑。

隔天,老师看检查报告都出来了,没什么问题可以签字出院了,王爷爷高兴极了,积极地要自己签字。

这只是实习中遇到的患者之一,但是王爷爷想家的情绪让我陷入了深思,希望晚上回家的他可以安心睡觉。

实习渐久,接近尾声,思考着自己未来、学业和工作,压力挺大的。某天做了个梦,还记得梦里的环境呢——老家的房子里,家人团聚吃饭,妈妈不停唠叨,虽然已经记不清说了些什么,但梦里感觉特别真实。后来我分析了一下,应该是我当下环境或者人为因素的现状不能让自己满意,如被失落、挫败、遗憾等负面情绪占据了,而潜意识就在梦里重现了自己曾经最喜悦或者期待的场景,以此来满足现实中渴望实现的愿望。我忽然就明白当时的王爷爷梦里都想着回家的心情,人在生病的时候往往不只是身体的羸弱,同时还伴随着心灵的脆弱,长期待在医院的患者,也会焦虑自己是否有一个健康的未来,这种脆弱的心理投射在梦里,在梦里回到家乡,便能继续拥有坚持下去的力量。这便是在现实里造梦,仿佛能让人置身在一片轻盈的云朵上,在灰暗的日子里点亮一束光。

白衣执甲,丹心为矛。回望这段实习的日子,如果说我曾用本心给两位老人带来丝丝安慰和温暖,那么在以后翻越人世的千山万水,我仍愿心之所向,在平凡的日子里用心用情为患者带来抚慰和希望。

(康雅琼)

【教师点评】这篇文章不以惊心动魄的场面夺人眼球,却通过最平凡的护患沟通展示了人性的温暖。作者身体力行地演绎了特鲁多的名言:医生的职责不仅仅是治疗、治愈,更多的是帮助、安慰。作为一个合格的医学生,作者能将这样一件平凡小事铭记于心,正因为她内心的细腻、善良,牵挂着一切生命,才能充分站在患者甚至患者家属的角度思考问题,在他们最需要帮助的日子里充满耐心地进行沟通,并在实习尾声推己及人地想到两位老人,将这束温暖的光不仅照在患者和家属身上,也照进了自己心里。我们相信,未来的人生路上,有光照亮,她一定走得特别踏实!

(蔡一铃)

意　义

曾有人问我:"现在的你为何对生命这般冷漠?为何面对死亡内心毫无波澜?"而我却淡然一笑,内心荡起阵阵涟漪。我想这并不是冷漠,也不是不在乎,而是认清自我,认识生命,尊重生命。我以前从未觉得医生这个职业有多么高尚,多么自豪,在我眼中这只是一个职业,只是人们赋予了这个职业太多伟大的光环,从而被高高地捧起又重重地摔下……

那是一个燥热的下午,太阳在头顶不断向大地输入狂躁,蝉儿在烈日下不停地哀鸣,让夏日的下午变得死寂而又烦躁。而我坐在空调下贪婪地感受着冷风,翻阅着电脑里的病例和报告,病房里一片寂静,偶尔可听见心电监护发出"滴滴"的提示声,仿佛一切都是那样的平静与祥和。突然,病房内躁动了起来,家属的哭啼声与抢救车轰隆隆的移动声打破了一时的宁静。老师慌慌张张地赶过来朝我大喊一声:"快!抢救!走!"那一刻,我愣住了,刚上临床的我被吓住了,畏畏缩缩地跟了过去,呆呆地站在角落里看着这一场与死神的殊死搏斗。"肾上腺素一毫克静推,快按压!"急促的话语和玻璃瓶的碎裂碰撞声让我觉得刺耳,此刻的我只想快速逃离。终于,我的思绪回到了这里,看着老师娴熟的动作,同时提取出我练习时的画面,拿开枕头,垫垫子,解衣,确定位置,伴随着口中的:"1001,1002,1003……"一场真正的较量开始了。我呆呆地看着熟悉的操作,看着患者那黝黑的脸庞,心里一阵惶恐。当我还沉浸在害怕与惶恐中,一声"换人"把我拉回了现实,我以为这跟我没有丝毫关系,突然有人给我递了一副手套。我生涩地戴好手套,脚底却像生根了一般,困在了原地。在一瞬间,一阵怒吼声帮我解除了禁锢,也不知是谁推了一把,我跟跄地来到了他的身旁。他的年龄不算大,阳光透过他的脸庞似乎还有一丝丝英俊……

当我的手接触到他的胸廓,我的脑中不停浮现练习要点,按压深度 5～6 厘米,按压频率 100～120 次/分,下压!我的第一次开始了,胸牌的抖动激动而又有规律,似乎在为我加油。这一刻自信打败了所有。老师目不转睛地看着心电监护那一条直线,家属的哭啼声似乎像有魔力一般,那条直线被赋予了生命,开始翩翩起舞。一只大手拉住了我,让我停下了我的操作。伴随着轻柔的一声:"回来了!"我的内心既欣慰又自豪,蹦蹦跳跳地回到了办公室,一切恢复了往常。

第二天早上,我早早地来到病房,翻着手里的书本,回忆着自己昨天骄傲的时刻,内心一阵阵欢喜。马上交班了,又是全新的一天!突然我看见慌忙的身影跑了过来,所有人又忙碌了起来,再次来到昨天的病床旁,我的内心很不是滋味,不是已经救过来了怎么还要继续?人员在更换,按压在持续……大约过了半个小时,那一条生命线却始终没有再跳动起来。"宣布临床死亡,死亡时间 08:44。"我看着自己无力的双手,看着患者青紫的脸庞,感到一种深深的沮丧和悲哀。老师让我清理一下患者的身体,我颤抖的双手触摸到他的躯干时,眼眶里泛起了泪花,我不停地问自己,为什么会这样?生命如此脆弱吗?它总是不经意间就悄悄溜走,留下的只有遗憾和家人的悲鸣。学医的意义又在何处?突然脑海里那句"健康所系,性命相托"的铿锵誓言再次响起,原来生命的意义就是让自己绽放,绽放出最美的花朵;学医的意义在于保护这些花朵的绽放,让生命的价值完全体现出来。

平车推走了他的躯体,窗外的蝉儿顶着炙热的太阳一刻不停地叫着,生活依然热烈充满希望……

（黄范磊）

【教师点评】作者以对医生这个职业的社会认可和自我认识的哲理思考开篇,同时也引起我们的思考:应当如何正确认识医生这个职业?抢救成功的欢欣与自豪,抢救失败的颓败与伤痛,是否患者的生命存系只在医生身上?作者笔触细腻,感触幽微,行文流畅,真诚勇敢地表达感悟,在两次不同抢救结果中体验和追寻意义,这意义有对生命的敬畏,有对职业的思考,有对自我的确认。正因为这样切身地体会过、思索过,才能对"意义"这个最高哲学命题给出自己的答案:医学的意义便是尽全力地体现生命的价值。

(蔡一铃)

逐渐点燃的光

就在元宵节值班当天,我遇到了实习生涯中第一位接管的患者——阿尔五惹木。

阿尔五惹木,女,42岁,彝族,四川凉山人。给我的第一印象是一个朴实无华、瘦骨嶙峋、头发凌乱的妇女。她眨着惊恐的眼睛看着周围陌生的环境,显得十分不自在。她是以"间断咳嗽、咳痰2月余,胸痛半月"为主诉入的院。你是不是以为她是以肺部感染才进的呼吸内科的住院部呀? 没错! 我起初也是这么认为的,但是后面发现并不是,而是胃癌多发转移灶。

3人间的病房,首先映入眼帘的是一位皮肤黝黑的少年,其次才是这位妇女,我见她盘坐在床上手一直摁着她的上腹部,表情显得比入院时狰狞许多。老师询问她:"哪里不舒服?"她带着有口音的普通话开始和我们描述:"吃不下饭,肚子疼,肚子胀,胸下面疼……"我不断观察着,她时不时向床旁那位少年投去求助的眼神,这才明白那是她儿子——在这里除医生外她最信任的人。因为她的普通话实在不标准,刚说的话夹杂着方言。她儿子见我们一脸迷茫,便帮我们翻译,就出现她说一段话她儿子翻译一段话的画面,仿佛在交接密语一样。经过这番交谈才得知,她是于两个月前新冠感染愈后出现了症状,她儿子认为是新冠后的影响,但是我们都知道,感染新型冠状病毒一般不会引发基础病,但若本身存在基础病,则可能会加重病情。所以我和老师便带着疑问对她进行查体,发现她腹部膨隆,剑突下压痛,右侧肋间钝痛。我们又在他儿子的复诉中了解到她在门诊问诊多次无果,吃了很多止咳镇痛的药,症状未改善,且经常会吃过夜的食物,偶感恶心呕吐,目前体重下降达2千克。收集好病史后,见老师安抚她焦虑不安的情绪时我也有样学样,说了一句:"我们先对症治疗,缓解您目前的疼痛,并做相应的检查明确一下诊断,别太紧张。"随后,走在病房的走廊上,我便向老师提出疑问:"她这消化系统的症状这么突出,为啥来的是我们呼吸内科呀?"老师说:"首先得缓解呼吸系统的症状,其次完善检查明确诊断,后期指导治疗。"听完后,我便来到电脑前学着开医嘱,在老师带领下做事不会出错。

过了一会儿,我去病房看她时,发现一脸憔悴的她,眼神有点不一样,从入院时惊恐到呆滞又夹杂一些疑惑,估计在想自己的病情吧。

通过一系列检查后,发现她确实有肺部感染,支气管扩张等呼吸系统疾病,但是让老师眉头一皱的是她的胃窦和肝右叶出现癌变,且发生了转移,在癌症面前呼吸系统的疾病显得并不突出。当我们来到床旁准备和她的儿子进行谈话时,发现多了一个男人,是她的丈夫。她正面露难色趴在床边利用床头突起的地方去压迫腹部缓解疼痛,见我们来了便说:"做了这么多检查,钱也没了,病情也没有缓解,不想治了。"她丈夫却很执着,不断询问检查结果。我们移步到走廊上交谈,随后出现一男一女加入谈话,是她的弟弟妹妹。当听到她得的是胃癌且多发转移灶时,他们眼里的光一下子就黯淡下来,这个噩耗如同石头一般沉重,谁也不愿相信一个平日里爱说笑的人突然就病了。老师轻声地说:"目前只能转肿瘤内科,行胃大部切除术,但是后期预后不良,要做好准备,你们考虑一下,目前有医保,费用相对以前负担不重,早决定早治疗。"

回到办公室后,老师很感慨地说:"女人不容易呀,结婚后,角色越多,承担的就越多,一生都在付出,等到生病的时候还在考虑钱的问题。"是啊,她首先是妻子、母亲、姐姐,其次才是一名患者。她才42岁,承载着那么多人的爱和依赖,是他们眼里象征幸福和希望的光。我虽然看到老师眼神闪过一丝无奈,但是他依然带领我不断多次与家属沟通。在我们双方不断的努力之下,她最后同意治疗,我们为她办理了转科,多么希望她能在家人的期望和陪伴下积极配合治疗。

这件事让我明白,好的医患关系都是建立在双方不断的沟通与相互理解之上的,医生虽不能在短时间内改变患者及家属对病情的恐惧见解,但是能结合专业知识,具体分析安慰、理解,让患者迅速接受病情,是一个引导者,如一束光引领患者走出对疾病的迷茫。你我都是点燃对方的一束星光,作为一个当代青年医学生,学习医学理论知识是我们行医的基础,为患者带去慰藉也是我们的关注点。当然,在疾病面前,我们每个人都显得那么渺小,再多的金钱也比不上有个健康的身体和亲人的平安。我只能深深地祝福她越来越好,继续绽放她的光芒,因为作为我接触到的第一个患者,她也是点亮我从医生涯中的一束光!

（张　娟）

【教师点评】可以看出作者是一个善于观察的医学生,不管是老师的一举一动,还是患者的神情变化,患者家属的身份特征,在作者的细致观察下和耐心沟通中,整个医患沟通的过程被完整地展现出来,并做了详细的记录。同时作者又是那么温暖、善良,她关心、牵挂病患,将病患看作一个立体的、完整的人,不仅了解她的病史,更在乎她的人生,并对此致以深刻的同情和敬意,这正是人文关怀的题中之义。正因为作者同理心强而又时常反思,才有结尾深刻的体悟和对本职工作的强烈认同。希望她在这条追光路上一路撒播光亮和温暖!

（蔡一铃）

治疗与治愈

在这个纷扰的时代,人们总是"谈艾色变"。在宣扬平等、尊重思想时,依旧不禁对特殊群体戴着有色眼镜;但医院这个特殊的地方是可以打破这种束缚的。

那天参加晋江市医院的志愿者活动,我接待了一名瘦弱的艾滋病患者,那是作为医学生的我第一次在现实中接触这个群体。当我听见患者给我的病史描述是艾滋病时,不禁心头一颤,但依然保持镇定,继续引导患者就诊。她说她是贵州来这打工的,手里还拿着地区医院接收艾滋病患者的介绍信。她手上长长尖尖的黑色美甲令我印象深刻,在触摸到我手的那刻,我下意识地回缩,她好像感觉到我的反应脸露歉意,我不敢看她的眼睛。带她完成手续,到内科诊室后,她那充满歉意和局促的神情令我难以平静,自责和内疚的情绪突然涌上心头。如果身为医护人员的我们都对患者抱有歧视的话,那么还有谁能真正走进他们的内心,从心灵上缓解他们的病痛,从而真正地治愈他们身心呢?

随后,我在引导其他患者的时候,再次碰到了她,她向我询问感染科的方向,我想了想,说:"挺远的,我带你去吧!"一来是对不熟悉医院的患者来说这条路确实有点复杂,二来也想借此机会向她道歉。"对不起啊,我刚那个手缩回去没有别的意思的。""没事,你挺好的,别人知道我的事,看到我的样子都离我远远的,你还愿意帮助我。其实吧,我知道大多数人也不是歧视我,就是害怕我,怕靠近我会被传染。可是我心里还是很难受,也不愿来人多的地方,都躲在家里。我感觉好像只有在医院里大家平等,医生也不会怕我。"我感到惭愧,视线不敢与她相对。"姐姐,感染科到了,如果你后面有我能帮到地方可以再来找我,我就在刚才那个地方。"她微笑地点点头。

后来因为忙于学业,再次参加志愿服务已是两周后。向感染科护士姐姐问起她的情况,得知她病情恶化,还在住院接受治疗,平时护士姐姐们也会和她聊天开导她。我决定志愿服务结束后,去看看她。然而当我来到感染科时,由于病房限制探视,未曾见到她。一周后,我再次向护士姐姐问起她,姐姐说,她病情恶化,已经不合适继续接受治疗,建议回家休养了。她回家的时候是开心的,很感谢我们对她的关怀和照顾,之后还准备去自由旅行。那天我很开心,由衷地为她感到开心。治疗是用科学医疗手段去延长机体的生命,医护人员是治疗的执行者,可机体的疗愈是不够的,真正的治愈需要医护人员的关心和人文关怀。治愈往往是双向的,笑容在她脸上也在我们脸上。

常想到爱德华·特鲁多医生的墓志铭:有时去治愈,常常去帮助,总是去安慰。它值得医护人员一生铭记。

(邱银芳)

【教师点评】作者与文中的患者仅有一面之缘,却久久难以忘怀。在得知对方病史后,作者下意识地缩手使患者露出尴尬、局促的神情,这一细节似电流般触动了作者的内心,不断牵动着作者的思绪,甚至在之后的工作中不断惦念、询问、探望这位患者。在作者的笔下,我们看到了她对患者的歉疚、对生命的尊重,还感受到了她对医者使命的思考。平凡的一次相遇悄然打开了年轻医者的心门,医学是维系人类生命健康的技术能力,更是人类情感与人性关怀的表达。作为医生,面对的不仅是机体疾病,更是每一个有情感、有思想、有温度的人。

(王鸣翔)

让大爱填充生活

从医数十载,大爱布天下。这是从一位白发苍苍的老医生毕生奉献中总结出的一个结论。他是医院一位普通得不能再普通的医生,但他身上有着不同于常人的坚韧。

来到医院实习的第三个月,我被分配到了最令我恐惧的急诊科。在急诊科,我每天都是数着日子过的,忙忙碌碌的日常工作、形形色色的突发状况让我盼望着早点逃离这里。

可就是在忙碌的生活中,出现了这样一件事,驱散了我对急诊科的恐惧和害怕,同时也改变了我对这位白发苍苍的老医生的看法。原先与这位老医生接触,我心想:"他真是一个老古董,什么都说听从院里的安排,没有一点自己的主见,真不知道他是靠什么混到专家号的。"我们私下里也会打趣道:"这位老医生可是靠年纪混到的专家号,我们可比不上。"但就是这样一个人能在万难中挽救一个鲜活的生命。

这是一个平常得不能再平常的日子,院里却出现了一个上肢严重性创伤的小男孩。这个小男孩看起来也就四五岁的样子,而接诊的正是这位老古董医生,因为医生们都在抢救在一场大火中受伤的百姓。老医生刚从抢救室里走出来,就正好接诊到了断臂男孩。在急诊科的日子里我从来没见过这位老医生尝试这一类的缝合工作,院里的医护人员也说:"这位老医生年纪大了,精细的工作都干不了了,看看病还是可以的,他已经不适合待在急诊科这种高强度的诊室了。"因此,负责接诊的护士将老医生带到远离家属的地方小心翼翼地问:"医生,您可以吗?"老医生说:"到危急时刻我一定要顶上。那些年轻人都在忙,每个生命都是值得挽救的。"说着就步履蹒跚小跑着进了小男孩所在的手术室。

护士还是有点担心,打了其他医生的电话,让他们下手术就过来帮忙。老医生进去帮助小男孩检查伤口,最担心的问题还是来了,小男孩的胳膊有多处坏死。就在这时一个技术精湛的年轻医生也进来了,他看了一眼伤口说:"准备截肢吧,通知家长签字。"老医生立刻拦下,说:"他才五岁,截肢了以后生活就会面对很多困难,要不试试其他办法。"年轻医生摆了摆手,说:"最好的办法就是马上截肢,不然小孩还会受到更多的伤害。"听到这里,老医生顿了顿,毅然说道:"我试试其他办法,我想保住他的胳膊。"年轻医生面露难色地问道:"那风险?""我自己负责。"年轻医生说:"那我给你打下手。"就这样,时间一分一秒地过去了,抢救室的红灯终于暗了下来,手术成功!小男孩的胳膊保住了,手术室里一片欢呼!

当护士将这个喜讯带出手术室时,小男孩的父母跪在了手术室门口,留下了感激的泪水。手术室里,年轻的医生对老医生说:"我还没见过这种方法,两个方案同时进行。"老医生说:"这种方法很冒险,但凡出一点错就前功尽弃了,但是我很想保住他的胳膊,他才五岁,截肢了以后怎么面对生活。"听着他们的对话,我由衷地对老医生感到敬佩,羞愧地低下了头。

后来,患者的家属为老医生送来一面锦旗,急诊科的医护人员也对老医生彻底改观,大家看老医生的眼神里都充满了敬佩和尊敬,老医生不再是老古董,而是老财富。我深深为我之前那肤浅的看法感到惭愧。

"见彼苦恼,若己有之"。所谓医道,不仅要求医者有精湛的医术,更要有"大慈恻隐之心",让爱充满人间,让温情传递世界。

（陈佳颖）

【教师点评】在疾病面前,医生与患者像是同乘生命之舟的伙伴,患者将自己的健康、生命托付给医者,而医者则把减除患者痛苦、挽救生命危亡视为天职,这是一种至纯至圣的情感联结。"医学是一种回应他人痛苦的努力",做好临床工作的前提是医患的互相了解,同一种病,在不同的人身上可能是完全不同的故事。文中的老医生面对年幼的患者,毅然决定冒险接臂,这是在对患者年龄、诉求等实际情况充分了解的前提之下,考虑到个体的特殊性,做出的临床决策。面对不同的患者,我们需要将自身融入其中,倾听、了解患者完整的、细致的、独一无二的故事,考虑到各种特殊性、可能性,才能解开疾病的隐喻,寻找到疾病的关键节点和患者心灵的伤痛点,进而做出合理、正确的诊疗。

（王鸣翔）

医学·温情·我

在我年幼时,曾无数次仰望医务工作者,看着他们解救了无数痛苦的病患,为社会付出自己的力量,憧憬着自己有一天也能站上这个光荣的岗位,散发出自己的光与热。就在前年,我荣幸地加入了医务工作者的行列,曾经的憧憬变成了现实,我也成为人们口中的"白衣天使",这个称呼让我认识到这个岗位的责任与重量,也培养了我作为医务人员的职业素养。

去年夏天,阳光照耀在白大褂上,我成了见习护士的一员,我学到许多有用的临床知识,无数温情深深地震撼了我的内心,使我作为医务工作者奉献社会的决心更加坚定。

见习的某天中午,因为忙碌还未来得及吃午饭,医院的食堂每天都会有人上来病房询问有没有人需要盒饭,这天却迟迟不见上来。我心里正纳闷呢,突然看见一位老人走过来,只见他小心翼翼地看了一眼站在护士站的我,又迅速撇过头去,转身要走。我见他这样,害怕他有不舒服却不敢在休息时间叫我,于是我迅速追上去叫住他。老人边比画着边说了几句方言,很多我没听懂,但大致意思就是今天食堂没上来派饭,他想出来看看还会不会来。我知道了之后,扶着他进了病房,告诉他我也还没吃,并打电话叫食堂送了两份饭上来。看他吃得倍香,我就放心走了。第二天中午,食堂依然没上来派饭,他又走出来,我猜到他肯定又没吃饭。我过去拉他进入病房,为他订了一份饭,又写了一串电话号码给他,和他说以后没吃饭就打这个电话,会有人送上来。他支支吾吾地说:"我没手机……"我说:"老人机也没有吗?"他转过头说:"没有。"我顿时觉得有些奇怪。这时他拿出柜子里的上面有一层细灰的核桃乳给我喝,我说:"不用了,谢谢大爷啊!"他坐下和我说道,他是个孤寡老人,从小身体不好经常住院,因此没上学,没娶老婆,也没有子女,只有一个小两岁的弟弟一直照顾他。年纪越大,身体也越来越差,总是住院,他也不想总麻烦弟弟,所以这次就一个人来了医院。我从心里泛出一股酸来，不知道说些什么，只叮嘱他好好休息，配合治疗，如果没吃到饭就去护士站找我或者其他护士帮他订饭。

之后食堂恢复了派饭，他也没来找过我了，我总是会默默地留意他。一天下午，我看见了他的出院通知单，赶忙跑进他的病房——幸好他还没走！他和我说，明天一早就出院了，弟弟来接他。我放下心，一股脑跑回家里，炖了我平时最爱的排骨，打包送到了医院。他笑着，不知道怎么谢我，我怕他不自在，和他说这是食堂免费送的，大家都有，叫他放心吃。我走出病房，故意留下一个门缝，远远地注视着他，看他吃得真香，我的眼眶湿润了。希望他出院后一切安好，不要在医院再见面了，祝他过得幸福安康。

人世间的温情每天都在发生，医院更是常存。作为一名医务工作人员，我不仅学习着如何疗愈病痛，也学习着治愈患者心里的伤痛。我愿意以此生献于医学，献于社会。我是一名光荣的"白衣天使"，我为此感到无比骄傲！

（许睿洁）

【教师点评】在这篇文章中，作者将自己与一位老人的故事娓娓道来，字里行间饱含着浓浓的护患之情。平行病历的写作要求医者将医疗过程中除正规病历外的细枝末节、情绪变化、心理过程及家属感受记录下来，其目的是更好地帮助患者诊疗，同时实现医者心灵世界的自洽与反思。若能以文学的笔触将临床工作中的亲身经历、所思所想书写出来，必会产生触动心灵的好作品。文中护患间融洽、信任、理解的情感联系悄然唤起了医者对患者更深层的爱护与责任。医学是"人的医学"，只有心系患者，视患者为亲人，才能更好地懂得疾病、懂得患者、懂得医者使命。

（王鸣翔）

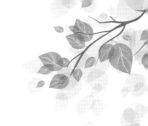

医患沟通与临床
叙事实践

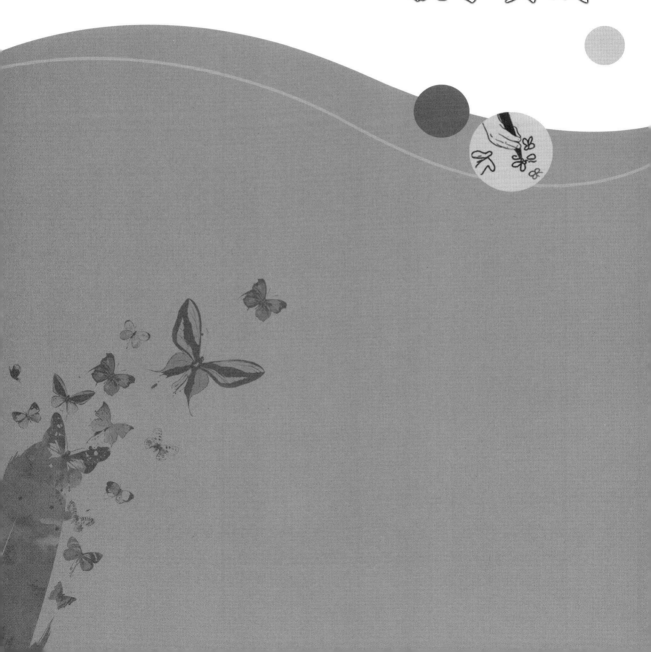

第七章 医患沟通与叙事能力

　　医患沟通是指医疗机构中的医务工作者在诊疗过程中,与患者及家属围绕伤病、诊疗、健康及相关因素,主要以诊疗服务的方式进行的沟通交流。良好的医患沟通,应该是以患者为中心、以医方为主导,医患双方经过密切交流后,在医学上产生共识,并建立信任合作关系,医生在诊疗疾病的同时,还要为患者提供疏导心理、安定情绪、传授医学知识、介绍病情等服务,患者由此得到全方位的照护。良好的医患沟通不仅有利于提高疾病的诊断率和治疗的成功率,而且有利于维护患者的利益,有利于建立和谐的医患关系。这就要求医生不仅要有高超的医术,还必须具有爱心、耐心、细心和同情心,需要具有一定的叙事能力,即带情倾听、以情说话、用情看病。

　　美国哥伦比亚大学教授丽塔·卡伦认为,导致医生和患者分歧的主要原因是在各种认识上的差别:对病因的认识、对死亡的认识、对疾病情境的理解,以及伴随的羞耻、责备和恐惧等情感。在医患沟通中运用叙事医学的方法,使医患双方更多地理解对方的情感,让医者更准确地了解患者的疾病经历,更全面地感受患者的痛苦,能够帮助医务人员理清思路,也可以让患者对医学有着切合实际的期盼,从而有效地弥合这些分歧。

　　本章从医患关系的模式、医患沟通的重要意义、语言沟通和非语言沟通、与不同类型的患者和家属沟通、医生问诊环节等几个方面帮助大家了解医患沟通,重点讲解如何运用叙事医学的方法提高医患沟通质量。

第一节　医患沟通

一、医患沟通和叙事能力概述

　　医患沟通,就是医患双方为了治疗患者的疾病,满足患者的健康需求,在诊治疾病过程中进行的一种交流。医患之间的沟通不同于一般的人际沟通,患者就诊时,特别渴望医护人员的关爱、温情和体贴,因而对医护人员的语言、表情、动作姿态、行为方式更为关注、更加敏感。这就要求医护人员必须以心换心,以情换真,站在患者的立场上思考和处理问题。

"叙"有叙述、讲述之义,"事"指故事、经验或经历,"叙事"是叙述者讲述自己的经历、分享故事的行为。国内学者对叙事的概念进行了界定:叙事是指在特定的社会文化背景下,以口头、书面或情景语言、音频、视频、图片等方式,对一种行为、一系列真实或虚构事件进行描述的过程,或所有叙述性的言语作品。在疾病叙事中,患者通过有意义的表达方式将自身的疾病及生活经历、故事、感受等进行叙述,将过去、现在及未来连成一个整体,并从中透露出"身体—心理—社会—精神"4个层次的需求,医护人员从中可以深入"阅读"到患者的痛苦和个性自我的深层状况,拉近与患者的距离,完善对患者的医疗救治。

叙事能力,即倾听接受、消化吸收、分析解读他人故事和困境并给予回应的能力。医学叙事能力以共情和反思为核心,包括了对患者故事和困境的倾听接受、消化吸收、分析解读并给予回应,有助于临床医生在医疗活动中提升对患者的共情能力、职业精神、亲和力和自我行为的反思能力。医学叙事能力可通过经典的疾病文学叙事阅读、平行病历书写(有人称、有情节,采用一定的叙事技巧呈现的病史)和关于疾病的自我反思性叙述等体现,并通过精细阅读和反思性写作提升。

二、叙事医学中的医患沟通

医学既是自然科学,也是人文科学。然而当代社会,随着科学技术的飞速发展,医学的科学性、技术性得到了充分的展示,但其人文性趋于弱化。高新医疗技术在给人类带来福祉的同时也因医方更加依赖仪器、设备,忽视医学疗愈心理的作用而导致医患矛盾加剧。在循证医学备受青睐的时代,医护人员将有限的时间和精力都投入在收集、分析、评价数据和信息中,却忽略了去倾听、思考和理解患者的痛苦和苦难。

叙事医学的诞生是医学教育中人文教育的推广,叙事则将医学人文关怀具体化、可操作化和可实施化。患者不仅是躯体、器官和组织,而且有自己的生活、有复杂的情感和历史背景。医生医治的应该是"有病的人",而不仅是"疾病"。医学应该是注重医患关系的疗伤艺术,必须同时涵盖医术和人文关怀。叙事医学丰富了医学人文关怀的活动内容与内涵,使医护人员有可能走进患者的内心世界,聆听患者的心声,为其提供充满尊重、有情感、有灵性、有温度的医疗照护。医患之间的良好沟通可缓解医患关系紧张甚至恶化的情况。叙事医学是为了保证在任何语言环境和任何地点,医生、护士、疗愈者、治疗师在与患者相遇时可以全面地认识患者并尊重他们的悲痛。叙事医学是培养医护人员的倾听、理解、共情能力的有效途径,不仅能改善医患沟通,还能够降低患者焦虑、恐惧等情绪,提高患者对于生活事件的应对能力,对疾病康复起着积极的作用。因此,叙事医学的出现被称为是改善医学人文困境的一种新视角、新思路、新方法和新途径。

叙事医学有助于临床工作者与患者建立关联,在患者痛苦的时候接近他们。如果具有叙事能力,医疗卫生就能带来真正的尊敬和公正。社会语言学家艾略特·米施勒描述了在医生诊室里冲突的情境。他仔细查看了常规医疗问诊对话的录音和转录文字,区分了他称为"医学世界"和"生活世界"的谈话片段。在1986年的重要研究《医学的话语:医疗问诊的辩证关系》中,米施勒描摹了对话从意义的一端转变到另一端的过程。

医生在检查一个患有腹痛的女性患者,了解到她有酗酒的问题,医生问:"你这样喝酒有多长时间了?"患者回答:"从我丈夫死后。"医生又问:"那是什么时候?"医生试图把患者的症状按时间顺序排列,以便理解其生物学意义,而患者给出的症状是按她生活事件的顺序排列的,以便她理解个人的生活。这样,医生和患者之间就有了一个沟坎。还有一个患者报告说她第一次去看某个医生的时候,那个医生极大地侮辱了她,实在是太可怕了:"他问我,我的两个女儿是不是同一个父亲!他以为我是什么人啊?!"患者感到她被当成了一个放荡的女人,但毫无疑问,医生只是进行着从现病史、既往史和社会史开始的常规初诊程序了解患者的。在问到家庭史时,也许为了节省时间,他想在了解这个新患者家庭史的同时画出家庭谱系图。如果不知道父母的情况当然无法画出每个孩子的情况,因此医生提问的关于孩子父亲的问题只是医学世界中一个简单、常规的问题,而患者却把它当成是生活世界中一个充满意义的问题。

这两种情况说明,医生和患者之间,与其说是一座桥梁,不如说是山间小路,从这头到那头,有着如诗如画的景色,医生与患者之间的沟通让这条路充满色彩,需要医生慢慢地欣赏而不是几步就走到患者的那一端。偶尔也存在沟通不畅,如果医生具备叙事能力,在沟通时就能与患者达成共情,是一种尊重也是一种公正。

医务工作者和患者之间的相遇是医学的核心。这个相遇过程中会有很多缺陷:医护人员不够聪明,不够勇敢,没有足够的想象力;患者不是特别信任医生,不够勇敢,不太接受医生的建议等;由于对死亡、疾病成因、情境和情感的不同认识,医患之间存在分歧,但这些分歧可以弥合,由致力于改善临床关系的医生和患者来弥合。《柳叶刀》主编理查德·霍尔顿在《医学战争》中写道:"医疗实践有一道鸿沟,这也是目前医学所面临挑战之核心。解决的办法在于找到一座连接医患的桥梁和对于疾病的一致理解。我们需要的只不过是一种新的关于医学知识的理念。"这种新的医学知识理念就是叙事,了解医疗实践的叙事维度及提高叙事能力能够给我们提供急需的帮助,化解医患分歧,提高治疗效果。借助叙事的帮助,如果我们能理解人和死亡及时间的关系、疾病发生的独特情境、在健康和疾病中病因和偶然性的中心作用,以及妨碍真诚的、合乎伦理道德关系发生的情感因素,那么医生和患者就可以在死亡的阴影下找到相互团结的方法,尊重每一个人的独特性,真诚地关心对方,并充满勇气、正义和希望地面对未知的一切。

三、医患沟通的重要意义

(一)构建和谐医患关系的需要

近年来,医患关系紧张和医疗纠纷不断仍然是社会问题之一,其形成的主要原因之一是医患双方的沟通存在问题,其中医患沟通不充分、人文关怀不到位是重要因素。医患之间的良好沟通可缓解医患关系紧张甚至恶化的情况。在医疗活动中,医护人员如果把即将进行的医疗行为的效果、可能发生的并发症、医疗措施的局限性、疾病转归和可能出现的风险等,在实施医疗行为之前与患者或者家属进行充分沟通,让他们在充分理解正确的医疗信息后,再做出关系到治疗成效和回避风险的医疗决定,就能减少误解和纠纷的发生。同时,医患沟通有助于患者及其家属进行心理准备,当出现令人不满意的结果时,能够理解和正确对待,从而缓解医患矛盾。加强医患沟通,既能有效地了解患者的需求,又是心理疏导的一种有效手段,解疑释惑能使忧郁的情绪得以宣泄,减少医患间不必要的误解,减少和缓解医患矛盾。另外,每个患者都有了解疾病的权利和强烈愿望,若医生能够主动耐心地与患者沟通,则一定会赢得患者和家属的信任和信赖,从而构建和谐的医患关系。

(二)诊断和治疗疾病的需要

疾病诊断的前提是对疾病的起因、发生、发展过程的了解,病史采集和体格检查就是与患者沟通和交流的过程,这一过程的质量,决定了病史采集的可靠程度和体格检查的可信度,在一定意义上也就决定了疾病诊断的正确与否。医护人员在进行医疗照护时,带有鲜明的个人医学体验和认识,有义务将自己对疾病的看法及治疗中的要求,通过语言的形式传输给患者,患者将对医疗信息的理解、治疗过程中的心理感受和生理反应反馈给医生,这种传输与反馈循环贯穿于整个医疗活动,只有这样才能获得良好的患者依从性,从而顺畅地完成诊疗过程。诊疗过程中,医生不但要明确疾病,还需要了解疾病的载体——患者,否则就无法精准、全面地诊疗疾病。因为,不同文化背景、社会地位、经济条件、性格特征的个体对同一疾病的态度、反应、决策、希望会有很大差异:有人坦然面对,有人精神崩溃,有人积极配合,有人颓然放弃,甚至有人似乎置身事外,表现出无所谓的态度。医生必须在主动的沟通中去观察分析、体会感受每个患者的实际情况,给出个性化的治疗方案,这样可收到事半功倍的临床效果。

(三)提高医护人员知识、技术和技能的需要

临床医学也是一门实践科学,需要医生在患者床边细致观察、耐心询问、用心分析、果断决策,再不断反思纠错、调整方案,最终救治患者个体,同时在过程中也提升了医生的诊疗能力,甚至培养出医学大师。在这个过程中,沟通、再沟通具有无可替代的作用。因此,要用感恩的心态对待患者,因为医生的技术进步、科研成果无一不来源于患者。不能自然地以为医生是恩赐者,患者是受惠者,要在内心真正建立医患间对等和诚信的关系,不能认为因为医生掌握了技术,患者就应该唯命是从。

(四)医护人员医德水平的体现

通常具有崇高医德的医生愿意主动与患者沟通,通过沟通深入了解疾病及患者,为他们的精准诊疗提供依据;具有崇高医德的医生容易与患者沟通,沟通中倾注感情、带有温度,自然会被患者欣然接受;具有崇高医德的医生愿意学习和提高临床沟通技能,沟通属于技能,不是本能,需要后天学习和磨炼才能不断提高,从而将沟通技能融入工作当中,提升医生的工作能力;具有崇高医德的医生在困难的情况下能够勇于与患者沟通,在愉悦的气氛中人们往往乐于沟通,在紧张、纠纷的境遇下更需要高效沟通,以解除误会、消除矛盾。

第二节　语言沟通和非语言沟通

在社会交往中,语言是人类特有的一种交往工具,是人类文明的重要标志,是传递信息的第一载体。正如马雅可夫斯基说的"语言是人的力量的统帅"。离开了语言,任何深刻的思想,丰富的内容和美好的设想都无法表达。随着医学模式的转变,语言在临床工作中的作用越来越被人们重视,医护人员如果不掌握一定的语言技巧,会给自己的工作造成极大的负面影响。

一、语言沟通的含义与作用

要准确理解"语言沟通"这一概念,首先要把握语言的内涵。什么是语言?《现代汉语词典》(第 7 版)的解释是"语言是人类所特有的用来表达意思、交流思想的工具,是一种特殊的社会现象,由语音、词汇和语法构成一定的系统,'语言'一般包括它的书面形式,但在与'文字'并举时只指口语"。从上面的解释中可有以下理解:①语言应指人类的语言,人与人之间通过言语交流来沟通;②语言应该指人类语言中的语音、词汇、语法、言语等具体内容;③语言应包括书面语言和口头语言。沟通本质上是信息的传递,而信息是抽象的,必须借助于一定的符号代码才能成为可以"捉摸"的东西,才能进行传递。在人类交际活动中,载荷信息的最主要符号代码就是语言。

语言沟通是指沟通者出于某种需要,运用有声语言或书面语言传递信息、表情达意的社会活动。只要有人群活动的地方就需要语言,人们用它进行思想交流,以便在认知现实、改造现实的过程中协调相互之间的行为,取得最佳的效果。

【案例分享】

有一位中学女生,因腹痛先后多处求诊了 2 个多月,一直没能根治。

她衣着得体、脸色红润、发育良好、服饰名贵,一手按着腹部,脸上露出痛苦的表情。陪同的母亲同样满身名牌,可知其家庭经济状况很好。但是患者的外表与她的病情不匹配,如果真的腹痛了 2 个多月,脸色不可能那么红润。

医生让患者在旁边先休息一会儿,一边处理其他患者,一边观察她的表现。她很快开始玩手机游戏,玩得很开心,脸上没有一点痛苦的表情。医生猜测,她并非真有躯体疾病。

医生开始与那孩子沟通,先是仔细询问病史与患病经过。她不肯多说话,语气和眼神带着傲气,与她的穿着一样,有居高临下的气息(事后得知,她父亲是一位大公司的董事长)。后来,慢慢了解到她在国际学校读书,医生尝试用英语跟她沟通。几句下来,她的表情有了明显变化,眼神里也有了信任:"你英文那么好。"他们之间的距离迅速拉近了,接下来是全英文沟通,了解到她在发病前曾与同学闹矛盾,腹痛背后的原因终于找到了。

这种情况下,或许需要用完美才能"征服"她,否则她会继续保持距离。表扬她没有用,用事实超越她或让她信服才能拉近距离,开启沟通之门,从而了解疾病背后的真相。这位医生让她觉得"这个老头儿英文还不错,知识面也很广",然后才能聊得下去。另外,她母亲不懂英文,用英文交谈可以让她继续保持自我空间、保护隐私,当然医生也承诺不会告诉别人,所以才有了这次成功的叙事,找到了疾病的根源。

二、语言沟通的类型

语言是人类社会的产物,人类从开始存在的第一天起,就为了生存和协调人与人之间的生产行为创造了分音节的有声语言,即口头语言。随着社会的发展,有声语言因受时空的限制而不能满足人类交流发展的需要,于是又产生了有形语言,即书面语言。因此,语言沟通包括口头语言沟通(交谈)和书面语言(文字、图像、数据等)沟通两种主要类型。

(一)口头语言沟通

口头语言沟通又称交谈,是人们利用有声的自然语言符号系统,通过口述和听觉来实现的,也就是人与人之间通过对话来交流信息、沟通心理。口头语言沟通被语言学家称为是"说的语言和听的语言",是使用历史最久、范围最广、频率最高的言语交际形式,是书面语言产生和发展的基础。口头语言沟通可以通过语音、语调、语速、停顿、表情和肢体语言等多种方式进行。说话人通过语音和语调来传递情感和重点,通过语速和停顿来控制交流的节奏和流畅度,通过表情和肢体语言来加强语言表达的效果。

【知识链接】

据北京大学医学部对 3 家综合医院医疗投诉分析表明:80％医疗纠纷与医患沟通不到位有关。其中一个突出的现象就是医务人员"不会说话",加剧了医患矛盾。

患者最不喜欢医生说哪些话:

18.26％:跟你说了你也不懂。

17.40％:想不想治?想治好就回去准备钱吧。

14.93％:我推荐的药你不吃,后果自负。

14.31％:到外面等着去!

12.01％:害什么羞,人体器官我们一天看几十个,没啥隐私可言。

8.11％:怎么拖到这么晚才来看病?

7.79％:你知道这病的后果有多严重吗?

3.95%:谁让你抽这么多烟?

1.97%:偏方别乱用,毛病都是吃出来的。

1.27%:没事儿别瞎担心,毛病是自己吓出来的。

口头语言沟通虽然都是说话,但说话与说话之间也有一定差别。语言学家将口头语言沟通分为述、说、讲、谈4种类型。

【案例分享】

爱语释恐慌

泌尿系结石患者小怡住进广东省中医院芳村医院的泌尿外科,她在术后第4天因治疗需要,必须卧床休息、禁食、留置胃管给胃肠减压、留置尿管记尿量、留置深静脉管进行静脉营养支持治疗等。一天下来,她身体上插满了管子,本就瘦弱的身子蜷缩在病床上,脸色苍白,眉头紧锁,一言不发,显得很难受。

朱医生查房时注意到小怡,看出她心情低落,便轻轻询问:"插着胃管难受吗? 肚子饿不饿?"小怡有些不耐烦:"能不难受吗? 我都快要死了!"朱医生有些不解,心想:"她的病情不算严重,怎么会有这种感觉呢?"经过与小怡深入沟通,朱医生才知道原来她见自己全身插管,又有诸多医生反复查看,和在网上看到的ICU重症患者一样,误以为自己已病入膏肓。"我还没结婚,生命却将走到尽头……"说着说着,她哇哇大哭起来。

朱医生非常理解她的心情,他给小怡讲述了留置管的作用,解释其病情和ICU重症患者病情不同,并轻声安慰:"想哭就哭,把不愉快都哭出来吧! 心里还有什么担忧? 想和我说说吗?"小怡遂敞开心扉,把心里的顾虑和担忧都说了出来,心情也逐渐平复了。住院期间,朱医生不断安慰、鼓励她,小怡逐步恢复了治疗信心,积极配合各项治疗措施。慢慢地,小怡紧锁的眉头舒展开了,露出了坚强的笑容。出院时,小怡动情地说:"感谢朱医生每天给我的安慰和帮助,在惊慌无措时给我服下'定心丸',让我得以快速康复!"

(二)书面语言沟通

书面语言沟通是用文字符号进行的信息交流,是对有声语言符号的标注和记录,是有声语言沟通由"可听性"向"可视性"的转换。书面语是在口语基础上产生的,即口语是第一性的,书面语是第二性的。人类口头语言的历史比书面语言的历史长得多,到目前为止,世界上仍有许多语言只有口头语言而没有书面语言。另外,书面语又是口语的发展和提高,书面语言沟通是人际沟通中较为正式的方式,可以在很大程度上弥补口头语言沟通的不足。

由于书面语言与口头语言沟通的信息载体不同,因此形成了两种不同的表达风格,其至还存在较大差异。一般情况下，口头语言用词通俗，结构松散，句子简短；书面语言用词文雅，结构严谨，句子较长；口头语言灵活易变，而书面语言稳固保守，因此在语言发展的历史上经常会出现"言文不一"的情况，如汉语的发展史上长期存在的文言文和白话文的对立就是这种情况。当书面语与现实生活差异太大就会发生变革，如"五四运动"期间废除文言文，改用白话文，就是这种变革的代表之一。

三、医护人员与患者交谈中的常用语言

（一）指导性语言

指导性语言是指当患者不具备医学知识或者缺乏医学知识时，医护人员采用一种灌输式方法将与疾病和健康保健知识有关的内容教给患者，使其配合医护人员的工作以达到康复目的的一种语言表达方式。随着社会的发展，生活水平的提高，人们迫切地希望通过建立和形成良好的生活习惯与健康的生活方式来保持健康。因此，医护人员除了为患者治疗疾病，还要对服务对象进行健康教育和健康促进，帮助他们建立和形成有益于健康的行为和生活方式，增强体质，预防疾病。

（二）解释性语言

解释性语言是指当患者提出问题需要解答时，医护人员采用的一种语言表达方式。每个人在患病以后，都会因为生理上的痛苦和心理上的不良反应，出现情绪低落和情感脆弱等现象，会对自己的身体和疾病给予更多的关注，并且非常希望能从医护人员那里获取与疾病有关的更多信息，以减轻自己的心理压力。因此，当患者或患者家属提出各种问题时，医护人员应根据患者的具体情况，给予恰如其分的解释。如有一位因炎症导致白细胞升高的患者，把自己的病与白血病相混淆，从而导致患者因极度恐惧而产生轻生的念头，经过医护人员仔细询问并了解情况后，向患者进行了及时的解释，使患者放下包袱并且积极配合治疗。另外，在患者或患者家属对医护人员或医院有意见时，医护人员更应该及时予以解释，以减少或避免医患纠纷的发生。

（三）劝说性语言

劝说性语言是指当患者行为不当时，医护人员对其采用的一种语言表达方式。如患者在病房内吸烟，医护人员如果采用简单的命令性或斥责性语言，会使患者感到不舒服；如果采用劝说性语言，对患者晓之以理，动之以情，向患者讲清吸烟的危害及对疾病治疗的影响，患者就比较愿意接受。两种不同的语言可以产生两种截然不同的心理效果。一般情况下，患者更容易相信医护人员的话，因此在患者存在某种不良行为时，医护人员可以现场进行劝解。如某位患者必须戒酒才能手术，但患者认为做手术就是为了活得更好，不让喝酒还不如不手术，从而拒绝戒酒。患者的家属怎么劝说也无效，医护人员则以因不戒酒而导致不良后果的病例为例对患者进行劝说，最后患者接受了术前戒酒的要求。采

用劝说性方式时,也可通过患者较熟悉、治疗较理想、性格较开朗的同类病友进行劝解,这样容易使患者产生信任,引起共鸣,有时甚至可以起到医护人员难以达到的作用。

(四)鼓励性语言

鼓励性语言是指医护人员通过交流,帮助患者增强信心的一种语言表达方式。鼓励性语言常用于病情较重且预后较差的患者,因为这类患者缺乏面对现实的勇气,缺乏战胜疾病的信心,消极悲观,萎靡不振,有的甚至拒绝治疗。而患者的坚强意志和信念又是战胜疾病的重要因素,因此医护人员要根据患者不同的具体情况,帮助他们树立信心,坚定意志,振奋精神,放下包袱,积极配合治疗。如在临床治疗护理过程中,可以这样鼓励患者:"你配合得很好,有些人对这种治疗方法很敏感,你应该是其中一个""你很理智,这事考虑得真周到""你过去碰到的困难比现在还大,你都顶过去了,这次你也一定能解决这个问题……"等。只有当医护人员心里明确地希望患者达到的目标是什么,鼓励才会有效,尤其是对慢性病患者,更需要经常结合治疗中的具体处境和实际问题给予鼓励。

(五)疏导性语言

疏导性语言主要用于心理性疾病的患者。医护人员在工作中应用疏导性语言能使患者倾吐心中的苦闷和忧郁,是治疗心理障碍的一种有效手段。

疏导原意是开通堵塞的水道,使水流畅通。古人治水,堵则水害加剧,疏则变害为利。同样是水,同样在治,功过不在于水,而在治水之人。同理,当患者受挫时,医护人员通过婉言疏导,可以让患者把心里话说出来后感觉舒畅和满足。如一个中年女工的儿子因车祸不幸身亡,她对突如其来的打击毫无思想准备,悲痛至极,茶饭不思,住院后一提起死者便泪流满面。此时医护人员应该主动接近患者,耐心倾听她的诉说。当患者倾诉之后可对她说:"阿姨,不幸的遭遇谁也料想不到,您也别太难过了。现在悲痛也不能挽回您儿子的生命,您要多保重自己的身体,您儿子也不希望您这样。"这些话虽然很朴实,但富于情理,容易稳定患者的情绪。

(六)安慰性语言

安慰性语言是一种使人心情安适的语言表达方式。医护人员在患者有病时使用安慰性语言,其力量比任何时候都显得生动、有力,容易在医患间产生情感的共鸣,进而稳定患者的情绪,帮助患者克服暂时性的困难,树立战胜疾病的信心,有利于患者疾病的康复与治疗。如急症患者因为突发疾病产生的烦躁不安、担忧恐惧,甚至悲观失望的心理;手术患者因为担心手术是否顺利,担心医生的技术水平而出现的焦虑、恐惧心理。患者的这些心理对已经存在的躯体疾病无疑是一种不利因素,甚至还可能互为因果而形成"恶性循环"。这时,患者最需要的就是得到家人或医护人员的安慰,如"你今天看起来好多了""这种药效果很好,许多患者服用后都有好转,你的情况比他们好,一定也会有效的"等。医护人员在使用安慰性语言时应注意态度要诚恳,对患者的关心和同情要恰如其分,并设身处地地为患者考虑,避免过分做作,让患者产生一种言不由衷或假心假意的感觉。最巧妙的安慰方法就是在安慰中予以鼓励。

医护人员的安慰救了他

一位 28 岁的尿毒症男患者,由于病程长,费用消耗高,对前途失去了信心。一天,医护人员发现他有自杀的念头后对他说:"患尿毒症对每个人来说都是不幸的,对你的家庭就更不幸,你有没有想过你的父母? 他们都在尽全力挽救你,而你却要放弃,你对得起生你养你的父母吗? 你难道愿意让白发人送黑发人吗? ……再说现代科技那么发达,血液透析、肾移植等不都可以缓解或治疗你的病吗? 不是还有父母的爱,还有那么多的医护人员为你想办法、帮助你吗? 世上没有过不去的坎……你自己好好想一想吧!"通过医护人员的分析和指点,患者鼓起了生活的勇气,树立了战胜疾病的信心。

在临床护理工作中,医护人员主要在两个方面对患者进行鼓励:一是患者跟自卑做斗争的过程中,通过鼓励增强患者的自尊和自信;二是当患者犹豫不决时,通过鼓励促使患者采取正确行动。医护人员可以用成功的经验或实例对患者进行鼓励,切忌盲目地、不切实际地鼓励患者。不要鼓励患者去做他做不到的事,这样的鼓励不但起不到鼓励的作用,还会挫伤患者的积极性,降低患者的自信心。同时,也会使患者认为医护人员不够诚实,说话不负责任,影响患者对医护人员的信任。

(七)暗示性语言

1. 何谓暗示

暗示是一种普遍存在的心理现象,《辞海》中对暗示的解释是"在无对抗态度条件下,用含蓄、间接的方法对人的心理和行为产生影响。这种心理影响表现为使人按一定的方式行动,或接受一定的信念或意见"。暗示是一种语言的提示或感觉性的提示,它可以唤起一系列的观念和动作。有心理学家认为,暗示是对认识作用不加批判地接受。几乎所有的人都有暗示性,只不过不同的人接受暗示的难易程度、快慢速度、完全性等差异很大。在日常生活中,我们随时随地都可以发现暗示或被暗示现象,以及自觉不自觉地运用暗示作用。比如望梅止渴的故事就说明了这一点,还有叶圣陶把维 C 当安眠药吃下却睡得很好,也是暗示的作用。

暗示的力量到底有多强大

有这样一个故事:两个怀疑自己患了癌症的人去医院复诊,一个被确诊是癌症,还有一个为误诊。确诊癌症的那个人其实已经在其他医院查过，也是怀疑癌症。对于生命他特别留恋，不过也做好了离开的准备，有来世，他一定好好珍惜生命和拥有的一切。

结果，命运和他们开了一个玩笑，把诊断书搞错了，他们的病情也就这样互相对调了。那个明明健康的人，听说自己得了癌症，突然对生命没有了希望，甚至放弃了自己，对一切都没有了兴趣，每天担惊受怕惶惶不可终日，结果还没有到医生预期的死亡日期，他就离开了人世。

良好的心理暗示，能够带给人意想不到的效果，但消极的暗示有时也给人体带来不良的影响。

2. 暗示的分类

暗示包括自暗示和他暗示，其中权威性强的他暗示，可以对受暗示者的生理、心理和行为产生巨大和深远的影响。暗示按产生的效果或后果来分，可分为积极暗示和消极暗示。俗话说"良言一句三冬暖，恶语伤人六月寒"。积极暗示对患者身心健康具有促进作用，有助于改善患者的心理状态，有助于患者树立战胜疾病的信心，有助于患者疾病的治疗和康复。消极暗示则会损害患者的身心健康，轻者可引起患者情绪上的不愉快，重者可造成患者精神创伤，甚至会使患者疾病恶化或产生新的疾病。

3. 暗示的影响因素

暗示的接受度受多种因素的影响，主要与患者的先天素质和产生暗示的客观条件有关。患者的先天素质是指患者具有易接受暗示的"人格"，容易被暗示；客观条件包括患者疾病的性质、严重程度、文化程度、所处环境，医护人员的服务态度、所采取的医疗措施的效果，语言的暗示方式、措辞、时机以及患者对医护人员的信任度等。一般在疲劳、健康状况不佳等状态下，个体的受暗示性明显增强。有些患者因疾病缠身导致受暗示性增强，再加上医护人员在其心目中的不容置疑的权威性，如采用积极的暗示，其效果有时甚至超过药物的疗效。

4. 暗示的作用

实践证明，某些疾病的发生和发展，与语言暗示和刺激有着密切的关系。在临床上常可以看到这样的例子，一些本来健康的人，因医护人员说话不慎或某些不妥当的行为，给患者造成不良的暗示，使患者误认为自己疾病很严重或患了不治之症，引起了患者心理或身体上的反应，患上了各种各样的"恐癌症"，成天奔波于医院找不同的专家诊治，有些人甚至会因此悲观失望而走上绝路。而在另外一些情况下，患者虽然患有严重疾病，但经过医护人员的暗示"您的病并不严重，您看这几天的治疗效果就不错嘛"，患者听后自己的感觉也会较好。因此，恰当地运用暗示，有助于改善患者的心理状态，帮助患者树立战胜疾病的信心，对患者的康复起到意想不到的效果。医护人员如果能注意到患者在治疗过程中出现的某些症状缓解的情况，适时给予积极的暗示，就可以消除患者的悲观心理，树立战胜疾病的信心，从而积极配合医疗护理工作。如一位再生障碍性贫血的患者，经过一段时间的治疗，自己认为花了那么多钱，病却没有任何好转，从而产生了悲观情绪。医护人员在发现患者出现情绪波动时，马上结合患者通过系统治疗后病情好转的情况，及时暗示患者"你这几天的气色好多了,脸色也红润了,今天我看了你的血细胞检查结果,也比以前升高了"。患者听了医护人员暗示疾病好转的语言后,重新树立治疗疾病的信心,积极配合以后的治疗护理工作,使病情日趋稳定。医护人员积极的语言暗示,可以使患者在不知不觉中得到心理安慰,从而有利于稳定病情,有利于疾病的治疗。

5. 暗示的注意事项

在实施暗示时要注意以下几点:

(1)建立信任感,树立权威性。对医护人员的信任感和权威性是患者接受语言暗示的先决条件,因此医护人员在言行举止上应注意展示权威性,使患者产生信任感。

(2)了解患者,有的放矢。在使用暗示方法前,要积极收集患者的相关信息,了解和摸清患者的心理症结,针对患者的具体情况实施暗示,方可取得满意的效果。

(3)审时度势,措辞得当。在了解患者的基础上,选择恰当的时机、适宜的场所、合适的语句对患者进行暗示。

(4)暗示的一致性。医护人员要注意统一口径,切忌在医护之间、医际之间和护际之间产生自相矛盾,使患者对医护人员失去信任感,从而使暗示疗法失去作用。暗示虽然对疾病的发生、发展和转归有一定的作用,但只是一种辅助手段,需要配合有效的治疗措施方能取得事半功倍的效果。

【实践活动】

撕　纸

沟通的最佳方式要根据不同的场合及环境而定。

时间:15～20分钟。

道具:需要全班总人数 2 倍的 A4 纸(废纸也行)。

步骤:

第一步

1. 给每位学生发一张废纸。

2. 教师发出单向指令:

—大家闭上眼睛

—全过程不许问问题

—把纸对折

—再对折

—再对折

—把右上角撕下来,转 180 度,把左上角也撕下来

—睁开眼睛,把纸打开

我们会发现有各种各样的答案。

第二步

教师请一位学员上来,重复上述的指令,唯一不同的是这次学员们可以问问题。

分享:

1. 完成第一步之后可以问大家,为什么会有这么多不同的结果(也许大家的反应是,单向沟通不许问问题,所以会有误差)。

2. 完成第二步之后又问大家,为什么还会有误差(需要说明的是,任何沟通的形式及方法都不是绝对的,它依赖于沟通者双方彼此的了解、沟通环境的限制等,沟通是意义转换的过程)。

四、非语言沟通基本知识

人与人之间的沟通除了借助语言进行信息交流,还存在着大量的非语言沟通形式。许多不能用语言来形容和表达的思想感情,都可以通过非语言沟通形式来表达。对于医护人员来讲,了解非语言沟通的不同含义,有助于在医患沟通过程中把握自己非语言沟通的行为方式,有助于了解患者非语言沟通的行为含义,从而加强医护人员与患者之间的有效沟通。

(一)非语言沟通的含义

非语言沟通是借助非语言符号,如人的仪表、服饰、动作、表情、空间、时间等非自然语言进行的信息传递,是语言沟通的自然流露和重要补充,能使沟通信息的含义更明确、更圆满。社会心理学家认为几乎一切非言语的声音和动作,都可以用作交往的手段。伯德惠斯特尔认为社会生活中三分之二的信息处理含义来源于非语言沟通。另一种极端的估计则是梅拉宾和费里斯做出的,他们认为一个信息产生的影响,只有 7% 是语言的,38% 是声音的(包括语调的抑扬顿挫和其他声音),55% 是非语言的。人类学家爱德华德·T. 霍尔认为非语言交流占日常交流的 60%。非语言沟通是人际沟通的重要方式之一,并贯穿于人们生命的全过程。如胎儿在母体里就开始通过触觉和听觉器官了解母亲,在学习有声语言之前,就已经开始进行非语言沟通。由此可见,非语言沟通在人类发展史上占有重要地位。

(二)患者对非语言沟通的关注

临床实践中的非语言沟通无处不在,叙事医学中沟通至关重要。患者在环境陌生、人员陌生、语言表述陌生的医院里,常常会非常关注医护人员的非语言行为,并通过医护人员的非语言行为来推测自己检查治疗的结果和疾病的预后。

有的患者由于受到疾病导致的多疑心理的影响,就会特别关注医护人员的非语言信息。如做超声检查时,会把注意力集中在医护人员的非语言行为上,通过观察检查者的面部表情来推测自己的检查结果。

有的患者在怀疑自己的真实病情被医护人员掩盖时,也会格外关注医护人员的言谈举止。有的患者即使在得到医护人员告知的明确诊断后,还会经常观察医护人员的面部表情,注意医护人员讲话的语气语调,以此弄清医护人员对自己疾病的真实看法。如焦急等待孩子骨髓穿刺报告的父母,就会通过观察医护人员进入病房时那一瞬间的面部表情来分析他们将要得到消息的性质。由此可见,医护人员的非语言行为是医患沟通中患者关注的重要内容。他们希望通过观察医护人员的非语言沟通行为,如触觉、视觉、声音、身体动作、面部表情等来解释心中的疑虑,获得医疗护理的相关信息。因此,医护人员应高度注意自己的非语言沟通行为,避免产生负面影响。

(三)医护人员对非语言沟通的关注

医护人员的非语言沟通能力能够展示现代医护人员的综合素质。临床工作中,医护人员可以通过观察患者的非语言行为来了解患者的病情和心理状态,增进与患者的沟通。尤其是对婴幼儿、精神病患者、语言表述困难或意识不清等有沟通障碍的患者,医护人员可以通过加强观察这些患者的非语言行为来了解病情。所以说,良好的非语言沟通能力是提高护理质量的重要能力。非语言沟通在医护人员的沟通中也非常重要。当医护人员因工作繁忙而影响语言沟通时,非语言沟通就可以起到增补语言沟通不足的效果,增进医护间的理解。此外在一些紧急情况下,如抢救重危患者时,医护人员的一个眼神、一个动作都可以达到传递信息的目的。

当我们观察医患之间的关系时,就会发现非语言行为对促进医患关系有着非常重要的作用。医护人员第一次迎接患者时,双方都会通过某些非语言行为来认识和了解对方。如医护人员用关切的目光和微笑的表情迎候患者时,可以使患者感受到医护人员的关心与爱护,有利于建立起良好的医患关系。在一些特定场合,医护人员的非语言行为可以帮助患者建立战胜疾病的信心和勇气,如抚摸和体触等非语言沟通行为对婴幼儿、产妇和老年患者来说就非常重要。由此可见,恰当地运用非语言行为能够有效地促进医患关系。

(四)医护人员非语言沟通的基本要求

医护人员在与患者的沟通中要注意自己的非语言行为,使之符合人际交往的行为规范。从心理学角度看,行为受动机支配,不同的动机可以表现不同的行为,而动机又受内外因素的影响。要使医患交往的动机与效果一致,给患者留下好的印象,医护人员就必须学习和掌握非语言沟通的基本要求。

1. 尊重患者

尊重患者就是要把患者放在平等的位置上,使处于疾病状态下的患者保持心理平衡,不因疾病受歧视,保持人的尊严。医护人员尊重患者的人格,就是要尊重患者的个性心理,尊重患者作为社会成员应有的尊严,即使是精神病患者也同样应该受到尊重。

2. 适度得体

医护人员的举止和外表常常直接影响到患者对医护人员的信赖和治疗护理的信心,

影响着医患之间良好人际关系的建立。当与患者初次接触时,医护人员的举止仪表、风度等给患者留下良好的首次印象,就为日后交往奠定了良好的基础。在与患者的交往中,医护人员的姿态要落落大方,面部笑容要适度自然,言谈举止要礼貌热情,称呼、声音、语气要使患者感到亲切、温暖。与异性患者接触应消除邪念,尊重社会习俗。

3. 敏捷稳重

临床工作是为了治病救人,对时间的要求很严格,特别是在抢救时,时间就是生命。延误时间就可能贻误治疗,甚至危及患者生命。因此,医护人员工作,特别是在抢救危重患者时,既要敏捷果断,又要稳重有序,只有这样才能真正做到维护患者的健康,赢得患者的信任,同患者建立起良好的医患关系。

4. 因人而异

患者是千差万别的,每个患者都具有其个性特点,非语言行为方式也各不相同。在医患沟通中,医护人员要站在患者的角度上,通过倾听、提问等交流方式了解其真实感受。如果医护人员不能很好地理解患者、体验患者的真实情感,就无法使自己与患者的交往行为具有合理性与应对性。医护人员只有在体验到患者情感状态的前提下,才能准确地理解患者的非语言信息。医护人员在日常生活和工作中要善于观察不同患者在不同心态下的非语言行为,并努力寻找各种非语言行为之间的内在联系,总结出不同患者在不同情绪状态下的非语言行为模式,这样才能有效地进行医患沟通,达到满意的治疗性沟通效果。

第三节　与不同类型的患者及家属沟通

一、医患关系的模式

(一)萨斯—霍华德模式

1956 年,美国学者萨斯和霍华德在《内科学文献》(*Archives of Internal Medicine*)杂志发表的《医患关系的基本模式》一文中提出:根据医患双方在共同建立及发展医患关系过程中所发挥的作用,各自所具有的心理方位、主动性及感受等的不同,可以将医患关系分为以下 3 种基本模式。

1. 主动—被动型(父母—婴儿关系)

主动—被动型是医患关系中最常见的一种模式。该模式受传统生物医学模式的影响和限制,医务人员处于主动地位,患者处于被动地位,不发挥积极作用,也不能对医护人员的责任实行有效监督。该模式的特点是医患双方建立在一方对另一方(医护人员对患者)的完全支配之上。优点是一方具有完全的支配性、权威性,能够完全实施计划,另外一方只能接受,没有选择的余地;不足是被支配的人不能发挥主动作用,忽视了患者在疾病中的能动性。此种模式下的患者多为昏迷、休克、严重的脑血管疾病患者，或全身麻醉、有严重创伤的患者，以及某些精神心理疾病、智力严重低下者或婴幼儿患者。

2. 指导—合作型（父母—儿童关系）

指导—合作型是指在疾病的诊疗过程中医生处于主导地位，但患者具有一定的主动性。具体表现为患者主动诉说病情，反映诊疗过程中的情况，配合医生检查和治疗；患者对医生的诊疗措施既不能提出异议，也不能反对，医生仍具有权威性。处于此种模式下的患者多为手术后或进行功能恢复锻炼的患者。该模式比前一种模式有了进步的一面，但仍没有发挥患者主动战胜疾病、增进健康的主导作用。这种模式主要存在于急性病患者的诊疗过程中，患者虽然病情比较重，但神志清醒，情感、意志和行为处于正常状态，故能够和医生正常沟通与合作。患者病程短，对疾病的治疗及护理了解不多，需要依靠护士的指导以更好地配合治疗。

3. 共同参与型（成人—成人关系）

共同参与型是指以平等合作为基础，医患双方具有同等的权利，共同参与医疗护理方案的制订和实施。处于此种模式的患者多为糖尿病、高血压病、冠状动脉粥样硬化性心脏病、慢性阻塞性肺疾病等神志清醒的慢性疾病患者和受过良好教育的患者，他们对自身健康状况有比较充分的了解，把自己看作战胜疾病的主体，有强烈的参与意识和权力意识。由于医患双方是共同参与式的平等的"合作"关系，患者的主观能动性得以充分发挥，保证治疗的依从性，治疗效果可实现最大化。

（二）以马努尔模式

1992 年，伊齐基尔·以马努尔和琳达·以马努尔在《美国医学会杂志》（*The Journal of the American Medical Association*）发表的《医患关系的四种模式》一文，从医患关系的目的、医生的职责、患者价值观的作用和患者人身自由的概念 4 方面把医患关系分为以下 4 种模型。

1. 家长式模型

医护人员根据丰富的医学知识和临床经验判断患者的病情，确定检查方案，并告知诊断结果。然后，向患者推荐一个促使其同意的治疗意见。最后，医生命令式地通知患者开始治疗的具体细节，以期最大限度地减轻患者的病痛或恢复其健康。

2. 信息式模型

医护人员为患者提供所有和其疾病有关的信息，让患者选择所需的诊疗方案，医生执行患者的选择。为此，医生应告知患者病情、可供选择的各种诊疗方案、由此可能带来的利益和风险及不确定的情况，便于患者了解所有这些信息，并选择最适合自己的治疗方案。

3. 解释式模型

医护人员为患者提供所有和其疾病有关的信息。除此之外，还要设身处地地为患者解释各个方案的特点，以及针对每个方案患者的获益和风险，让患者选择最适合自身的方案，并帮助其确定最终的选择。

4. 商谈式模型

在诊疗过程中,医护人员首先向患者介绍病情等有关信息,然后向患者解释其可采取的各种可行方案,并且要向他们说明为什么某个方案更值得采纳,最后再和患者一起讨论哪个方案是患者能够最终采纳的。这种医患关系的目的是帮助患者确定和选择在当前医疗条件下能够实现的最有益于健康的诊疗方案。

二、快速识别患者的沟通风格

沟通风格是指在组织内部,个人在与他人进行交往中所表现出来的一贯的沟通方式或习惯。每个人都有独特的沟通风格,一个人的沟通风格往往是比较稳定的,如果我们具备了快速识别患者沟通风格的能力,同时能够合理应对,将收到高效沟通的效果。沟通风格可以大体归结为以下 4 种类型。

(一)分析型沟通风格

分析型沟通风格的特点是以事为主,具有完美主义者特征,对人对己要求严格,做事系统有规律,注重信息收集分析,注重细节,往往喜欢写在纸面上的东西。该沟通风格的人群多见于教师、学者、知识分子等专业技术人员。与该类型患者沟通时的策略为:按照其系统化及精密化流程给予支持,如提供资料、数据;沟通时要有高度系统性、组织性及充分准备,态度要中肯;于提案时做出优劣分析;不可急于完成决策流程,给对方一定的思考时间。我们应该从称谓开始表现出对他们的尊重,可以称呼"先生""王老""老师"等,解释或介绍问题条理清晰、重点突出,最好提供循证医学证据、专家共识或者诊治指南,将更有说服力。

(二)友善型沟通风格

友善型沟通风格的特点是以人为主,喜欢与人合作,愿意投入时间与人沟通,富有同情心。该沟通风格多见于商业、服务人员。与该类型患者沟通时的策略为:首先表现出你在积极地聆听,并根据其感受给予认可,让对方感到你很尊重他并重视他个人的看法;应从私人看法、个人感受去讨论,提出个人的意见和建议。

(三)表现型沟通风格

表现型沟通风格的特点是善于表达,有充沛的活力,喜欢与人合作。该沟通风格多见于性格外向的人士。与该类型患者沟通时的策略为:不可急于切入主题,让对方充分地表达其看法、主张,并给予适当的肯定;要先在思想上达成共识,避免争论,在双方探讨时从各种可能方案中找出解决方案。

(四)驱动型沟通风格

驱动型沟通风格的特点是以事为主,做事不保守,追求结果,注重实干,喜欢制订高目标并努力实现。该沟通风格多见于军人、某些领导或成功人士。与该类型患者沟通时的策略为:通过提问的方式发掘要点,但不要问得太多;针对其目标及最终目的提供支持;沟通中语言必须精练,高效率,全方位组织得体。我们要根据他的具体需求提供清晰明了、简洁精练的解释说明,优劣对比分析鲜明。

三、不同类型的患者及家属沟通

在医疗护理工作中,医护人员经常处于高负荷的工作状态,患者及其家属则处于焦躁不安的心理应激状态,特别是患者濒临死亡时,患者家属极易产生悲痛、不满、质疑等情绪,若医护人员处理不当,严重时则会引发医患冲突。因此,医护人员在与患者及其家属沟通时,应充分体恤患者及其家属的心情,耐心为其解答相关问题,诚恳劝慰,及时化解医患冲突。由于疾病的影响,患者会表现出各种不同的心态和行为方式,甚至出现一些特殊反应,对此都需要医务人员应用沟通技巧,灵活地与患者沟通。因此,在这些特殊场所工作的医护人员,必须根据不同服务对象的特殊情况,运用不同的沟通策略,才能准确、有效地进行医患沟通。

(一)在特定环境中的沟通

1. 与儿科患者的沟通

(1)儿科患者的最大特点是年龄小,起病急,病情变化快,自理能力差,不善于用语言表达,注意力容易转移,需要家长陪护等。面对这样一个特殊的群体,医护人员首先要有一颗"慈母心",要像父母对待自己的孩子一样去呵护他们,要把"小儿"当作成人看待,要给他们以同样的理解和尊重。如患儿尿床时,要为患儿保守秘密,做好心理疏导,并帮助分析尿床的原因,培养患儿夜间定时排尿的习惯;当患儿有进步时,要及时给予表扬和鼓励。其次,要掌握与患儿沟通的技巧。如与患儿交谈时多用儿童语言"小朋友,让我们认识一下好吗?""我已经知道你叫×××,我是可以帮你治病的阿姨,你知道我叫什么吗?现在我告诉你,我叫×××,认识你很高兴,我们一定会成为好朋友的,对吗?""如果你愿意的话,阿姨可以陪你玩游戏,还可以给你讲故事,你看行吗?"等,通过恰当的语言沟通技巧拉近与患儿的距离;少用"不许、不行、不能、不要、不准"等命令性的语句,以免患儿受到惊吓或产生不愉快情绪。在给患儿治疗时还可使用鼓励性语言和商量的语气,如"小朋友,阿姨现在要给你打针了,你昨天很勇敢,今天会比昨天更勇敢,对不对?""小朋友们都说你是他们学习的榜样。""你真棒,真像个男子汉!"等。对特殊疾病(如白血病)可以采取保密性医疗,不要告之疾病的情况以及预后情况,可针对患儿目前的症状讲述一些小英雄的故事,鼓励患儿战胜病魔,同时不失时机地赞扬患儿的勇敢、坚强并且鼓励其表达自己的心理。另外,医护人员可以在治疗过程中进行仔细讲解,减轻患儿的害怕和恐惧心理。

(2)医护人员被誉为"白衣天使",在医疗护理过程中要树立良好的形象,因为良好的职业形象是与患儿和家长交流的前提。干净整洁的仪表,和蔼可亲的态度,亲切美好的语言都能让家长更愿意与医护人员沟通交流。改善医疗环境及工作人员的着装可以减轻患儿的恐惧心理,制造温馨、融洽的气氛,如墙的颜色可以改为柔和的粉红色,墙上可以张贴各种儿童喜爱的卡通画及动物图片,病房门窗等设施应儿童化;工作人员服装可以颜色多样化,有条件的病房可以增添一些玩具、图书,放一些轻松的音乐及儿童喜爱的动画片,使患儿在轻松愉快的环境中得到治疗。儿科病室采用粉色等暖色调,以减少儿童恐惧感,增加温馨甜蜜的感觉。

2. 与老年科患者的沟通

与老年人的沟通需要注意:他们的感官能力降低,思维不敏捷,言语啰唆,故应该表现出充分的耐心,要多总结和证实。老人再年长,医生也要像对孩子那样关照他。

(1)用理解和同情构筑医患关系的桥梁。

①对于有疑老心理、害怕孤独和自尊心较强的老年患者,要表示同情和理解。用一颗真挚的心去温暖患者,讲话时态度要诚恳、热情,语言缓和,语气适中,使患者感到可亲可近,愿意与医护人员交流思想感情,倾诉自己的疾病、心情及家庭的烦恼。

②对于紧张不安、焦虑恐惧的老年患者,要通过观察了解其心理变化,有针对性地做好解释工作,并提供舒适的住院环境、可口的饮食,让患者了解病情发展规律,抱着"既来之,则安之"的态度,改善心理状态,正视自己的病情,树立控制病情发展的信心。

③对于好猜疑的老年患者,要满足他们了解自身疾病以及有关知识的需要,一味地隐瞒,只能事与愿违,要尽早取得他们的信任,减少猜疑和误会。在交谈中,要考虑沟通方式、程度、患者对疾病认识的水平和心理承受能力,掌握语言、形体和情感传递的技巧。遇事三思、仔细斟酌,该解释的一定解释清楚,需要保密的既不能直言相告,又要给予一个可以接受的答复。尽量让他们心情放松,以最佳的心理状态配合治疗和护理。

(2)用适应老年人心理需求的沟通技巧与其交流。

①会称呼。首先要学会尊敬老人,称呼要恰当,言行要礼貌,举止要文雅。不要叫他们的名字和床号,要称他们"大爷""大娘"。

②会聆听。在听老人讲话时,医护人员要耐心倾听,不可打断他们的谈话和表现出不耐烦情绪。

③多肯定。对老人的健忘和唠叨要给予谅解,避免奚落与讥讽,更不能对他们说"你怎么像小孩一样"之类的话伤其自尊心。

④多满足。如不超出原则,能办到的事要尽量按照他们的要求去办。生活上可多加关心和照顾,让他们感到方便。

⑤常谈心。时常与他们谈心,了解他们的饮食及睡眠情况,介绍治疗和药物。

⑥常转告。俗话说,久病床前无孝子。有些老人不愿意将自己的想法和需要告诉其亲属,怕麻烦他们,以免显得老人事多。这时护士要耐心询问他们的饮食情况,想吃什么,不愿吃什么,有什么愿望。在与疾病的治疗不相矛盾的情况下,尽量将这些信息委婉地告诉其家属,送一些可口食品,以促进食欲,增强抗病能力。交谈时多谈其熟悉的人和事,让其开心。

⑦少打扰。创造良好的休息环境,尽量减少刺激,在他们睡眠时,除非有特殊情况,一

般不去打扰他们,从而保证睡眠,使其精力充沛。

⑧多陪伴,多鼓励。家属及亲友的力量是无穷的,是最好的精神支柱,在疾病的转归中占有重要的主导作用,这一点要积极争取家属、亲友和单位同事的默契配合,要让亲人时常陪伴其左右,避免患者产生孤独心理。护理人员也应经常与患者交流,耐心倾听他们诉说疾病的痛苦与烦恼,多安慰、少刺激,满足老年患者的心理需要,鼓励他们从心理上振作起来,忘却烦恼,战胜疾病。

3. 与感染科患者的沟通

当患者被确诊为传染性疾病后,在遭受疾病折磨的同时,还要遭受他人嫌弃的心理折磨,在疾病治疗期间还要接受隔离,这使传染病患者在不同程度上表现出自卑、孤独、焦虑、恐惧、悲观、猜疑、情绪低落,也有少数患者表现出愤怒情绪以及对抗行为。因此,医护人员在与传染病患者沟通时,应注意了解患者的心理活动特点及情绪变化的原因,给予充分的理解和同情。根据患者的不同情况,解释清楚隔离治疗的作用与意义,做好传染病在隔离治疗期间的健康宣教,及时为他们传递相关信息,消除他们的顾虑和疑惑;耐心指导他们适应隔离期间的生活,鼓励他们积极配合治疗。由于传染病患者容易敏感且疑心较重,因此医护人员在进行治疗护理时,要特别注意自己的肢体语言,不要让患者产生嫌弃他们的感觉。

4. 与精神科患者的沟通

精神科医疗护理的独特性在于特别重视和患者的沟通。医护人员只有掌握沟通原则,灵活运用沟通技巧,与患者进行有效沟通,才能达到了解患者心理状态的目的,从而满足患者的需求,提高医疗的工作质量,以实现帮助患者维护健康、预防疾病、恢复功能的目标。

(1)重视语言沟通。精神病患者常敏感多疑,在交流中要注意避免刺激性的言语,对患者羞于启齿的遭遇不提及、不议论,不可任意谈论病情表现或不良预后,尽量耐心地倾听患者的表述,以抚慰和鼓励为主,给予社会心理支持。沟通前,全面了解患者各方面情况,熟知病史、治疗和护理等有关情况,同时还要了解患者的兴趣爱好、个人特征、生活习惯、家庭经济状况、学习或工作情况等。沟通时,尊重患者,形成良好医患关系,侧重于帮助患者明确自己的问题和忧虑,帮助患者顺利克服个人的身心障碍,提高沟通的效果。当患者受精神症状支配无法交谈时,护士更应灵活运用交谈技巧与患者沟通。例如,木僵患者表现为不语不动,面无表情,但多数患者对外界仍有一定感知能力,因此护士应掌握木僵患者的特点,可在深夜或环境安静时轻轻地握着患者的手并对其小声耳语,有时患者偶尔会回答,从而可以了解病情和患者的需求。

(2)善于启发、引导患者。医护人员要善于表达自己对患者的关心理解,注意发现患者感兴趣的话题,启发引导患者说话。沟通方式灵活,因人而异确定沟通的途径。有的患者在表达自己的感受和经历时,会偏离主题或思维停顿、沉默不语,遇到这种情况要具体分析患者是不愿说出自己的问题,还是不会描述要谈的问题,还是其他原因。医护人员应给予适当的启发,使患者完整地说出内心想法。在接触幻觉、妄想的患者时,不要因其荒谬的思维而随便打断患者谈话,更不要与之争辩或强行指出其病态,否则将会阻碍患者的表述。对忧郁、情绪消极的患者,医护人员应以热情鼓励的话引导患者回忆以前的成绩。

对精神衰退或思维迟缓的患者,医护人员应耐心重复主题,启发诱导患者按主题思路进行沟通。

（3）耐心、充分地倾听。应以专注的表情,很投入地倾听患者讲述,最理想的倾听态度是有同感的倾听。边听边进行分析思考,筛选出患者话语的中心内容及弦外之音。掌握患者的真实思想,以获取诊断所需的资料。由于精神病患者思维活动异常,常常使交流速度变慢,此时医护人员不得在患者面前表示出丝毫不满或不耐烦,而应做有效的聆听者,然后给予适当的劝慰,使患者感受到医护人员的关爱,将有利于患者消除警戒,增加信任和依赖。

【课堂活动】

“印第安发言棒”指导下的说话与倾听

活动组织:约10位同学为一组并围成一个圈,指定一个物品作为发言棒(任何能拿在手里的物品皆可)。接着,参与者开始围绕某一主题绕圈传递发言棒,每个人都可以发言。

游戏规则:第一位拿发言棒的同学可由同学自愿担任或老师选择;他(她)手持发言棒时才能发言;拿发言棒多久,就可以发言多久;发言时圈子里的其他人不可以打断或插嘴,不能发表自己的见解,不能争论,不能表达赞同还是不赞同,只能努力理解发言人所说的话,然后大声说出自己的理解;当发言人认为别人都理解了自己的观点,就可以将发言棒交给下一个人,此后该发言人必须保持沉默,倾听别人的发言,直到发言棒再次回到自己手中,才可以再次发言。

游戏要求:确保小组中的每一位成员都有机会发言。

游戏反思:这种体验与平时常用的倾听方法有何不同? 这种方法有哪些可取的部分是可以运用到医患沟通中的?

（4）重视非语言沟通的作用。医护人员的仪表姿态,如表情、姿势、眼神、手势等,在沟通中有重要作用。例如,适时的沉默可以给医患双方以思考的时间。当抑郁状态的患者沉默不语时,护理人员可默默陪伴患者一段时间,让患者感到医护人员对他的接纳和陪伴,然后根据患者感觉,适时发问。当患者悲伤哭泣时,抚摸可使他感到医护人员的同情和关心,但对异性患者应慎用触摸。

（5）做好家庭支持系统和社会支持系统的沟通工作。指导家属学习有关疾病知识及如何预防疾病复发的常识;指导家属学会简单的观察、识别、判断症状复发的方法,及时向家属讲解督促患者服药、监督患者行为变化的意义;教育家属要理解患者,不埋怨、不嫌弃、不刺激、不苛求患者,提高患者战胜疾病的信心和面对生活的勇气,以预防和减少病情的复发。

5. 与社区慢性病患者的沟通

慢性病具有症状复杂、变化多端、容易产生并发症、不能完全治愈的特点。慢性病患者机体往往有不可逆的病理性改变,很多还会造成残障或功能障碍,需要长时间用药及其他治疗、护理及照顾,需要特殊的康复治疗、训练及护理。慢性病患者的心理特点主要有:主观感觉异常,注意力转向自身;心境不佳,情绪不稳;被动依赖,情感脆弱;多疑、神经过敏;紧张、焦虑、恐惧。因此,医护人员与慢性病患者沟通要注意:

(1)协助患者重树信心。慢性病患者病程长,往往经历过长时间的治疗而没有特别良好的效果,对治疗和护理没有信心、不信任。社区医护人员应该对此有充分的心理准备。在患者不信任时,用良好的形象、丰富的专业知识、熟练的操作技能、热情的服务态度来感染患者,让患者对医护人员有一个新的认识,重新燃起对治疗和护理的信心。

(2)注意沟通环境和时间的选择。患者由于长时间受到疾病的折磨,身体一般会比较虚弱,在交流过程中注意采取患者舒适的姿势和体位,最好在患者家中进行,时间不宜过长,以患者不感觉疲惫为宜。内容一次完不成,可以约时间下次继续。交流时机选择患者刚刚休息过后,这样患者体力精力比较充沛,能更好地配合沟通,还要注意边交流边观察患者的情绪和精神状态,发现有不适的表现及时停止。

(3)注意有声语言的使用。患者长时间生病,对医护人员的语言相当敏感。因此,医护人员要特别注意语言的使用,在必要的时候使用一些暗示性语言。暗示性语言的使用一定要恰当,不然可能造成患者更大的困扰。

(4)经常进行健康教育宣传。包括基本消毒隔离技术、在急诊情况下医疗器械和氧气的使用、对有害物品及废物的处理、用药安全、药物的储存、合理膳食营养方式教育等方面。

6. 与手术室患者的沟通

手术是一种有创性的治疗方法,会给患者带来强烈的心理刺激和引起不良的生理及心理反应。大多数患者都害怕手术,特别是第一次手术的患者,多表现出焦虑、恐惧和紧张的心理。因此,手术室医护人员不仅要做好手术,还应关心患者、尊重患者,加强与患者的沟通,以减轻因手术引起的不良生理及心理反应,保证手术成功。

(1)做好术前访视。术前访视是保证手术顺利进行的重要措施。手术室护士在手术前应详细了解患者的情况,包括患者的一般情况、疾病诊断、手术部位、心理状态、对疼痛的认识和对手术成功及预后的担忧等。重点了解患者接受手术的态度,启发患者说出心里的顾虑和要求,并根据具体情况给予恰当的解释和说明。术前交谈应避免说一些易引起患者不安的词汇,如死亡、大出血的危险等,对手术过程的解释不要过于详细,以免增加患者的心理压力。

(2)做好安慰工作。做好患者进入手术室后的安慰工作是促使患者主动配合手术的有效措施。患者进入手术室后的心情是复杂的,包括对陌生环境的焦虑、对手术过程的担忧、对麻醉意外的恐惧以及对手术预后的猜测等。对此,手术室的医护人员应主动与患者沟通,用亲切、平等、通俗易懂的语言向患者介绍手术室的环境、手术医师和麻醉医师的情况。

(3)注意术中语言。由于手术过程中意识清醒的患者对手术器械的撞击声和医护人员的谈话非常敏感,因此医护人员在手术过程中应谨慎交谈,不要说容易引起患者误会的话,如"糟糕""血止不住了""不对,错了"等;不要在患者面前露出惊讶、可惜、无奈等表情,以免对患者造成不良暗示,引起不必要的心理负担。

(4)加强术后沟通。与术后患者的沟通要注意两个方面:一是要主动告知患者手术的效果,尤其是对一些效果不是十分理想的手术,医护人员应根据患者的知情要求和对不良信息的承受能力采取适当的沟通方式;二是术后的沟通重点,即术后健康促进或健康维护的内容,如术后翻身、咳嗽、活动、休息的注意事项,缓解术后伤口疼痛的有效方法等。此外,医护人员还应鼓励患者说出自己的内心体验和感受,及时解答患者提出的疑惑,对不能回答的问题,可请手术医生帮助解释,以减轻患者的担心和忧虑。

(5)沟通要因人而异。无论男女老幼,进入手术室后都会产生紧张和焦虑心理。在沟通过程中,医护人员要做到因人而异,如对老年人应多用安慰性语言,对中、青年患者多用鼓励性语言,对儿童多用赞美性语言,对焦虑、抑郁的患者多用询问性语言,对沟通障碍的患者多用肢体语言等。

7. 与监护室患者的沟通

监护病房是一个相对封闭的环境。为了保护患者、避免发生院内感染,一般情况下是不允许患者家属随便出入监护病房的,因此在监护病房工作的护士,就更应该掌握与患者的沟通技巧。与重症患者沟通时,要严密观察患者的病情,如果发生病情变化或患者因体力因素拒绝交谈时,医护人员应及时停止交谈。一般情况下,与重症患者交谈的时间不宜太长,以 5～10 分钟为宜,交谈中尽量使用言简意赅的语言。对意识障碍的患者,可以通过非语言沟通方式进行沟通,不要轻易放弃与意识障碍的患者沟通。

(1)大手术后的患者。实施大手术的患者一般病情都较重,且多处于意识模糊状态,此时医护人员可采用体触的方式与患者沟通,如摸一摸患者的前额,握握患者的手,帮助患者盖好被角等。

(2)实施特殊插管的患者。实施气管插管、导尿管、胃管、引流管等各种特殊插管治疗的患者,由于管道刺激引起的不舒适,可能出现强烈的不安与躁动,有的患者甚至可能自行拔管。面对这种情况,医护人员可采用安慰性或鼓励性语言与患者沟通,如“你的手术很成功,这几天导管插在身上是很不舒服,但是随着病情的好转,导管很快就会拔除的,你会慢慢好起来的。”“你的家人每天都在外面守候着你,他们盼望你早日恢复健康,你可一定要加油哇!”等,帮助患者度过身体的不适期。

(3)意识清醒后的患者。重症患者在监护病房清醒后,最想知道的是医生在哪儿,手术做得如何,自己的家人在哪里,现在是什么时间。这时医护人员应根据患者的情况,尽可能在患者提问前就将患者的疑问告知患者。如“你的手术已经做完了,这是监护病房,你的家人现在就在休息室等候,你不用紧张。”等,让患者在无亲人陪护时也能够产生安全感和消除孤独感。

(4)暂时丧失表达功能的患者。对于因疾病暂时丧失表达功能的患者,医护人员可以教给患者一些替代语言的常用手势,如用手轻轻拍床表示不舒服,再用手指向不舒服的部位,动大拇指表示要大便,觉得有痰指指喉咙,想喝水指指嘴唇等。对有文化的患者,可以用写字板进行沟通。

8. 与肿瘤科患者的沟通

肿瘤患者常因疾病的预后或治疗效果不好而表现出情绪不稳定,如恐惧、愤怒,不愿意承认现实;沉默、冷漠,不愿与他人交谈;自怜、自弃,不愿意积极治疗等。面对这些现象,医护人员应用真诚的心去抚慰患者,用关切的目光去关心患者,用适当的沉默去理解患者。鼓励患者说出内心的焦虑、恐惧及各种感受,将负面情绪发泄出来,以缓解内心的压力。也可以将肿瘤治疗中的一些新进展、新方法和成功的病例及时地告诉患者,帮助患者重新燃起生的希望。对需要手术的患者,应加强术前沟通,及时为患者提供手术医师和麻醉师的情况,手术过程的配合要点及手术后的注意事项等;对采用化疗的患者,可以通过一些预防或减轻副作用,如恶心、呕吐的暗示疗法,帮助患者减轻化疗中的不适感。

【案例分享】

患者病理检查确诊为淋巴瘤,医生带家属到办公室,请他坐下,路上一句话都没有说。那个中年男人欠身坐下双手紧握放在膝上,手心已经浸出汗水,眼睛追逐着医生,内心隐隐感觉不好。医生平视他的双眼,表情严肃,嘴唇紧闭,没有立即开口,1秒、2秒、3秒,随着时间流逝家属的不良预感更加强烈。终于,医生拍了拍他的手:"病理结果出来了,不太好……"他眼睛蒙眬了,双肩不可控制地颤抖,哽咽着问:"什么病?""淋巴瘤。""啊?她还很年轻呀,怎么办,怎么办?呜呜……"医生塞一片纸巾到他手里,没说话。中年男人抱头流了一会儿泪,忽然擦了擦眼泪:"医生,对不起,对不起……""没关系。能理解!患者年轻,基础情况很好,你们及时就诊,诊断也比较早,只要咱们配合好,治疗效果不一定差。淋巴瘤患者有完全治愈的。""真的吗?我爱人的病能够治愈吗?"中年男人眼里燃起希望的火苗。医生用真诚的眼神凝望着他:"我们确实治愈过淋巴瘤的患者,但治病是不可能打包票的,每个患者的情况不完全相同,接下来需要你和你爱人密切配合,咱们共同努力,争取治愈她!""好嘞,听您的,我们配合!"中年男人声音坚定有力,充满信心。

(二)与特殊患者的沟通艺术

因为疾病给患者带来的困难和挫折,医护人员在与患者的沟通过程中经常会遇到许多意想不到的特殊情况。由于疾病的影响,患者可表现出各种不同的心态和行为方式,甚至出现一些特殊反应,对此都需要医护人员应用沟通技巧,灵活地与患者沟通。

1. 与焦虑倾向患者的沟通

与焦虑倾向患者的沟通需要注意:认真地倾听他们的陈述,做详细的化验和检查,为他们排除器质性疾病,解除思想顾虑。有焦虑情绪的患者往往表现出的临床症状是多系统的,难以关联的,一会儿头部疼痛,一会儿腿不舒服,今天吃不下饭,明天胸口憋闷等,同时会抱怨社会、家庭成员对他(她)漠不关心或者给予迫害。我们在诊疗过程中,要给予精神安抚,不要轻易否定,通过全面的化验检查让患者自己认识到没有器质性病变,从而安心地调理自己精神方面的问题。

2. 与骄傲自大患者的沟通

与骄傲自大患者的沟通需要注意:倾听对方的主张,必要时给予肯定,可利用其自以为是的态度进行引导,尽量避免直接的争执。

3. 与哭闹谩骂患者的沟通

哭闹谩骂是较激烈的对抗性行为,是对挫折、痛苦、愤怒等情绪的宣泄,具有一定的攻击性。如患者指责医护人员"你怎么这么没有同情心?""你拿我们患者当什么人?""你算个什么东西? 不过就是个服侍人的小护士,有什么了不起?",等等。面对这种情况,医护人员首先应该稳定自己的情绪,以冷静的态度对待患者不冷静的行为,表现出最大限度的宽容和友善。如果是患者的原因,医护人员也应站在患者的角度,主动了解患者哭骂的真正原因,并用同情、关注、尊重的语言,帮助患者认识已经存在的现实,重新评估自己的问题,恢复自我控制能力。如果是医护人员的原因,医护人员应积极主动、诚心诚意地向患者道歉,并在最短时间内化解矛盾,以缓和患者的激动情绪。

4. 与感知觉障碍患者的沟通

医护人员与视力或听力等感知觉障碍的患者沟通时,可能会出现一些困难或障碍,医护人员应努力掌握与这类患者的沟通技巧。

(1)与视力障碍的患者沟通。与视力障碍的患者最好选择有声语言沟通,尽量避免非语言方式。患者因视力障碍导致视物困难,对医护人员的突然出现和离去会感到惊恐或不知所措,因此当医护人员走进或离开病房时,都要向患者通报自己的名字和所处的位置,对于完全看不见的盲人,还应对发出的声响做出解释,这一点在与视力障碍患者的沟通中非常重要。同时,与视力障碍的患者交谈时说话的语速要慢,语调要平稳,要给患者留有足够的时间,使患者对交谈内容充分理解后再回答,切忌使用催促或厌烦的语气。与尚有残余视力的患者交谈时,要面对患者,并保持较近的距离,尽可能让患者看到自己的表情。

(2)与听力障碍患者的沟通。最好选择非语言方式与听力障碍的患者沟通,即通过目光、表情、手势、姿势、书面语等方式。非语言方式能使患者在无声世界里感觉到护士对他的关心和体贴。如医护人员进病房时,可以轻轻地抚摸或拍拍患者,让他(她)知道医护人员的到来,在患者还没看到医护人员进来之前,不要说话;在与患者交谈时,应面对患者,让患者能够看到医护人员讲话时的表情与口型;适当增加肢体语言的表达,以弥补由于听力障碍引起的沟通困难。与听力障碍患者交谈时应选择安静的环境,注意避开探视时间,这样可近距离地与患者耳语交谈,也可适当放大声音进行交谈,但应避免大声吼叫,以免患者产生误会,还可采用写字板、卡片等其他沟通方式。

第四节　临床中的叙事护理

一、叙事护理概述

(一)叙事护理的相关概念

1. 叙事护理概念

关于叙事护理的概念,目前尚无统一界定,总结国内外研究观点初步认为:叙事护理是指护士通过访谈倾听患者讲述疾病故事,理解和回应患者的疾痛体验和疾苦困境(关注),通过共情、反思走进患者内心,启发患者思考,重构故事框架及生命意义(再现),发现护理问题关键,通过做有温度的事、说有温度的话,与患者建立互信伙伴关系(归属),对患者实施科学有效的护理干预。关注、再现和归属是叙事护理的三大要素。

而作为护士,在护理工作过程中可能会接受到大量的负面能量,若自我代入感太强或不能很好地处理负面信息,则容易出现情感疲倦和同情衰竭。因此,重构患者故事,既可以帮助患者从正面去看待事情,还可将护士自身的故事重构,从而调整身心状态,塑造更好的自己。

2. 叙事护理能力

叙事护理能力是指在护理实践中,护士能够充分感受和理解患者所述的疾病遭遇,并能对患者的疾痛体验和疾病境遇做出恰当回应,以及提供充满尊重、共情和生机的护理照护的专业能力。

3. 叙事护理方法

叙事护理方法是指经过专业培训的护士,主要通过积极倾听、适时回应患者的故事,使患者感觉被理解,产生深切的满足感,释放心里的负面情绪,使患者向正面积极的方向配合诊疗及康复。在叙事过程中,护士除了通过访谈启发患者思考,还可以利用书写文字、播放音乐、欣赏照片、观看电影等形式实施叙事护理。多种途径的叙事方法更能充分释放患者内心,也有利于护士收集资料。

(二)叙事护理的核心技术

1. 外化

外化技术是叙事疗法众多实践方法中的一种。通常患者会将自己所遇到的问题"内化"为个人问题,认为自己就是问题的根源所在。例如,身患癌症的人会将自己定义为"我是一个不幸的人",这种认知会使患者产生强烈的无能为力感,削弱患者积极应对困难、改变现状的动力。叙事治疗创始人之一迈克尔·怀特针对问题本身提出"人不等于问题,问题才是问题"的观点。外化技术就是要帮助人与问题脱离,解除消极的自我认同定论,给当事人机会去重新定位自己与问题的关系,增加对疾病的掌控感,客观地理解和分析其所处的社会文化环境如何塑造问题,从而采取实际行动削弱影响并解决问题,也让护士从关注疾病转为关注人的生命故事、生活状态。

（1）外化的步骤：问题命名、询问影响、评估影响、论证评估（图 7-1）。

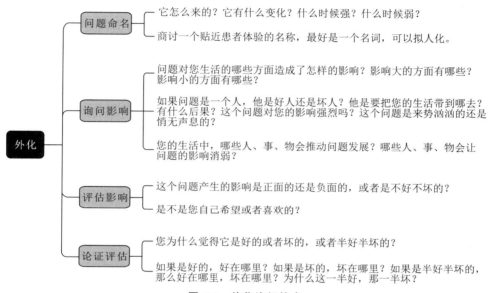

图 7-1　外化询问技术

通常外化之前,患者会觉得自己对问题没有选择,受制于问题。但当问题外化之后,就会发现原来可以有选择。而通过询问"为什么",护士或能探寻出问题的真正来源,甚至了解到患者的价值观。

【案例分享】

找回自己

秀秀是个 13 岁的漂亮小姑娘,亭亭玉立,恰似一朵栀子花。她被妈妈带来护理心理门诊咨询的整个过程,始终低着头,眼睛紧盯手机屏幕,指尖灵巧地在屏幕上滑动,很少和我有目光交流,问她问题时,也只简短回答"嗯,是,还行吧",最后她以"网络成瘾"为诊断住进了我们精神科病区。由于门诊时秀秀给我留下了深刻印象,我对她格外关注,更想通过自己的努力走进秀秀的内心世界。

一天午饭后,我找机会在病区大厅休息区与秀秀闲聊。

我："小美女,看你一直在认真看手机,大姐姐想知道你的手机里有什么好玩的呢?大姐姐的手机里也有好多有意思的游戏,要不然咱俩比比谁的更好?"

秀秀："行啊,你看我这最多的就是游戏了,我最喜欢的就是这个'第五人格',其他玩得少。我玩这个很厉害,你要是不会,我还可以教你。"

我："你一直玩游戏,是因为你特别喜欢它吗?还是用来消磨时间?"

秀秀："特别喜欢也谈不上,只是除了玩手机不知道干啥,啥也不想干。和人交流太累了,还不如玩手机快乐。"

我："你能描述一下你现在的状态吗?如果用一个词来形容,哪个词比较贴切?"

秀秀："其实我很无聊,心情也很差,不想去上学,每天在家里拿着手机玩十多个小时的游戏,因为只有玩手机的时候可以不去想别的事,恰当来说叫颓废吧。"

我："你这样,家人老师怎么说?"

秀秀："一开始妈妈没收了我的手机,逼我去上学,我就用自己的零花钱偷偷地买了一个。妈妈和老师都说小孩不能玩手机,得去上学,可是为啥大人可以玩,我就不可以?"

我："那你为什么不想去上学呢?是学习成绩不好,老师不喜欢你,还是有同学欺负你呢?"

秀秀："老师和同学对我都特别好。其实我的成绩也挺好的,总是班级第一,但是期末考那段时间我感冒生病了几天没去上学,结果考差了,只有班级第五。我接受不了这个成绩,就不想上学,更不想考试,怕自己的成绩再下降,更怕老师不喜欢我,同学嘲笑我。我一个人躲在家里,不想学习,又没事做,就玩起手机来。"

我："那你用手机都干些什么呢?"

秀秀："大部分时间是在玩游戏,偶尔也聊天、听音乐。"

我："那你不玩手机可以吗?"

秀秀："手机不在手里我会心慌,父母抢了我的手机,我更是特别烦躁,想发脾气、想打人甚至想自杀。"

我："那你喜欢现在这个状态吗?"

秀秀："我不喜欢。"

我："为什么?"

秀秀："以前在学校我是老师眼中的好学生,在家里也是个乖女儿,但现在不敢说了,可能大家都觉得我是个不爱学习的坏孩子。如果不沉迷于手机,能回到校园好好学习,应该还可以做一个好孩子吧。"

我："那你愿不愿意改变这种状态,找回以前的自己,重拾属于自己的'春天'?"

秀秀的眼睛亮了起来："当然想啦!但是要怎么做呢?我自控力比较差,大姐姐你愿意帮助我吗?"

我："当然愿意啦!你因为生病学习成绩下降其实是很正常的事情,虽然考了第五名,但你依然很优秀。你的爸爸妈妈一直觉得你是他们最好最棒的女儿,你的老师也认为你只要努力,就是最好的学生。"

秀秀："我以前喜欢被别人当成焦点,感觉自己如果不是第一名,老师就会不喜欢我。如果老师现在还喜欢我,那就太好了。"

我："人生是一条漫长的路,每个人都会经历这样或那样的小坎坷,因为生病不能按时上课,还能考那么好的成绩,同学们都在羡慕你,老师也都觉得你很棒呢!这个小坎坷你已经处理得很好啦,我们都应该向你学习。"

秀秀:"那好,我不想那么多了。虽然落下来好多课程,我觉得我的脑子还聪明,多用些时间,肯定还能赶上来。"

我:"这就对啦!学习本来就是你追我赶,咱要允许别人进步,也能看到自己的优点,你应该找到属于你的自信!"

秀秀:"对,我要找回以前的自己,重拾自信。"

我:"我们两个一起做个计划怎么样?想想怎么帮助你控制玩手机的时间,能不能每玩一个小时就要休息十分钟,然后休息时间慢慢地增加到十五分钟,三十分钟……你愿意这样坚持吗?"

秀秀:"这听起来不难,要不然我试一试?"

我:"你以前经常考第一名,游戏也打得这么好,克服困难的能力也一定不差。"

秀秀:"嗯,我想我还是可以的,我尽量坚持,不尝试怎么知道我行不行呢?"

我:"那我们一言为定!如果你能坚持完成我们的计划,我就送你一个惊喜——一套日本动漫邮票。具体要哪种,你可以自己选哦!"

秀秀:"真的吗?那我们拉钩……我一定会管理好自己,拿到奖品。"

之后在我们的鼓励下,秀秀还参加了我们病区的诗词比赛。她锦心绣口,出口成章,轻而易举地获得了冠军。在后来的几次病区活动中,她还自告奋勇地当起了主持人,活动组织得非常出色,最后我们给她颁发了一个"最佳才女奖"。病区的患者和家属都夸赞她又漂亮又懂礼貌,还有才气,亲切地称她为"小神童"。

解析:在和患者讨论问题时,他们对问题经常会有一种模糊的、不确定的状态,这时可引导患者给问题命名。通过命名把问题跟人分离开来,这个功能就叫外化(图7-2)。外化可使问题具体化,让患者聚焦他(她)的问题,明确这个问题的状态,减少问题的痛苦感受,增加他们对自己疾病的掌控感,也能使他们感到被尊重。外化的技术是一个逐渐变化的过程,它不是一成不变的,随着时间的推移,患者可能因为新的体验和对体验的新的理解而改变,因此外化名称可以一直变化。

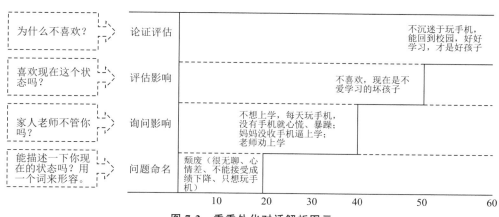

图 7-2　秀秀外化对话解析图示

（2）外化的注意事项：

①恰当的询问与沟通技巧有助于实现外化。要鼓励患者尽可能详尽地叙述，注意通过温和的、非对立的、非威胁性的隐喻性语言来减少问题对患者的负面影响。如发热患者治疗几天后仍反复发热，家属往往会比较焦虑："为什么还发热啊？"这时，护士可以用隐喻性语言做解释："其实医护退热就像消防战士灭火一样，小火用一个灭火器就够了，大火就要动用消防车，再大的火情如森林火灾，消防战士要几天甚至几十天才能控制。"

②护士要以一种尊重、欣赏、谦卑、好奇的态度来倾听患者故事，与患者共情，而不是处在专业人士或者专家的角度。

③外化并非适用于所有患者、所有问题、所有情境，尤其不适用于压迫性情境。而当问题较为复杂时，单纯以命名的方式外化问题，可能使问题过于简单化而达不到预期效果。

2．解构

人们常认为问题来源于自身的某些缺陷，而忽略社会、经济、文化、政治等因素的影响。而叙事医学认为患者不是一个独立的个体，而是存在于一定社会环境背景下，并受到深刻影响而被塑造出来的独特生命个体，患者原本的生命故事比他（她）所讲述出来的问题故事要丰富得多。在护理实践中，"解构"被理解为"倾听那些没有被说出的声音"。护士通过解构式问话，追溯患者生命中出现过的不同故事（主线故事和例外故事），挖掘社会、经济、文化、政治等因素对问题的影响，找到影响患者自我认同形成的社会文化根源，然后去打破这些固有观念。当他（她）可以重新看待、重新解释这些观念时（形成支线故事），他（她）的自我认同就可以重建。

叙事护理认为患者的自我认同是社会建构的结果，强调患者与主线故事对话的重要性，也强调通过患者对生命经验的反思性理解来松动强势的主线故事，并开创多重叙说。护士不是以专业人士的立场询问，而是需要"清空自己"，以"不知道"答案的态度聆听患者叙事，在接纳并理解故事的同时注意不去强化故事中痛苦与病态的观点。这种奠基于社会建构论的解构式聆听，有助于将未成形的故事加深、加厚，引导患者改变原本被动接受事实解读故事的方式，而是以主动建构的方式来组建故事，这种解构能够松动理所当然的刻板印象。

3．改写

改写是指以外化对话中所发现的有积极意义、有正面力量、蕴含希望的片段或偶尔出现的情节（例外事件或特殊意义事件）为起点，借助策略性的提问方式，不断挖掘故事亮点，并将一个个单薄的例外事件串联起来，形成丰富的支线故事，并将支线故事产生新的正向自我认同迁移到现在和未来，让故事的走向发生改变。通过改写发现新的角度，产生新的态度，获得新的重建力量。发现患者叙述中的特殊意义事件是改写的前提，可从过去、现在、将来三个时间层面寻找例外事件。

（1）行为蓝图和认同蓝图。解构与改写是在对话中同时进行的，改写对话包括两个层面：行为蓝图和认同蓝图。行为蓝图是指某个行为或事件；认同蓝图则是对行为、事件或

所面对的环境的理解、认识或自我评价。行为蓝图和认同蓝图可交替进行,如:

"(在例外事件中)您做了什么?"(行为蓝图)

"是什么促使您在那个时候做这件事?"(认同蓝图)

"您在做这件事(例外事件)时,您怎么看待自己?"(认同蓝图)

"认识到自己这一点后,对您怎么做这件事有什么影响?"(行为蓝图)

"您以前有做过类似的事吗? 举个例子。"(行为蓝图)

"您有没有被自己的看法所影响?"(认同蓝图)

"您对此有没有什么计划?"(行为蓝图)

……

下面通过梳理前边故事中秀秀的行为蓝图和认同蓝图,展示秀秀的改写对话图示(图7-3)。

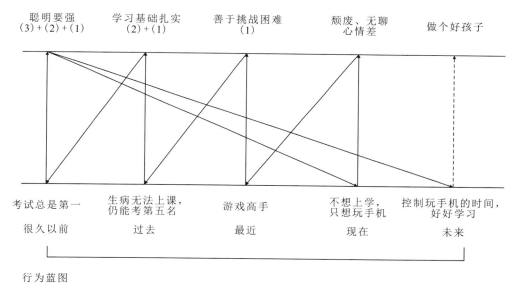

图7-3　秀秀改写对话图示

解析:利用叙事改写技术,寻找秀秀的例外故事:这是一个聪明要强且自信的孩子,深受老师同学的喜爱,自我要求高,有很强的学习能力,善于克服困难。通过例外事件的寻找,让秀秀看到了自己过往的优秀,树立起自己是一个有能力、有自信又有韧性的好孩子的自我认同,从而获得克服"网络成瘾"的信心,减少颓废的情绪。

在时间的纵轴上,行为蓝图和认同蓝图两个层面不断穿插,从而将与例外事件相似的经历串联起来就能发生改写。但这个改写不是自然而然发生的,而是通过有技巧的引导产生的,先要撼动自我认同的变化,然后才能发生改写的行为。

（2）重塑改写技术。在患者的生命故事里常存在某个重要的人、事、物,并影响着人的自我认同,如能重新探讨重要的人、事、物的影响或者贡献,有助于重塑自我认同以实现改写。

在重塑改写技术过程中,迈克·怀特强调"贡献是双向的",即患者与重要人物相互影响。因此,一方面要求患者重新描述生活中重要人物对自己生活的贡献,通过重要人物的眼睛审视自己,形成身份认同,并探讨这个关系是如何塑造的;另一方面,鼓励患者重塑自己对重要人物的生活所做的贡献,鼓励患者细致描述这种关系,比如,如何塑造或者可能塑造这种关系,重要人物对自己有什么意义,以及对自己为什么这样活着的理解。

【案例分享】

跨过"绝望"

小杨,男,18岁,诊断为"获得性免疫缺陷综合征"。小杨入院后情绪很不稳定,有时不搭理人,有时又脾气暴躁,还经常一个人坐着发呆。

那天凌晨,我跟往常一样交完班后下病房巡查,大部分患者都已经进入了梦乡,但是小杨坐在床边盯着旁边的桌面发呆。好奇心促使我走过去瞧了一眼,发现桌面上摆着三包还没拆开的口服药,看时间是今天全天的药,我心想:"这一整天的药竟然还没吃?"

于是我靠近他轻声问:"这么晚了,还没睡呐?"

他抬起头面无表情地回答:"睡不着。"

我:"这几天都睡不好吗?"

小杨:"每天都失眠,没有一天睡得着的。"

我:"既然睡不着,愿意跟我聊两句吗?"

小杨犹豫了一下,然后点了点头,我将他带到护士站前面的椅子坐下来说:"看你桌上的药是一整天的,都还没吃,你是有什么不舒服吗?"

小杨思考了许久说道:"护士,你知道我的病吧。得知染病时,我一直不愿意相信,到现在都没有缓过神来。现在吃的这些抗病毒药的副作用简直要了我半条命,每次吃药后总感觉头疼,恶心想吐,时不时就要跑厕所拉稀,晚上也睡不着,一天比一天没精神。我没法坚持治疗了。"

（使用外化技术,如图7-4所示）

我:"那你能跟我说说现在的状态吗?"

小杨:"得了这个病,接下来的生活还有什么意义? 我现在觉得很绝望。"

我:"这个绝望对你有什么影响?"

小杨:"现在对什么事都提不起兴趣,容易发脾气,父母也很伤心,家庭气氛压抑。"

我:"那你喜欢现在的状态吗?"

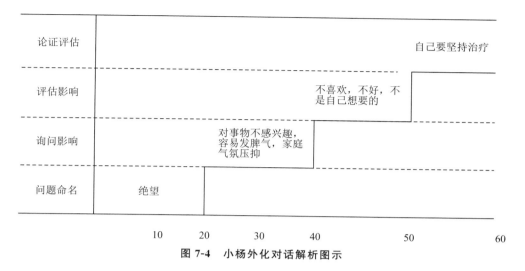

图 7-4　小杨外化对话解析图示

小杨惊讶地看着我："当然不喜欢。"

（使用重塑对话技术，如图 7-5 所示）

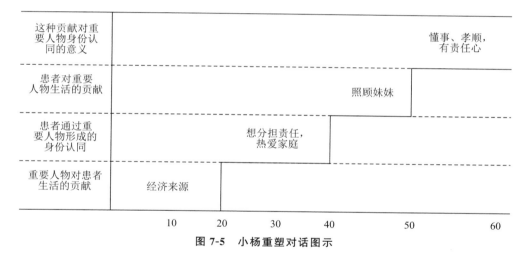

图 7-5　小杨重塑对话图示

我："看你家人对你照顾得很细心，平时家庭关系怎么样？"

小杨："我父母都很疼我，每天早出晚归地工作，从来也没有跟我抱怨过。家里的妹妹都是我照顾的，本想着出来工作赚钱可以减轻父母的负担，没想到因为染病让他们更加劳心费神。我是想要关心他们，却总是控制不住发脾气。"

（使用改写技术，如图 7-6 所示）

我："你现在对什么都没兴趣，以前有特别感兴趣的事物吗？"

小杨回想："以前我性格很开朗，喜欢结交朋友，也很喜欢爬山，经常跟小伙伴挑战更高的山峰。"

我："爬山很累，你怎么会喜欢爬山呢？"

小杨:"虽然每次到半山腰就会感觉自己很累,要停下来休息,但休息久了会发现自己的脚好像已经不听大脑指挥了,这时候就需要更强的意志力驱使自己继续向高处攀登。而爬山最令我兴奋的是,每次爬到最顶峰的时候,能将各种美景尽收眼底,有种'一览众山小'的满足感,这让我觉得所有的汗水与累都是值得的。"

我:"你这么懂事,有责任心,又能吃苦,面对现在的难题会怎么做呢?"

小杨:"我知道了,再绝望下去也于事无补,还不如积极与疾病做斗争,听医生的话,坚持按时吃药,不让家人为我担心。与疾病做斗争就像是一场登山活动,而我现在的位置就是在最累的半山腰,我要坚持走下去,虽然走下去不一定能够登顶,但是就此停滞不前一定连沿途的风景都错过了。"

认同蓝图

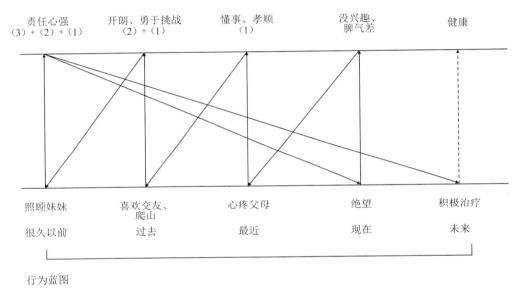

图7-6　小杨改写对话图示

从那次交谈后,小杨每天坚持吃药,对家人的态度也变得温和起来。出院那天,他跑过来跟我说:"护士姐姐,谢谢你!跟你谈话完,我都有按时吃药,医生说今天可以出院了。回去后我也会按时坚持用药,帮父母分担点压力,不让他们为我担心,我相信人生中还有好多美景等着我。"

叙事护理讲求"大处着眼,小处着手",在使用改写技术时,护士要认识到现实社会环境当中的很多事情都无法掌控,比如患者经济拮据、已然患病的事实以及无人可以陪护等,因此护士需要分辨哪些是能改变的部分。比如休学孩子的父母希望孩子能回去上学,孩子则希望父母从此不要再管学习,咨询师无法以他们各自的目标为工作目标,但可以告诉他们:"虽然不能保证孩子去上学,也不能保证父母从此不再管学习,但是我们可以一起讨论还有哪些空间可做调整,求同存异地谋求一些改变。"

4. 外部见证人

引入患者很重要的关系人物(外部见证人)去见证和参与新故事的诞生和延续,借助别人的"眼光"和"认知"支持患者的新的自我认同,增加重塑生命故事的力量。如在秀秀的故事里,秀秀参加病区诗词比赛获得冠军,自告奋勇主持病区活动并出色完成任务之后,给秀秀颁发"最佳才女奖",这是在病区全体医护人员、患者及家属的见证下进行的,医护人员、患者及家属就是这种改变的外部见证人。运用该技术时需遵循"不伤害原则",即外部见证人的到来应对患者起到正向积极的作用。通过外部见证使改变更真实,给患者信心和鼓励,让患者感受到自己的存在感和价值感。

5. 治疗文件

借助某种工具(如有象征意义的物品、证书、奖状、信件、影音资料、绘画、照片等)强化信念,实现真正的治疗。如在秀秀的故事里,日本动漫邮票、"最佳才女奖"的奖状都是治疗文件,当秀秀拿到邮票和奖状时,事实上她已经握住了掌控命运巨轮的方向盘,获得了重塑人生的希望。因此,治疗文件具有强大的疗愈作用。

(三)叙事护理的精神和核心理念

1. 叙事护理的精神

(1)叙事护理是一种态度,是以一种尊重、欣赏、谦卑、好奇的态度来面对生命。

(2)叙事护理强调的不是技术而是态度,以生命面对生命,以灵魂交流灵魂。

(3)叙事护理不是以改变患者为目的,而是强调对患者生命的了解与感动。叙事护理需要护士打破传统的思维模式,"成为陪伴患者走夜路的人,虽然不能改变夜的黑,但陪伴可以增加患者走过夜路的勇气"。

2. 叙事护理的核心理念

叙事护理强调社会脉络对人的影响,其重要理念如下:

(1)人不等同于疾病,人与疾病是分开的,是疾病影响了人,疾病只是疾病。

(2)每个人都是自己疾病的专家,没有人比自己更了解自己。

(3)每个人都有资源和能力,只要能发现自我资源,就能取得生命赋予权,就有能力脱离被害者角色。叙事护理不需要到别处去寻找力量,只需要对过去发生的或者正在发生的事件进行重新讲述。

(4)每个人都是自己生命的作者,都有能力依照自己的偏好,重写自己的生命故事。

(5)疾病不会百分百操纵人,一生中总有不被疾病或者问题困扰的几次例外经验。

二、叙事护理实践模式

国内学者杨艳在爱尔兰学者 Buckly 构建的针对老年护理院老人护理的"叙事护理框架"的基础上结合肿瘤患者、乳腺外科患者的叙事护理研究,构建了"叙事护理实践模式框架",运行步骤如图 7-7 所示。

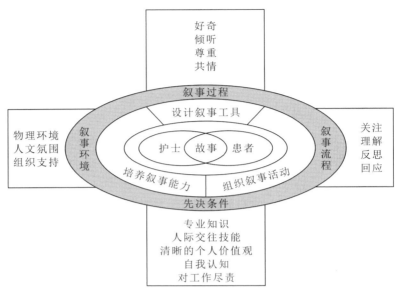

图 7-7　叙事护理实践模式框架

(一)叙事护理人员的选择

选择具备叙事护理素养的护士开展叙事护理工作。开展叙事护理的护士应具备的素养,包括专业知识、人际交往技能、清晰的个人价值观、自我认知、对工作尽责。

扎实的专业知识是护士获取患者认可并进而取得信任的基础,专业知识欠缺的护士难以让患者产生安全感,尤其是住院患者对治疗疾病的需求和期待往往高于心理护理的需求,因此具有良好专业知识的护士更容易成为患者信赖与倾诉的对象;人际交往技能是护士的核心能力之一,叙事护理实践重在人与人之间的互动沟通,甚至探讨家庭、社会关系等隐私层面问题,这更需要护士具备很高的人际沟通素养;清晰的个人价值观可使护士能够从他人的故事中体悟人生,懂得爱,有信仰并勇于奉献,护士只有对自己有清晰的认识才会更好地理解他人,并实施自我的反思;对工作尽责是一种职业奉献精神,叙事护理是一项耗费时间和精力的工作,需要护士愿意付出自己的时间和精力去帮助他人,这源于内心对工作高度负责的态度。

(二)叙事护理能力的培养

护士叙事能力可通过"精细阅读""艺术赏析""平行病历""融入式体验"等方法培养。

1. 精细阅读

加拿大著名人文主义医生威廉·奥斯勒认为,文学是医学教育的必需品,一位合格的医护人员必须具备清晰的头脑和温暖友善的内心,清晰的头脑通过医学专业学习可以实现,而培养善良内心的重要途径就是文学阅读。开展精细阅读练习可强化叙事护理所需具备的关注能力、再现能力、互纳能力和反思能力,而文学作品中蕴含的哲学思想,还可启发医护人员对生老病死的深度伦理思考。

此外,医护人员通过深入阅读和理解与疾病相关的文学作品,如莉萨·热那亚的描写失智症患者经历的《依然爱丽丝》(*Still Alice*),罗伯特·墨菲以自身经历解读残障人士内心世界的《静默之身》(*The Body Silent*)等,有助于加深对患者疾苦世界的理解。尤其是对于阅历较少、家庭工作一帆风顺的年轻护士,通过文学作品所创设的虚构世界,可拓展对自我、他人以及自我与周围世界的认知,提升共情能力。

2. 艺术赏析

古罗马著名医学家盖仑曾经说过:"医学不仅是一门博大精深的科学,同样是一门伟大的艺术。"护士通过欣赏音乐、绘画、雕塑等医学人文艺术作品,可真切、舒适地领悟科学与仁爱对于人生的意义。

【绘画赏析】

《我的医生爱帕斯》

《我的医生爱帕斯》是由英国维多利亚时期知名画家劳伦斯于1885年创作的作品,展现的是医生诊脉时的情景。画作十分注重细节的表达,在画家笔下,一位富有人道主义情怀的医生形象栩栩如生。爱帕斯医生身着黑色衣服,整齐略少的头发与齐胸的胡须彰显出爱帕斯医生的干净利落,此时此刻,他正半蹲于患者床前为患者诊脉。他眉头紧锁,神色庄重,目光凝注。他左手为患者诊脉,右手拿着秒表,眉宇间有忧患却也渗透着希望,目光悲悯又充满敬畏,指尖里流淌着温暖与关爱。赏析时,可从医生庄重的表情、扶着患者手腕的手等细节,去引导大家想象图画中医生内心活动以及曾发生过的事情等。

护士感悟:这幅画令我想起了自己亲历的两次握手。一次握手是在10年前,因病接受手术,虽说就是在自己工作的医院做手术,身边有熟悉的医生、护士、麻醉师,然而当手术室的那扇门把我的父母和先生隔在门外的时候,我的眼泪还是忍不住流了下来。正当我感到害怕、委屈的时候,手术巡回护士握着我的手说:"我们都在,两个小时以后就出来了,别怕!"那一刻,那双手给了我难忘的温暖,也让我更理解了患者的感受。我是一名护士,尚且如此,那么患者呢?对手术和麻醉更加陌生和恐惧的患者呢?从那以后,作为责任护士,我的患者要手术了,我总是会说:"握下手吧,一切顺利,我在病房等着您!"另一次难忘的握手是和一位主动脉夹层的老人,他通过空中救援送达我院,我一路护送老人前往介入手术室。老

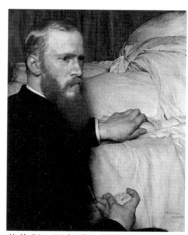

劳伦斯·阿尔玛·塔德玛
《我的医生爱帕斯》

人的手粗糙湿冷，我一边握着老人的手，一边安慰着老人，焦急地等待着紧急调配的血管支架的到达……老人转危为安后，紧握我的双手对我说："孩子，我记得你这双手，你一直握着大爷的手，就像我的亲闺女一样，谢谢！谢谢！"我对老人说："大爷，如果我的手能比得上您的降压药，我就给您当亲闺女，您以后可一定记得吃降压药！""记得，记得！"大爷爽朗的笑声让我深深地体会到作为一名护士的幸福。从我需要一双手汲取温暖，到我握住患者的手传递温暖，让我对护理有了更深的理解。

3. 平行病历

平行病历也称反思性写作，是由医护人员用日常化的语言撰写记录普通病历无法记录的患者故事，以及自己的情感与思考，是具有人文色彩的病历。该方法是丽塔·卡伦医生在 1993 年创建的一种培养医学生共情能力的教学工具，她要求医学生把和患者交往过程中所产生的心路历程与感悟写入平行病历（因无法写入临床病历）中，每周至少写一条内容，并让医学生在课上大声朗读出来。在医学生们书写的平行病历中，读者可以看到他们的真情流露，有对患者的深深依赖，有对患者强大勇气的敬畏，也有对无法治愈疾病的无助感，以及工作激发的记忆和联想等。医学生们在撰写平行病历的过程中，深入体会患者的经历与感受，并达到与患者共情，同时清晰地审视个人临床工作中的得与失、成与败，从而提炼新的认识和价值观。需要说明的是，叙事写作不同于文学写作，它是临床诊疗护理事件的真实写照，具备真实性、专业性的特点，虽然可以采用文学创作的手法撰写平行病历，但不得对时间、地点、人物以及事件情节进行虚构。平行病历可包含"背景资料""疾病故事""患者需求""理解与回应""自我反思"5 个模块，具体方法详见中篇第六章第三节"平行病历的结构与写法"。

4. 融入式体验

国外如美国哥伦比亚大学、新墨西哥大学、密歇根大学以及梅奥医院将叙事理念融入一些实践体验项目，如"融入式体验""以家庭为中心的体验""解剖课体验后的戏剧表演"等来提高医学生的叙事能力。美国学者达斯古普塔和丽塔·卡伦试图用换位思考的方式来培养医学生的共情和理解能力，她们让医学生写下一段他们所遭遇过身体虚弱或痛苦的经历，以此帮助他们对患者情况产生共鸣和理解。而国内近年来各地医院也陆续将病患角色体验等沉浸式体验项目融入护士培训方案，启发护士反思既往工作模式，提升人文素养。

【案例分享】

ICU 护士的"患者体验"

约束、无创呼吸机、气管插管、留置胃管、动脉针……都是 ICU 病房很日常的监护治疗手段。济宁医学院附属医院 ICU 护士通过亲身体验这些常见监护治疗手段，感受到了病患的不适、无助、痛苦甚至挣扎，以下是他们的体验感受。

郑护士："约束，这是 ICU 最常见的，当我真正躺在这里，手脚被约束，才知道是这样一种感觉：一动不能动，毫无安全感，很快手臂开始麻木，一个小时的时间感觉超级漫长，连监护室里的日光灯、空调声、监护仪的滴滴声都让我莫名的烦躁……好希望自己能睡着，但是无法自由翻身、调整姿势，根本睡不着。原本以为吸氧会非常舒服，但实际上鼻腔会有异物感，痒痒的，很想挠一挠，却动不了。以后给患者上约束时，我会跟他（她）讲清楚为什么要约束，多问问患者的感觉，尽量把约束带调整到确保安全又最舒适的松紧度，也尽可能地跟患者多一些交流，如果患者吸氧时鼻子发痒，我也愿意帮他挠一挠。"

张护士："气管插管太难受了！恶心想吐，口水一直在嘴里打转，又咽不下去；呼吸时，想吸气，呼吸机给带走了，想呼气，呼吸机把氧气打进来了，非常难受！当时只有一个念头，就是想拔管。但是双手被约束，动不了；想叫喊，但嘴里有东西，说不了话，没法跟医护人员表达，只能被动地等待、忍受……想喊不能喊，想挣扎也挣扎不了，很无助很无助的感觉……以后再做这类操作，会多关注患者的感受，如果患者难受、摇晃、挣扎，我会根据这次的体验，尝试帮他（她）找到原因，如果是口腔中有痰液，就帮他吸痰，或者根据喘气的波形，调整呼吸机的模式，带动他的呼吸，达到人机同步……帮（她）他处理我所能想到的所有问题，尽量为患者缓解一些痛苦。"

范护士："动脉采血真的很疼！穿刺完还感到火辣辣的疼，青了一片。以后进行这种操作一定会跟患者说清楚，让患者有心理上的准备，并且更加体谅患者的感受。"

（三）叙事环境的布置

布置一个温馨、舒适、整洁的"疗愈环境"，既有助于患者放松情绪，也有利于叙事护理工作的开展。房间色彩以淡黄、淡橙、米色、粉红等暖色调为主，给人温和、平静、亲切的感觉。沙发、躺椅的颜色要与墙壁形成对比，线条简洁，质地柔软舒适，两张沙发呈 90 度角摆放，避免护患双方对视。采用可调节明暗的灯具，光线应含蓄柔和，有助于平静情绪。墙饰与摆设要具有感染力和生命力，如摆放以广阔、恬静的自然景观为主题的风景画，帮助开拓遐想空间，令心境舒畅；摆放象征生命力的绿色植物用作室内点缀，可令环境充满生机；摆放可爱的小玩偶可增加生活情趣，让室内变得生动活泼，拥有活力。

房间内可设置图书架，有针对性地选择优秀的文学作品，尤其是疾痛叙事、心灵疗愈、生命感悟类作品。如重度抑郁症康复患者詹姆斯·威西编写的《黑暗中的光》，资深心理学家罗伯特·戴博德撰写的国民级心理咨询入门书《蛤蟆先生去看心理医生》，约翰斯通夫妇合作绘制的自传体抑郁症绘本《我有一只叫抑郁症的黑狗》，女作家毕淑敏的心灵励志作品《你要好好爱自己》，哈佛医学院临床心理学家克里斯托弗·肯·吉莫的《不与自己对抗，你就会更强大》，海蓝的情绪自助式工具书《不完美才美》，插画作家沃尔夫·埃尔布鲁赫绘制的死亡教育绘本读物《当鸭子遇到死神》，作家西西以亲身经历写就的探讨疾病与灵魂关系的小说《哀悼乳房》，北京协和医院妇产科医生张羽写给女性认识自己的《只有医生知道》等文学作品对人的影响是潜移默化的,患者通过阅读与自己有相似经历的、真实的、轻松幽默的成功案例故事,在别人的故事里寻找与自己的情感链接,并从中获得力量与鼓舞。

(四)叙事护理工具的设计

叙事护理工具除了知情同意书、平行病历模板,还包括治疗文件。

在知情同意书中可通过细腻真挚的语言,向患者表达护士愿意走近患者的真诚愿望,并对叙事实践、叙事护理团队人员以及联系方式等做简要说明,同时附上回执以了解患者及其家属是否愿意接受叙事护理以及参加叙事活动的方式。

叙事护理中的治疗文件形式多样,并无统一的制式,可以是奖状、证书、信件、创意作品,也可以是影音资料;可以是现成的,也可以是护士有针对性地设计制作的。只要是有益的、有疗愈作用的事物,都可以成为治疗文件。

(五)叙事护理活动的实施及策略

叙事护理活动的实施分为关注、理解、反思和回应 4 个阶段。其中,反思阶段分为在行动中的即时反思和护患沟通后对前期行为进行的回顾反思,而回应也配合两种反思形式形成即时回应和延时回应两种回应方式。因此,该叙事护理实践流程也被称为叙事护理双线制流程。

1. 关注阶段(关注患者疾病境遇)

有意识的关注是叙事护理实践的起始阶段,并贯穿叙事护理实践的始终。关注不是简单的观察,而是需要"清空"自我,不带假设、不带偏见、减少内心干扰地将全部注意力集中在患者身上。当发现患者言行举止上的变化,如患者在语言上主动提问、抱怨、表达请求,在情绪上表现出焦躁、不安、愤怒、激动,在行为上表现出反常的安静、话少、一动不动或者坐立不安、来回踱步等,意味着患者可能存在需要干预的问题。这时护士要选择合适的时机与患者交流,引导患者叙事,用心倾听,同时将患者的只言片语与手势、沉默、面部表情等各种非语言信息整合起来,发现其内心真实感受,并确认其叙事护理需求。

(1)叙事引导的策略:

①建立信任是叙事护理成功的关键。护士应以积极开放的态度引导患者讲述自己的故事,让患者感受到护士的真诚,是值得信赖、可以倾诉的对象。

②在患者身体条件允许的前提下,选择适当的时间和环境适时引导患者讲述自己的疾病经历。

③使用有策略性的提问方式。通常以开放式问题开始会谈,如"我注意到您一声不吭在那边坐了很久,是有什么事情吗?""能说说您现在想得最多的事情是什么吗?""您刚才在我们护士站前走了好几个来回,您是不是在担心明天的手术?"等,还可利用环境、职业、文化、人际关系、儿时游戏以及患者熟悉的重要事件等展开话题,提出与每个阶段相关的问题予以探索。

④运用外化问题的技巧提问。收集信息的同时,启发患者从多角度思考自身故事,发现自身潜在力量,从而促进心境改善。

(2)叙事倾听的策略。疾病叙事是患者用自己的声音来表达个人疾病经历真相,而不是用专家的医学描述来表达,因此护士需放下身份,放弃评判性解释,注重倾听患者的感受而不是事实。护士在倾听过程中可以配合以下做法:

①有意识地倾听,清空自我,无条件接纳。

②在口袋里放一个"故事笔记本",记下叙事者故事中的关键方面。

③询问深受感动的经历——那些给你留下深刻印象的经历。

④注意叙事者的姿势、手势、眼神、语调和面部表情。

⑤不要对故事内容做出判断,也不要对所描述的情况做解释或打断叙事。

⑥以倾听为主,同时注意与患者互动,适度参与讨论,适时回应患者的问题。

2. 理解阶段(理解患者患病体验)

理解阶段需要护理人员换位思考,进入患者的世界,站在他们的立场看待问题,同时以开阔的视角多角度地去理解患者,解构患者信息原有的结构和秩序,使其暴露各种影响因素,分析患同样疾病的患者呈现不同表现、不同顾虑、不同担忧和不同疾苦的原因,只有在理解的基础上,才能感同身受,与患者构建共情关系。叙事理解的具体策略为:

(1)通过"解构式问话"剖析问题。护士借助询问、质疑、解释、阐述及忽视等谈话技术,改变患者旧的思维模式,帮助他们重新看待那些问题,深度挖掘故事中的阻碍因素和闪光点,引导患者将已有的对问题的负面解释转换为新的有助于问题解决的正向观念,从而重建自我认同,重写生命意义。

(2)同理患者所讲述的疾病体验和疾苦困境。护士要悬置自己的想法,保持与患者平等的姿态去倾听患者的故事,解构患者叙述中的要素,挖掘故事背景中的社会、时代、家庭带来的影响因素,富有想象力地理解患者的真实感受,同理患者的感受,在患者的精神世界里与之共鸣。

3. 反思阶段(反思自身认知行为)

在患者叙事过程中,护士需要随时对自己的想法和行动进行内省,思考自身的情感倾向及价值观是否影响自己对患者疾病故事的理解,检视自己对患者疾病叙事预先所做的假设是否存在偏差,修正自己的不当情绪和习惯,并主动思考恰当的回应方法。在叙事护理结束后,护士还应对整个过程进行批判性回顾,总结经验,寻找不足,纠正偏差,不断提升自我。

4. 回应阶段(回应患者疾病经历)

护士通过语言或行为表现出对患者叙事的反馈,可以反馈对患者的尊重、共情,也可以通过叙事技术引导患者重构新的故事,还可以通过组织病区叙事护理活动或者提供网络平台,邀请患者以口头讲述或书面写作等方式分享故事,抒发情感,寻找生命意义。

【课堂练习】

扫一扫二维码阅读《甩掉"粘豆包"》,试分析:在这个故事中,护士如何实施叙事护理以及运用了哪些叙事技巧或策略? 并请描绘出外化对话图及改写对话图。

三、叙事护理的实践意义

(一)个人意义

1. 叙事护理有助于全人身心健康

叙事护理是一种全新的人文关怀护理实践,通过深入理解患者的疾病体验和疾苦境遇,引导护士从关注患者躯体疾病到关注患者心理、社会、情感道德、灵性方面的需求,并根据患者个性鲜明的疾病故事制订出有针对性的人文护理计划。这不仅符合患者及家属的期待,也符合当今"生物—心理—社会"医学模式的要求。

2. 叙事护理有助于和谐护患关系

叙事是护患联系的纽带,叙事护理要求护士在积极倾听的同时适时回应患者的故事,当患者感觉被理解时便会产生深切的满足感,从而拉近护患情感距离,增加护患信任度,降低护理不良事件的发生率,促进护患关系良性发展。但在叙事过程中,护士要把握好对患者的情感认同尺度,以免深陷患者的负面情绪而出现自身情感疲倦或同情衰竭等问题。

3. 叙事护理有助于提升护士职业认同感

叙事护理实践有利于引导护士认识生命的价值,感悟生命的神圣与尊严,重视自身精神世界的滋养,并能够在获得患者信任及与患者共情和良好互动的过程中,更好地构建护理职业身份,舒缓心理压力,减少职业倦怠,增加职业幸福感和认同感,从而完善职业人格,建立良好的社会关系。

(二)学科意义

作为叙事医学的一个重要分支,叙事护理以一种人文属性的护理方式出现,既充实了护理学知识体系,也丰富了临床人文护理的方法,最后形成护理学独特的研究模式和路径,推动护理事业的发展进程。

(三)社会意义

健康是社会文明进步的基础,是民族昌盛和国家富强的重要标志,是广大人民群众的共同追求。而人类的健康需求不仅仅是身体健康,更重要的是精神健康。叙事护理通过故事走进患者内心世界,与患者建立生命共同体关系,聆听患者内心疾苦,以情说话、带情倾听、用情照护,通过叙事理念点亮患者的人生,满足患者的健康需求。

叙事护理作为叙事医学的一个重要分支,它通过后现代心理学叙事技术实施临床护理干预,以一种人文属性的护理方式出现,是对人性化护理服务内涵的补充。叙事护理强调护士要以一种尊重、欣赏、谦卑、好奇的态度来倾听患者讲述生命故事,理解和回应患者的疾病体验和疾苦境遇,通过共情、反思走进患者内心,运用外化、解构、改写、外部见证人、治疗文件等叙事护理技术,启发患者及家属多视角解读生命故事,发现自身潜在力量,重塑面对疾病和问题的态度,构建有积极意义的、崭新的生命故事。

第五节 叙事医学在医患沟通中的运用

叙事医学关注的重点是具体的和痛苦中的患者、具有过去和家庭的患者、具有主观能动性的患者,关注患者的"心理—社会"因素——患者的故事,需要专业倾听,这是实践叙事医学的第一步。再现是叙事医学实践的第二步,临床工作者通过换位思考,反思疾病的痛苦,感悟生命的意义,经过创造性地理解、分析后再现自己所看到和听到的(看到患者的困境,能解释患者想要的究竟是什么),并为之触动。归属是由关注和再现螺旋上升而产生的信任,可以是医患之间、带教老师和学生之间、同事之间,以及医生与社会之间的伙伴关系,共同关注疾病,获得对疾病的认识,并采取行动,它是结果和目标。

从倾听疾病的故事开始,随后是医生反思、医患对话与商谈、医患共同决策、患者参与医疗、共同评估诊疗的愈后等,叙事医学应该贯穿医疗和医患沟通的全过程。医生在诊疗中积极践行叙事医学三要素,需要做到用心倾听、换位思考、反省自我、用情沟通。

一、鼓励患者叙事

问诊是医生看病的第一个环节,占据了医患沟通的绝大部分内容,一般会按主诉、现病史、既往史、个人史、家庭史的次序依次进行。初期接诊,实习生可能不知道先问什么好。其实,问诊是有一定规律的。对于初诊患者,一般先从基本情况问起,再逐渐过渡到专业领域。医生多采用合适的开放式提问了解患者就诊的动机:"请问您有什么问题需要我帮助的?""是什么问题让您到医院来?""这次来看病,请把您觉得我应该知道的信息都告诉我。"常规问诊多采用封闭式提问,患者只需要回答是或不是,有或没有,但是这不利于鼓励患者叙述自己疾病的故事,而如果医生用"为什么"这样的开放性问题,就能够鼓励患者讲述自己的故事。

【案例分享】

常规问诊：

医生：您有什么不舒服？

患者：我头晕。

医生：您能说得再具体一些吗？比如，晕的时候有什么感觉？

患者：发作时，感觉所有东西都在旋转，视物模糊，特别严重时，感到恶心，想吐。

医生：我明白了。您的血压高吗？

患者：高。

医生：收缩压和舒张压分别是多少？

患者思考。

医生：也就是说，高压是多少？低压是多少？

患者：高压 150 mmHg，低压 100 mmHg。

叙事医学问诊：

医生：您有什么不舒服？

患者：我头晕。

医生：您能说得再具体一些吗？比如，晕的时候有什么感觉？

患者：发作时，感觉所有东西都在旋转，视物模糊，特别严重时，感到恶心，想吐。

医生：您除了头晕，还有哪里不舒服？有多久了？

患者：还容易疲劳，大概有一年左右了。

医生：我明白了。您的血压高吗？

患者：高。

医生：您想过为什么自己的血压会升高吗？

患者：我也不确定，也许是因为情绪容易激动吧。

医生：您为什么会这么想呢？

患者：嗯，最近换了个新邻居，经常制造噪声，让我休息不好，找他沟通了多次也解决不了问题，让我很烦躁，一生气就头晕……

对比常规问诊和叙事医学问诊，我们可以看出高血压与生活中的应激、情绪等因素有关，也许医生在两种问诊方式下开给患者的药还是一样的，但当医生采用了"还有哪里不舒服？""为什么？"等开放式提问，运用叙事医学的方法鼓励患者讲述自己疾病的故事时，患者就会在讲述故事时思考与疾病有关的生活事件，这个叙事的过程能够帮助患者更好地理解事件的意义，感觉对控制疾病有了某种掌控的方向或渠道。医生在听到患者头晕的真正原因后，用一些时间宽慰患者，患者感到自己被理解了，即使医生开的药和之前用的药区别并不大,但因为医患共同面对导致疾病的深层原因,这些药就会起到更好的作用。

医生在问诊中要灵活采用开放和封闭式的提问技术,核实自己掌握的信息,澄清患者没有说清楚的细节。比如,医生问:"咳嗽有痰吗?"患者回答:"有。"医生再进一步问:"咳嗽出来的痰是透明的,还是不透明的?""感冒一开始的鼻涕是黄色的,还是开始是透明的,后面再转黄的?"医生在提问时要思路清晰,思维缜密。如果患者由于长期反复发作腹泻就医,其最关注的是腹部症状与大便情况,往往不会注意到自己眼睛或关节的变化,或者因没有意识到它们是相关联的,从而没向消化内科医生提及。然而,炎症性肠病导致的腹泻常会伴发眼部及关节疾患,这就需要临床医生采用开放式提问(还有没有其他地方不适?)和封闭式提问(有没有关节肿痛?),以完善对患者信息的采集,为临床决策提供依据。在问诊过程中,医生切不可采取重复性提问、暗示性提问或逼问。

二、感同身受地倾听

倾听是叙事医学的起点,是打开医患关系的一扇窗户,是医患沟通的第一步。下面,我们通过几个医患沟通的案例,说明如何做好叙事医学的关注(患者),验证专业倾听的重要性。

问诊是医生看病的第一个环节,医生通过系统询问患者或相关人员获取病史资料,再结合专业知识和有关经验综合分析而做出临床判断。从字面上看,我们学习问诊首先应该知道如何问,问什么,掌握问的技巧。可是,当我们准备了一堆提问,却不注重倾听,结果会怎么样呢?

【案例分享】

本节课的见习内容为慢性肾衰竭。学生站在患者床前问道:"请问您怎么不好来住院?"患者回答:"住院 3 天前我发烧……"学生打断患者继续问:"测体温了吗? 多少度?"随后又是一连串的关于发烧、咳嗽、是否有痰等的问题。问诊进行数分钟仍没有进入主题。学生无奈地看着我,这时,患者说:"你别问了,先听我说。"原来,这位患者在半年前已被确诊慢性肾衰竭并建议其透析治疗,当时他不能接受这一事实。此次因发热就诊发现其肾衰竭病情加重而收入院。

很显然,尽管这位学生在课前做了充分的准备,准备好可能问到的一系列问题,但是因为忽视了倾听,所以迟迟不能进入主题。此外,这位学生一连串的提问,以封闭式问题居多,患者只需要回答有或没有,并且没有给患者留出足够的思考和叙述的时间,也导致病史采集不顺利。如果医生能够鼓励并给患者留出充足的时间讲述自己的故事,做到专心倾听,听到、听懂患者的故事,就能够得到对诊断有用的线索,而且有可能找到真正的"病根",做到"对症下药",提高患者的疗效和满意度。

　　大多数临床医生习惯采用以医生为中心的问诊模式,他们根据自己的认知框架从患者的讲述中筛选出"有用"的信息(症状),过滤掉其他"不相关"的信息(如情绪、家庭关系等),一旦患者讲述的不是医生想要得到的信息,医生会立即把对话拉回到自己的问诊模式中。罗兹对22名家庭医生和内科住院医师进行的60人次常规就诊研究显示,患者在平均讲述12秒的时候就被医生打断,因为医生很快地识别了要寻找的信息,并做出诊断或预测性诊断,而在问诊中多处于被动角色的患者往往觉得自己的前因后果还没有讲完,从而使得病史采集变得低效率甚至不准确。很多医生觉得这样打断患者能够节省时间,以便有时间完成其他的工作。而兰吉维奇等对瑞士一家三级转诊中心内科门诊的335名患者的研究却显示,当医生耐心、积极地倾听患者叙事性陈述而不去打断,患者自发讲话的平均时间只有92秒,其中78%的患者在2分钟内结束。7位患者讲话时间超过5分钟,但是医生感觉他们提供的信息很重要。因此,倾听,特别是问诊开始阶段的倾听不仅不会浪费医生的时间,而且能够促使医生达到更有效的接诊。

　　加拿大医学教育家奥斯勒在临床中提到最多的两句话就是:"多听你的患者讲,他正在告诉你诊断结果。""在采集病史时不问诱导性的问题,要让患者用自己的话语来表述他们的疾病。"医生应该多关注患者这个人以及他的生活和社会背景这个整体,而不只是专注于疾病的某些特点。

　　专业倾听除了对问诊有帮助,对于提高患者对治疗的依从性和疗效,以及改善医患关系也是很重要的。倾诉有助于心理问题的释放和安慰,叙事医学的关注和倾听体现了医生对患者的尊重,可以及时帮助疏导患者因疾病伴发的不良情绪。即便有很多时候患者的言语并不能为疾病的诊断和治疗提供更多的信息和帮助,却体现了医生的理解与关怀,可以消除患者不良情绪,减少不必要的担忧,提高患者对医生的信任感。

【案例分享】

　　一位89岁的老年女性患者,患有高血压、乳腺癌、腰椎管狭窄症等,还伴有失眠和不可控制的焦虑,是一位持续看了丽塔·卡伦门诊20年的老患者。一个偶然的机会,卡伦引导她讲出了一个保守将近80年的秘密。原来,老人之前讲的故事是不可靠的,小时候从马背上摔下来的经历是她捏造的,真实的故事是她幼时被人强奸。也就是说,老人锁在这个创伤叙事中将近80年,由起初的应激性自我保护引发的身体疾病逐渐演变成了困扰一生的慢性疾病。把故事讲出来后,她的焦虑、失眠和心悸等症状完全消失了。

　　丽塔·卡伦通过让老人重复讲述幼年时的创伤经验并给予适时和恰当的回应,帮助老人区分过去与当下。老人把创伤经验转化成语言讲述出来,可以帮助大脑将创伤经验重新定义为"过去的事",以后的讲述就不会每次都引发创伤时的感受。将创伤经验语言化,能帮助人们感觉自己"活在当下"。因此,聆听患者描述疼痛和创伤经验,释放经验,让这个经验"完成",其实是一种减轻与疗愈伤痛的方法。

"听"可以被分成不同的层次,包括听而不闻、虚应地听、选择地听、专注地听和感同身受地听,其中最高层次的"听"应该是感同身受地倾听,即要求医生用耳听、用眼观察、用嘴提问、用脑思考、用心灵感受。作为科学的医学是基于大数据、注重总结性规律的,而每个人都是独一无二的个体,是无规律可循的。医生应该更多地关注患者的独特性,而不是疾病的某些特点,重视聆听不同患者的个体化故事,根据其独特性进行个性化治疗,才能真正帮助患者实现身心健康。

在问诊中运用叙事医学的方法,关注和鼓励患者叙事,训练专业倾听的能力,具体应做好以下 6 点:

(1)留出倾听的时间。韩启德院士在 2019 年的叙事医学高峰论坛上倡导让患者不被打断地讲话 60 秒,医生以适当的语言回应。具体的要求有:倾听时不做无关的事情(包括写病历);让患者说完而不要去打断,并且在回答患者问题之前,给患者留出思考的时间,或者在停顿之后继续。

(2)让患者感知到你在听。与说话的人保持目光交流;使用肢体语言(比如坐下、身体前倾、适当地点头等)表示赞同;听到患者讲述并回应,如"嗯""接着说""对""我没有理解错的话,您需要……"或"您说得很好……"等,在对方不懂该用什么词语表达合适时给予适当的提示,及时回答对方的提问等。在有人聆听并关切地给予回应的状态下,患者能够在这个对话的过程中更好地理解自己的诉求,释放心中的疑惑与抱怨,调整对事情的想法与做法。当医患之间的生命叙事讲述和聆听关系建立起来后,诉说本身就有着疗效,能与患者一起建构意义的医生会得到他们的信任。

(3)合理运用语言和非语言技巧鼓励患者继续说下去。①仔细组织问题,既要有开放性问题,又要能限制患者漫无边际的讲述,还需要鼓励患者能够讲出他们的想法、担忧和期待。②采用鼓励、沉默、重复、变换措辞及解释等方法辅助促进患者的应答,比如运用换位思维(设身处地)沟通,理解并体谅患者的感受或困境,明确表示认可患者的观点和感受,表达关心、理解以及帮助的愿望,赞赏患者克服病痛所做的努力等。③医生在和患者说话时及时地把重要内容记录下来,避免打断,同时要注意其面部表情及声调变化。当患者或家属感受到医生对自己的重视和全身心的在场,有助于谈话的继续,增加患者对医生的信任感。④鼓励患者讲故事,告诉医生问题所在和起始的过程(阐明现在就诊的原因)。医生对接收到的不确定的信息应该及时进行确认,同时列出进一步的问题进行筛查。例如:"您除了咳嗽,有没有合并流涕、咽痛等不适?""头痛和乏力,还有其他的不舒服吗?""您今天还有其他什么问题要寻求帮助的吗?"

(4)医生要排除干扰,集中精力、全身心地投入去听。善于倾听细节,敏感地抓住患者讲述中的线索,还要注意观察患者的言行举止,同时注意是否有"言不由衷"或"话外音"。医生要专心倾听,而不是把注意力放在下一个问题问什么,不要一开始就假设明白他(她)

的问题,即使患者好像偏离了主题,也要认真倾听,不要急于打断和下结论。在回答患者问题之前,给患者留出思考的时间,或者在停顿之后继续。在这种以患者为中心的问诊方式下,患者给出的信息可能比以医生为中心的问诊方式获得的更多,同时患者的讲述会给出丰富的、与疾病相关的情绪、生活、社会关系等方面的信息。如果医生倾听患者60秒的讲述还没获得所需信息,可以启用"以医生为中心的问诊方式"继续提问。

(5)医生不仅需要专注倾听主要诉说者的内容,还要兼顾患方其他人的插话或补充。医生应定期总结以确认自己是否理解了患者所说的内容,邀请患者纠正自己的解释,或者提供更进一步的信息,逐步确定事件的日期和顺序;主动确定并适当探究患者的想法,患者对每个问题的担忧,患者对所述问题希望得到什么帮助,患者所述的问题如何影响到患者的生活等,鼓励患者表达出自己的感受,积极引导患方倾诉与病情相关的内容,总结出患方最关心、最苦恼的问题;要听出家属对患者关爱程度、欲求的治疗效果、对医生的信任程度等;要注意甄别患方认为不重要而其实很重要的内容,如患者把"乏力""头晕头痛""上腹不适"等非特异症状认为是"我感冒了""我有贫血""我有胃病"等,分辨这种患方的自我诊断,以免受其误导。

(6)根据患者的特征要适时地进行不同语境的话语转换。奥斯勒与儿童患者交往时,总是扮演成快乐的"小精灵"出现在小患者的病床前,每次问诊时使用的童话世界的语言都是为小患者量身打造、充满个性化的,同时也不乏童趣和睿智,很好地弥合了医患之间因为知识、阅历等背景不同在沟通上的差距。

【案例分享】

奥斯勒曾医治过一个患有百日咳的小男孩。一天,奥斯勒穿着全套的导师服准备去参加牛津大学(University of Oxford)的毕业典礼,路上被一位朋友拦下,这位朋友的孩子患有在当时无法治愈的百日咳。奥斯勒发现小男孩的支气管炎特别严重,而且根本不吃东西,于是小心翼翼地剥开一个橘子,分成几瓣,在每瓣橘子上涂一点糖浆,然后一瓣一瓣地喂他吃。一边喂,一边用童话世界的语言告诉小男孩,这是一种神奇的水果,每天吃一些,病就会很快好起来。随后,奥斯勒走到门外对小男孩的爸爸说:"我很抱歉,您儿子的病情很糟糕,几乎没有康复的机会了。"当奥斯勒得知穿着导师服的自己被小男孩当作神奇的魔法师般的人物后,在接下来的40天里,他每天都穿上导师服,像魔法师一样出现在小男孩面前。小男孩每天都在期盼奥斯勒的到来,然后一边跟"魔法师"交谈,一边吃他喂的任何食物。在奥斯勒的关怀下,小男孩奇迹般地恢复了健康 。

奥斯勒放下高高在上的著名医学专家的身份和医学世界的语言,用最平和、简洁的叙事性语言与小男孩交流、交心,取得了小男孩发自内心的喜爱和信任。当医生开始用温暖友善的目光、同情智慧的语言和理解包容的态度聆听患者的故事时,和谐的医患关系很快就建立起来了。

叙事医学作为一种体现人文精神的临床医学实践模式,其核心就在于"倾听患者的故事""尊重疾病的故事",充分尊重患者的感受与价值观。

三、沟通过程中的解释

医患沟通过程中的解释就是让患者理解所讲(既包括自己说的,也包括医生说的)内容,多见于问诊、医患会话和商谈、医患共同决策、患者参与治疗等过程。一方面要清楚地向患者解释他(她)所关注的问题,分析他(她)的所知所想;另一方面要注意使用简明的、患者容易理解的语言,避免使用行话或太多的术语,耐心科学地进行解释,最大限度地减少信息丢失,避免发生歧义。

【案例分享】

医生为一名诊断为过敏性哮喘的 5 岁男孩开了吸入用硫酸沙丁胺醇气雾剂和布地奈德气雾剂。因为孩子年幼,不能很好地配合给药的同时主动吸气和屏气,所以为他准备了一个吸药用的储雾罐。医生对家长说:"这些药是治疗哮喘发作的特效药,用这个储雾罐能够帮助孩子顺利地把药粉吸入气管内直接起效,进入血液的量很少,故全身性副作用很小。"家长听了很高兴:"太好了! 怎么用呀?"医生耐心地教了他使用方法:"将气雾剂的喷嘴向下,摇一摇,再连接储雾罐,用另一端的面罩包住孩子的鼻子和嘴,按一下气雾剂的按钮,保持这个姿势正常呼吸 1 分钟就可以了。这个气雾剂每次都要先摇一摇再按一下,才会有药喷出来,您明白了吗?"家长肯定地说:"明白,谢谢!"3 天后患者复诊,家长抱怨药物无效,病情加重。医生很奇怪,让他演示用药过程,才发现家长连接气雾剂和储雾罐之前,没有先做摇一摇气雾剂这一关键步骤,导致孩子没有吸入有效的治疗药物。非常可惜!

上述案例中,医生已经详细讲解了药物的使用方法,但还是因为患儿家长没有真正理解而发生了问题。因此,我们要做好医患沟通中的解释,最好按照以下步骤实施:①分解项目和核对,将一件事分解为若干个小的信息单位,比如把这个学习给药的过程分解为介绍气雾剂的结构和给药方法,储雾罐的组装、清洁和储存,如何连接,示范给药等,每一个步骤解释完毕,都要核对患者是否理解,最好让他(她)用自己的话再复述或操作一遍,根据患者的反应来确定指导如何继续进行。②要评估每个患者的信息需求,使用简明的、患者容易理解的语言,避免使用行话或太多的术语,尽量让他能够吸收。在恰当的时间给予解释,避免过早给予建议或保证。③强调容易出错的环节有哪些,做错了可能会造成什么不良后果,把注意事项尽量简化,方便记忆,这样患者或家属听的时候肯定会很上心。④在解释的过程中,要注意患者的反应(面部表情、情绪表达等),如果眼神茫然,多提示患者没听懂,最好让他(她)复述一遍,必要的话再解释一遍。⑤定期总结,对刚才解释的内容进行简要总结,突出重点,比如示范如何给药,先把气雾剂摇一摇,喷口朝下,再连接储雾罐,用面罩把孩子的鼻子和嘴巴包住,按一下气雾剂按钮,让孩子保持这个姿势呼吸 1分钟,操作口诀"三个一"——"摇一摇,按一下,1 分钟",然后让家长独立把这套动作再做一遍,及时发现有无缺漏或误操作,直到确认患者理解无误。⑥最后要问患者"还有什么不清楚的吗?"给患者提出疑问的机会,解决可能潜在的问题。

四、核实与澄清

在医患沟通的解释后期,医生要核实与澄清患者对沟通的内容是否理解无误,避免产生歧义,甚至导致误解或纠纷。在签署知情同意书时,很多医生由于未对沟通的内容进行充分的核实与澄清,导致患者和家属虽然慑于医生的权威签了字,但其实并不清楚诊疗全过程,不了解治疗存在的全部风险,事后容易产生纠纷。

【案例分享】

一名 1 岁的患儿因"发热、嗜睡 3 天"入院,医生疑诊"脑炎",需要和家属进行腰椎穿刺术有创性操作术前谈话。

医生:"根据病情,目前高度怀疑患儿罹患脑炎,必须做腰椎穿刺术抽取脑脊液做相关检查才能确诊。患儿年幼,病情往往进展很快,需要尽快做出决定。这项操作不会很复杂,虽然我们已有丰富的操作经验,会严格规范地操作,但是医疗存在高度的不确定性,这项操作存在一定的创伤性和风险,比如有可能出现穿刺不成功、麻醉意外、穿刺部位出血或感染、心肺意外等不可预料的情形,一旦出现,我们会立即给予相应处理,上述情况希望您能知晓和理解。"

患儿家长:"医生,我听说抽脑髓对人的身体影响很大,会不会影响以后的智力和体格发育呀?风险大不大?"

医生:"我们抽取的脑脊液是包围并支持着整个脑及脊髓的一种液体,对脑外伤有一定的缓冲作用,有助于清除代谢产物及炎性渗出物,并不影响脑细胞发育和体格发育。这项操作只抽取 2 mL 左右的脑脊液,对健康不会有明显的不良影响,甚至在颅内高压的时候还是一种治疗手段。有关风险就好像你买彩票中大奖一样,虽然发生的概率很低,但是不等于没有,一旦发生,我们会尽力补救,但是必须在事先充分告知其风险和征得您的同意。再次强调腰椎穿刺术和脑脊液检查对患者是否能够得到及时正确的治疗非常重要,目前没有其他辅助检查能够替代,有关风险我已经解释清楚,请您用自己的话告诉我,我们刚才谈了哪些内容,好吗?"

很显然，如果家长复述后的意思和医生理解的相同，就说明这项操作的必要性和风险已经告知到位了，医生只是根据病情提出诊疗建议，决策权还在家长手中，无论他（她）是选择同意还是不同意，均应承担相应的责任和后果。

此外，在问诊中也有需要澄清的情况，当患者陈述不清晰，医生认为还有需要补充说明的，如"您能描述一下您说的头晕具体有哪些伴随症状吗？"。

五、医患沟通过程中的共情

医患沟通过程中的共情指的是明白他人的心情，设身处地为他人着想，分担他人的痛苦，是双向和互动的，包括同情、理解和行动，是一个连续的过程，通过双向互动能够不断推进医患之间情感的深化。丽塔·卡伦在她的书中多次提到，自己的亲身经历说明了共情对医学的重要性。她对医患之间的共情是这样描述的："只有医生理解患者如何饱受病魔的折磨，医生才能对患者提供有效的临床帮助，但这需要医生进入患者的世界（哪怕只是通过想象力），并从患者的角度看待和理解这些世界。"

【案例分享】

一名老人因为流感诱发多脏器功能衰竭，生命垂危，尽管医生们积极抢救，病情却不见明显好转，家属十分愤怒。低年资医生向家属解释病情无效，就请出主任来处理。主任没有过多地解释病情，而是走近家属，握紧他的双手，脸色凝重地说道："您的母亲病重，我们知道您一定很着急、难过（为负性情感命名），我们非常理解，您为母亲做了这么多（理解、尊重），我们也会尽百分之百的努力（支持）。"主任的话命名了家属的负性情绪，认可了他的付出，让家属感到被理解了，缓解了剑拔弩张的气氛。

医生是人不是神，患者的抢救难度和风险是显而易见的，家属也知道，但是我们要理解并体谅患者及家属的感受或困境。当面对表现出愤怒、拒绝等负面情感的患者时，医生没有逃避，而是直面这些情感，为之命名，表示尊重理解，并予以支持，化解了这些负面情绪。由此可见，共情在医患沟通中的作用巨大。

好的医患沟通应该包含以下要素：医生充分了解患者病情，并准确告知患者其病情（是什么、为什么、怎么办）及目前首选的治疗方案；患方听取医生的解释，提出自己的疑惑、目前的困难和想法；医患双方互相交换观点，患方明确医生的医疗原则，医生把握患方的需求和目的；在满足患方合理需求的基础上，双方达成共识，做出最适合患方的临床决策。叙事医学对提升医患沟通的质量起到了非常重要的作用。

小 结

　　医患关系是人类生活中的一种重要的社会关系,根据医护人员和患者之间不同地位、角色及权利、责任和利益等重要因素可以被划分为不同的模式。医患沟通对于建立医患互信、医患和谐,最终形成诊疗共识,使医疗行为顺利开展至关重要,贯穿于医疗活动的全过程,对于提升医护人员的专业知识和职业素养,减少医患矛盾,改善医患关系等具有重要意义。医患沟通过程中医护人员需要合理应用语言和非语言沟通技巧,鼓励患者讲述疾病的故事,特别需要医护人员感同身受地倾听和共情,尊重对方,满足患者的心理需求,针对不同的患者和家属群体需要个体化的沟通策略。医患沟通技能的训练是有一定的基本方法和规律可遵循的,叙事医学在医患沟通中的运用,能够帮助医学生快速掌握医患沟通的基本技能,提升沟通的质量和效率。

(龚国梅　陈俊霞　陈芬菲　邹逢佳)

❋【思考与练习】

一、请思考并回答以下问题

1. 语言沟通和非语言沟通的异同点有哪些?

2. 叙事医学对医护人员非语言沟通的基本要求有哪些?

3. 叙事护理的三大要素是什么?

4. 外化技术分哪几个步骤? 使用外化技术应注意哪些问题?

5. 如何理解解构式问话? 什么是主线故事、例外故事、支线故事?

6. 如何理解重塑改写技术中的"贡献是双向的"?

7. 如何引导叙事?

二、医患沟通实践练习

1. 角色扮演一。

　　患者王女士,57岁,患急性闭角型青光眼,由于病区床位紧张,预约一周后入院,此前在门诊治疗。王女士的女儿是一位干部,今天早晨一大早领着母亲从郊县农村乘车来住院,在路途中与车上乘客吵架。王女士的女儿坐在护士办公室,护士说不能坐,患者家属很生气。

请分析并演练:李护士为什么会被投诉?陈护士为什么被表扬?以小组形式进行角色扮演。(对话及参考答案请扫二维码)

2. 角色扮演二。

体验不同情绪下对同一句话的感受。

分小组活动,每小组5人,其中一人扮演护士,对患者说"您不用着急,会好起来的"。小组的其他4位成员扮演不同情绪状态下的患者,并体会在听到护士说这句话后的感受和体验。

不同情绪的患者:①愤怒的患者;②沮丧的患者;③焦虑的患者;④绝望的患者。

角色扮演后,请各角色扮演者谈谈扮演中的情感体验。

教师启发引导:护士应充分认识,患者的情绪状态会对沟通产生影响。

3. 实习生试诊练习。

医学实习生缺乏临床经验,没有处方权,只能跟随带教老师试诊,学习诊治疾病的一些思路、方法和技能。试诊就是初步采集病史,了解发病情况,进行体格检查,找出阳性体征,提出诊断治疗和相关检查的建议等,以供带教老师参考。虽然部分患者不大愿意配合,但实习生还是要积极主动,多争取一些试诊的机会。

对日常接诊患者,医学实习生应嘘寒问暖,礼貌待人,和蔼可亲。如果来者是个老年患者,实习生应该主动上前迎接,帮助搀扶,安排就座。一般情况下,患者是会配合的。如果确有患者不礼遇实习生的接诊,实习生也仍然要面带微笑,真情劝导,可以主动而委婉地向患者说明:"您看,现在那位医生的候诊患者很多,可能来不及详细检查和逐一解答。我是他带教的学生,他要求我先行接诊,了解和记录一下您的基本情况,然后再转给他看诊,这样就可以快一些,您看好吗?"如能这样解说清楚,并热情接待,患者一般是不会拒绝的。

下面是一位实习生在接诊时的部分问答记录,请大家点评他哪些地方做得比较好,哪些地方还可以再改进的。针对本案例思考如何结合叙事医学的方法提高问诊质量。

　　医学生:先生,您是初诊患者吗?

　　患者看了看医学生,没有理睬。

　　医学生略感尴尬,但旋即调整情绪,微笑面对。

　　医学生:请问先生,您是第一次到这个科室来看诊吗?

　　患者:是。

　　医学生:先生,我先给您做个登记,好吗?

　　患者:我是来找那个老医生看病的。

　　医学生:他是我老师,我是他带教的学生。

　　患者还是不大情愿,医学生不气馁,仍然微笑着耐心解释。

　　医学生:我就是先给您记录一些普通资料,如姓名、年龄等,好吗?

　　患者很勉强地点了点头。

医学生:请问先生贵姓?

患者:免贵姓 zhāng。

医学生:哪个 zhāng?

患者:立早章。

医学生:尊讳大名?

这位 73 岁的老年患者曾是教师,已退休 13 年,家中有一独子,工作繁忙,每年回来一两次。

医学生:您的儿子是做什么工作的?

患者:他是××大学的教授。患者面上露出了微笑,似有些许自豪的感觉。

医学生:真不简单,好羡慕啊。

医学生:您有什么不舒服?

患者:我头晕。

医学生:您能说得更详细一些吗? 比如,晕到什么程度?

患者:发作时,感觉所有东西都在旋转,视力模糊,看不清楚。特别严重时,好像天地都在旋转,感到恶心,想吐。

医学生:吐出来了吗?

患者:没有。是想吐又吐不出来,有时会呕出少许痰涎。

医学生:我明白了。您的血压高吗?

患者:高。

医学生:收缩压和舒张压分别是多少?

患者思考。

医学生:也就是说,高压是多少? 低压是多少?

患者:高压 150 mmHg,低压 100 mmHg。

医学生:高压最高时是多少?

患者:180 mmHg。

医学生:低压最高时是多少?

患者:110 mmHg。

医学生:这种情况持续了多长时间?

患者:13 年。

医学生:经常头晕吗?

患者:以前没有,是近 5 年才有的。不是持续性的,偶尔有。

医学生:1 个月里有几次头晕?

患者:2~3 个月才有 1 次。

医学生:最长持续多久?

患者:半天左右。

医学生:有心慌吗?

患者:有。

医学生:经常有吗?

患者:偶尔有。

医学生:一般持续多长时间?

患者:有时几分钟,有时十几分钟,最长半小时。

医学生:您有过胸闷、胸痛吗?

患者:没有。

医学生:您喜欢喝酒吗?

患者:喜欢。

医学生:喝得多吗?

患者:大概每次 2～3 两,每周 3～4 次。

医学生:您抽烟吗?

患者:是,每天抽 5～6 支。

医学生:您胃口好吗?

患者:好。

医学生:喜欢吃什么食物?

患者:不挑食,一般食物都吃。

医学生:您吃盐多吗?

患者:不多。

医学生:那您平时做些什么运动?

患者:走路。

医学生:快步走,还是慢步走?

患者:散步而已,半小时左右。

医学生:走多远?

患者:有时多,有时少,不固定,一般 1～2 千米。

医学生:您的亲属中有人患过高血压吗?

患者:不确定,好像没有。

医学生:您以前还患过什么疾病?

患者:除了感冒,好像没有什么特殊疾病。

医学生:您以前做过血脂、血糖检查吗?

患者:做过。

医学生:高吗?

患者:高。

医学生:是 1 项高,还是 2 项都高?

患者:2 项都高。

医学生:高多少?

患者:记不清楚了。医生说,都高,都超标了。

医学生:您以前做过的检查,有报告单吗?

患者:有,但是没带来。

医学生:噢。您下次最好能带过来,我想看一看,可以吗?

患者:可以。

医学生:谢谢。我帮您测一下血压,好吗?

患者:好。

医学生:请您把右手袖子卷起来,卷到肘弯以上。

患者:好的。

医学生:高压 156 mmHg,低压 102 mmHg。

患者:好,跟平时差不多。

医学生:先生,您服用过治疗高血压的药物吗?

患者:服过。

医学生:什么药?

患者:利血平。

医学生:用量是多少?

患者:每次 1 片,每天 2 次。

医学生:还用过什么药?

患者:复方罗布麻片。

医学生:还有其他药物吗?

患者:安达血平。

医学生:用量是多少?

患者:记不清楚了,以前断断续续用过,后来没有坚持用。

医学生:用过中药吗?

患者:听说复方罗布麻片里有中药。

医学生:汤药用过吗?

患者:没有。不想煮中药,太麻烦了。

医学生:我想听听您的心脏,可以吗?

患者:好。患者解开衣服扣子,医学生进行心、肺的听诊检查。

医学生:我还想给您做一下胸部的叩诊检查,可以吗?

患者:可以。

医学生:请您到这边来,上床,躺下。

患者依言而行,医学生做胸部和腹部的叩诊与触诊检查。接着,又做了神经系统的检查。

医学生:好了,谢谢您的配合,可以下床了。

患者回到座位上。医学生又给患者测了体温,并做了舌苔、脉象、呼吸、口腔、眼晴、淋巴结等部位的检查。

医学生：您到那边，给您称一下体重，好吗？

患者：好。

医学生：82.5 kg。

患者：好。

医学生：先生，您超重了。

患者：是吗？

医学生：是的。

接着，医学生又询问了患者的其他情况，既往史、个人史、家族史等，患者都一一作答。

医学生：您最好再做一些检查，比如心电图、胸部 X 线平扫、血脂血糖等。

患者：这么多都要做吗？

医学生：最好能都做，这样会更利于诊断和治疗。

患者沉思不语。

医学生：这样，我先把这些记录在病历纸上，再带您去我的老师那边，请老师给您复诊，听老师怎么说。然后，您再做决定，好吗？

患者：好。

医学生在试诊单上填写了主诉、现病史、既往史等相关记录，给出了初步的诊断、辨证、治法、方药等，并开出了建议检查的相关化验单，又给患者讲述了戒烟限酒、合理饮食的必要性以及适量控制饮食、适度体育锻炼的一些方法，患者听得聚精会神，并频频点头，表示接受医学生的意见，以后一定多注意。医学生又向患者索取了电话号码，以供未来联系之用。然后，医学生带患者去找老师复诊。（参考答案请扫二维码）

4. 医患沟通中叙事医学的运用练习。

以下是一个通过叙事展现医患沟通的具体场景，请大家结合所学的知识，评析叙事医学的关注、再现与归属具体都体现在哪些地方。

这位患者身形矮胖，由轮椅送入院，自述左踝关节在 1 年前无明显诱因出现肿痛伴活动受限，不伴发热，近 1 周来疼痛加剧。他否认患有心脏病和高血压病，也否认有糖尿病，既往痛风病史 15 余年，已戒烟戒酒 1 年，饮食较清淡。医生当时凭借临床直觉就判断他有高血糖、高血脂、高尿酸等问题，形成了对患者的第一印象。因疼痛难耐，他回答医生的问题时稍显不耐烦，但也很干脆利落。护士把他的床位安排在一个三人间，他住中间，两边分别是待手术和手术后的患者。

由于患者没有发热，医生按照常规镇痛、降尿酸、活血、红外线照射加速局部血液循环的方案治疗。对于非手术患者，医生们通常认为只要用好了药物就能缓解症状，所以查房时会关注患者左踝关节疼痛肿胀有无好转。"怎么样？疼痛有没有好点？"但是患者对医生说："没有，还是很痛，晚上都睡不着觉。"这种情况下，医生只能以"时间还不够长，再观察几天"回应，继而查看下一位患者。由于另外两位患者涉及围手术期管理，因此医生查房时问得比较细致，双方沟通得相对充分，夹在中间的这位患者不免产生心理落差。

第三天查房，检查结果不出医生所料，患者却表现出明显不满，老是垂头丧气，摇头道："脚还很痛，怎么还没好，唉！"医生们对此情景早已司空见惯，这常常是患者太心急，药还没起效的结果。于是不予回应，转而继续查看下一位患者。但是，管床医生发现了这样的异常，决定与患者进行沟通。医生在沟通前查询患者的既往就诊记录时，发现他曾因急性胰腺炎在消化内科住院，诊断为"急性胰腺炎；高脂血症；2 型糖尿病；脂肪肝；左肾囊肿"，并在出院后多次于消化内科门诊复诊。

以下是这次医患沟通的场景。

这位 40 多岁的男性患者的左踝已经痛得不能负重，从病房单脚跳了一百多米来到医生办公室。坐下后，他仍绷着脸，不愿意面向医生，可能对他这次谈话并不抱有期望。

医生："前两天是手术日，比较忙，没有及时跟您沟通，现在跟您谈一下您的病情。我们通过检查发现您的血糖、血尿酸和 C-反应蛋白高，但是血沉不快，血常规等结果都正常，你也不发热，所以考虑是痛风性关节炎。你以前还患过急性胰腺炎，并且在消化内科住过院是吗？"

患者："你怎么知道？"他瞬间回过神，眼皮一抬，惊讶地看向医生。

医生："我们的系统可以看到。"

他开始卸下心防，不悦之余也生出了些许想听的欲望。

医生："你的血液里尿酸含量很高，过高则易形成结晶，沉积在关节，尤其是踇趾关节，也见于踝、膝关节，指间各关节，久之会侵蚀里面的筋、骨，易反复出现红、肿、热、痛、活动障碍，这些都是痛风急性发作典型的症状。"

患者："那这是怎么来的呢？"他连连点头，开始追问道。

医生："一般来说尿酸是嘌呤代谢的产物，通常由肾脏排泄，如果嘌呤摄入过多或者肾脏有问题等都会影响尿酸的排泄，当然不排除本身代谢紊乱。您的肾功能正常，而且您患痛风 15 年多了，如果饮食不节制……"

患者："我戒酒了，都不敢喝了，现在都吃得很清淡。"他连忙打断。

医生："嗯，所以平时要避免吃嘌呤含量高的食物，如……"

他听得很认真，若有所思的样子。

医生："当初收您入院是考虑您可能需要做手术，但是我们根据您入院以后的检查结果以及症状体征，考虑目前可保守治疗：用塞来昔布止痛，别嘌醇降尿酸，还有……"

患者："降尿酸的话我想用秋水仙碱。"还没等医生说完，他便急着说道。

医生："但是秋水仙碱的副作用比较大，而且按照经验，秋水仙碱是痛风急性发作期才用的药物……"

　　患者："以前我用这个药才有效。"他坚持。

　　医生："吃这个药需要定期复查肝功能，你确定了解秋水仙碱的副作用吗？确定要用？"

　　患者："我知道的，我理解。"

　　医生："好的，那我们今天给您改用秋水仙碱，明天查房再看您的情况。"

　　患者："我还想查一下血脂，因为以前血脂高。"他又继续补充了一句。

　　医生："嗯，您以前的血脂确实高，可以复查看看，明天早上给您抽血。没有其他问题的话，那您就先回病房吧。"

　　患者："好的，谢谢。"

　　他便起身，单脚跳回了病房。

　　在患者入院的第四天，改用秋水仙碱后，医生查房发现，患者的表情变轻松了，谈话间多了几分舒坦。"没那么痛了，好了蛮多但是还有一点痛。""那就继续观察。"医生们笑笑就转向下一个患者。第五天，因为左踝关节疼痛不明显，患者在医生查房时主动提出出院要求。"医生，我想明天出院。""好的，那我们明天给您办，带一些药，定期复查血糖和尿酸，血糖问题还需要去内分泌科看，血脂也需要调理，注意控制饮食。"他露出一丝快乐的笑，这位不苟言笑的患者此时像小学生听老师的谆谆教诲一样，连连点头回应。出院时，他还不忘到办公室里跟医生道谢，继而笑着与医生告别。（参考答案请扫二维码）

　　5. 请写一段给儿童进行体格检查和生长发育咨询的医患沟通场景。

　　教师编写故事（也可以鼓励医学生自己编写或搜集身边的真实案例），不同家庭成长环境、年龄和身体特点的儿童，由家长（父母或者祖父母）带来儿童保健门诊进行体格检查、生长监测。

　　（1）任务：医学生分别扮演家长、医生、护士，利用人体模型和测量工具完成实际操作任务。

　　（2）要求：操作前，应向家长解释检查的目的和注意事项；操作中，要体现出对儿童的关爱；结束后，汇报检查结果，并评估儿童发育水平，即时进行健康教育。

　　整个操作过程中，要求和儿童及家长有互动，进行合乎情理的沟通，并且操作规范。让医学生在一个个真实或虚拟的叙事故事情境中学习运用不同的沟通技巧与儿童及其家长建立起有效的沟通途径，为以后进入临床工作打下良好的基础。

　　6. 鼓励书写疾病故事，再现患者就医过程。

　　要求医学生书写自己或家人或身边人的患病、就医经历，讲述他们关于疾病和生命的故事。课上，教师鼓励医学生自愿分享疾病故事，其他人发表自己的看法，以培养他们的共情能力。教师给予点评，这是对医学生讲述疾病故事的回应，既有肯定，也有引导和鼓励。

第八章│临床决策与叙事医学伦理

临床决策是指临床医生针对患者的实际临床问题,运用专业知识和经验,综合临床诊疗规范、指南及循证医学证据,结合团队的技术能力、专业标准和临床预期等,制订符合医学伦理及法规的有效诊治方案的过程。顾名思义,临床决策既是技术决策,又是伦理决策。临床决策质量与医疗质量密切相关,受到医、患、社会等诸多因素影响,是一个医患双方共同参与的复杂的过程。

随着社会发展和人民群众知识、文化水平以及健康需求的不断提升,医疗成本与效果、患者安全和医患关系越来越受到重视,临床决策从家长告知式向多元化转变,叙事医学让临床决策走向医患共享共赢的医患共同决策模式(shared decision-making,SDM),这已经成为医学模式发展的必然趋势。SDM 在欧美国家的临床实践中已经发展成熟,在我国则起步较晚,其鼓励医患双方共同参与到医疗决策当中,医生告知患者疾病诊断与相关治疗方案、各方案的证据及利弊,患者告知自身担忧、价值观和选择偏好,医患双方有效交换信息后,共同制订合理的诊疗方案。越来越多的研究和实践表明,合理应用 SDM 医疗模式可有效提高患者对医疗行为的依从性和满意度,促进医疗平等,提高诊疗决策的实效,提升患者自我管理水平,缓和医患关系,减少医疗纠纷。

本章从临床决策过程中医患双方关注的问题出发,阐述临床决策的复杂性、风险和困难,提出 SDM 是理想的临床决策模式,探讨临床决策中 SDM 流程设计、叙事医学伦理的原则及其在临床决策中的作用,介绍如何通过叙事医学实现医患共同决策。

第一节 临床决策

一、概 述

随着医学模式从生物—医学模式发展到生物—心理—社会医学模式,患者本人拥有最终决策权已成趋势。临床医生作为医疗决策的制定者和施行者,在医疗决策过程中的角色从早期的"家长式"主导决策逐渐转变为指导或协助决策。绝大多数患者由于缺乏医学知识,加上生活经历、性格、心理状态、受教育程度、经济和家庭情况等因素的影响,导致决策能力参差不齐,而现实中的疾病又具有多样性和复杂性,人和科学技术存在局限性,故临床实践中的风险和不确定性始终存在。加之国内近 20 年的执业环境复杂,医患之间的信任感严重降低,这些都增加了临床决策的复杂性、风险和困难。因此,临床上的每一次决策都意味着一次决定或选择,对于患者及其家属而言,往往是很艰难的;而对于临床医生而言,每一次决策都是建立在各种不同诊疗方案的比较、权衡基础上的。医方的任务和责任就是最大限度地减少在有限时空背景下做出选择决定的局限性,对医生的思维方法、专业能力、知识结构、综合素质提出了更高的要求。如何寻求最佳临床决策是医患双方面临的棘手难题。

【案例分享】

案例 1[①]

1　病情概述

患者,男,47 岁,麻醉专业主任医师。体检(CT)发现左下肺胸膜下结节 10 天(去年同期体检无异常),结节大小 0.8 cm×1.0 cm,经局部增强 CT 进一步检查发现无毛玻璃样改变、病灶界限尚清晰,但局部毛糙,整体呈膨胀性生长特征;双肺纹理清晰,无明显炎性改变。血生化、肿瘤标志物检查均未见异常。1 个月前患者有感冒迁延不愈病史,其间发热 3 天,口服抗生素治疗 5 天。有吸烟史 23 年,每天 3～4 支。院内外会诊意见:①呼吸内科、放射科会诊意见:抗生素治疗 1 个月后复查。②2 位不同三甲医院的胸外科专家意见:胸腔镜下手术切除。

2　临床决策过程

患者参与了放射科、呼吸内科以及胸外科专家会诊的全过程。呼吸内科医师认为结合近期感冒发热迁延不愈的病史,有必要排除炎性结节的可能。如果选择抗炎治疗的方案,治疗 1 个月后复查可能出现以下三种结局:①结节缩小,基本可确诊炎性结节;②结节无明显改变,仍旧不能确诊;③如果是恶性肿瘤,则有可能延误有效治疗时机。在抗菌消炎的同时,还可以进行其他有关辅助检查:血液、痰或支气管镜下活检取材做结核杆菌感染相关检查、CT 引导下经皮肺穿刺活检(阳性检材有确诊意义,阴性检材仍不能确诊)。胸外科医师分析和推断过程如下:①当前胸外科手术技术水平较高,围手术期并发症极低,对位于左下肺胸膜下的结节,手术成功的把握很大;②如果术中冰冻病理报告为炎性病灶,胸腔镜下左下肺"楔型"切除对肺功能的影响有限,且术后恢复较快;③虽然患者吸烟数量不多,但烟龄较长,CT 影像学检查不能排除恶性肿瘤,如果是恶性肿瘤,则进展较快,必须尽早手术切除,但是存在误诊误治的风险,这个风险显然由患者本人承担;④相对

---

①　费建平.从一名麻醉医生的就诊经历剖析临床决策[J].医学与哲学(B),2017,38(3):1-2,18.

于内科治疗方案,外科手术能够短时间内明确诊断、避免疾病治疗被延误,但是可能伤及"无辜"是其最大的缺点。

本案例患者从得知体检发现异常的那一刻起,就承受着巨大的心理压力,寝食难安。目前,肺癌相关的癌性指标的特异性、敏感性都不强,根据现有的病史资料和 CT 影像学资料判断肺癌的可能性,呼吸内科医师认为是 45%,胸外科医师则认为是 75%。医学中关于概率的结论是适用于大样本群体的,对每个患者来说,15% 与 85% 的概率倾向对他没有实质性的差别。

作为一名资深的麻醉医生,本案例患者对于本单位胸外科手术技术、麻醉风险的可控性、安全性有足够的信任;对身体的创伤、疼痛、术中肺功能等损害的可恢复性有充分的自信;而癌症的早期治疗机会一旦失去是不可补救的,故自愿选择"部分肺功能的损害换取生命安全"的手术治疗方案。患者的治疗目的很明确:优先排除和解除癌症对生命的威胁和对患者精神、心理乃至社会、家庭可能存在的长期"压迫"。

3 病例结局

术中冰冻病理提示"炎性反应伴部分机化",即炎性结节。按照一般人的说法,就是"白挨了一刀",这往往是很多医疗纠纷的缘由。而对于本案例患者而言,他希望获得的结果显然就是"白挨一刀",炎性结节总比癌症更可爱。这一刀切除了患者肺上的结节,也去除了患者心中的阴影,从麻醉中醒来就重新回到了阳光灿烂的日子。

本文从患者和主诊医师两个不同角度解读和剖析了疾病的诊疗全过程,特别是诊疗方案的决策过程。即使是一名见多识广的资深临床医生,当他以病人的身份真实地面临抉择时,同样是矛盾重重,这个艰难的决定过程就是临床决策。

临床决策是医生诊疗患者最核心的工作,与医疗安全和医疗质量密切相关。临床决策的能力,实际上就是一个医生的工作能力。一个优秀的临床医生必须成为一个优秀的决策者。

二、临床决策必须遵循的原则、内涵及决策依据

在临床实践中,很多事件的发生是随意和偶然的、不可预测的,比如患者的预后和疗效,因此临床上判断哪种治疗措施更好有时是难以抉择的。此外,任何一种(次)临床医疗决策的正确度都是相对的,都必然带有其产生时的时空烙印。由于不同的决策背景和依据可能是不同的,因而绝不能用今天的标准去否定和推翻以往的决策,也不能轻易地用此处的决策否定彼处的决策。

在经验医学时代,临床医生在医疗实践中进行临床决策的依据不外乎以下几个方面:①患者的临床资料,包括病史、体格检查、有关辅助检查结果。②教科书、杂志上提供的各种相关信息。③上级医师或同行的经验、体会和建议等。④个人长期积累的经验教训。很显然,这些依据在循证医学时代,就显得片面、局限和盲目。

现代医学向专科化、精细化发展,虽然有利于医学专科的深入发展,但也面临医学决

策的局限性,甚至存在偏差和失误。临床医师主观上更倾向于选择自己熟悉的、有把握的临床诊疗路径,可能忽略了或者没有深入了解其他的诊疗路径;对于不同的临床诊疗路径缺乏有效的、充分的对比研究,产生局限的、片面的医疗决策并传导、影响到患者的抉择。20世纪90年代,循证医学体系(evidence-based medicine,EBM)的建立让临床决策的依据更加科学化。EBM顾名思义就是遵循证据的临床医学,要求将医生的经验和技能、患者的需求和选择,以及最新、最佳的科学证据,三者密切结合。最好的EBM科学证据被认为来自医学基础学科和以患者为中心的临床研究,通常来自多中心大样本的随机对照研究(randomized controlled trial,RCT)和Meta分析。采用循证医学的临床决策方法有5个方面的优势:①确定临床实践中遇到的问题;②检索有关医学文献;③严格评价检索的文献;④应用最佳证据指导临床决策;⑤通过临床实践,评估决策结果。然而,人们在具体应用中逐渐发现EBM的局限性,由于只能提供一些共性的东西、概率性的证据,因此在运用EBM指导临床决策时还必须结合各自临床的具体情况做出调整,尤其是在精准医学出现后,有些人认为精准医学才更有助于临床的科学决策。

目前,许多疾病都有供临床决策使用的医学指南和共识,其推荐的依据主要源于循证医学证据,同时汇集了该领域内多学科权威专家的经验和讨论意见,并且会在人们对疾病认识不断深入的基础上不断完善。这样的指南或共识作为临床决策依据有规范、先进、高效的优势,临床医生在应用于决策的时候,必须合理地将其与患者的实际情况和诉求、医生的经验以及新出现的证据相结合,从临床实际出发,才能体现其指导意义。

2011年11月,美国国家研究会在其发表的《向着精准医学迈进》报告中提出了精准医学的概念。精准医学是针对每个患者个体特征量身定制的治疗方法,如根据患者对某种特异性疾病的易感性差异、可能发生疾病的生物学和(或)预后的差异、对某种特异性治疗反应的差异进行亚群分类,预防或治疗干预将主要用于那些会获益的患者,而那些不能获益的患者将免于医疗花费和不良反应之苦。精准医学的出现和发展标志着现代临床医学进入了一个新阶段,但其用于临床决策时还存在一些问题:①单基因疾病毕竟是极少数,人体的疾病和治疗绝不仅仅是一个或几个基因的变异和纠正就能解决的,应该是一个整体(整合医学),大多数情况下还必须从基因组,甚至是蛋白质组的角度考虑疾病的发生和治疗。②我们除了看到基因药物的正面疗效,还要注意其副作用,包括它对相邻基因组织结构可能造成的负面效应。③在应用精准医学进行决策时还必须综合考虑患者的心理状态,所处的社会环境、家庭环境,甚至医疗卫生经济状况等因素。

整合医学主要是针对现代临床医学分科过细,彼此互不联系,从而造成疾病的诊疗水平下降而提出的,特别是老年病、疑难病、急危重症的诊疗决策一定要有全局观念、整体观念,不仅要考虑到某个或某些脏器的疾病诊断,还必须考虑与之可能相关的其他器官病变,以及各病变之间的错综复杂关系,在把握全身各个主要器官病变的总体及其相互关系中制定针对全身病变的各种治疗原则和方案,要顾此及彼,尤其要关注主要脏器的功能,在应用某一种治疗方案时必须充分考虑到它对该器官及其他器官结构和功能的影响,不能一叶障目,必须尽可能地减少医源性损害。

临床决策是疾病诊疗的至关重要环节,性命攸关。临床决策的制定和选择必须遵循以下3个原则：①真实性。制订和评价诊疗方案的依据或证据必须是真实的，经过科学实验验证的，而不是虚假的、编造出来的。②先进性。决策过程中必须充分利用现代信息手段尽可能搜集并严格评价国内外最新的研究证据。③效益性。决策过程中应当遵照优选劣汰的原则。①

三、目前国内临床决策存在的问题

长久以来，医生以"视病如亲"的心态悬壶济世，而患者也常以"华佗再世""仁心仁术"的心态感恩回报，医患关系融洽；掌握专业知识和技术、头顶神圣职业光环的医生在临床决策中一直具有不容置疑的权威性，患者主动或被动地失去了决策话语权。即使当前的医学模式已经从生物医学模式发展到生物—心理—社会医学模式，很多临床医生在临床实践中还是习惯性地撇开患者的心理和社会因素，以患者的自然属性——生物学特性作为出发点做决策。此外，由于临床医生日常工作繁忙，在客观上无法给予患者更多的关注，因此医生往往单方面进行"家长式"的临床决策，除了判断疾病的诊治等技术性问题，做出决策后医生说什么，患者就做什么，给患者的感觉就是命令，而医生很少会就病情和注意事项等和患者进行更深入的沟通交流。"家长式"的临床决策由于没有尊重患者个体的独特性，没有考虑患者的意愿，而医疗结果又存在很大的不确定性，故当诊疗效果不满意时，极易产生医患纠纷。患者往往以不知情、未参与诊疗决策为由，将责任归咎到医生身上，让医生承担诊疗不良后果的责任。

随着人们的自我意识、权利意识和健康素养不断提高，医疗行业存在缺陷、医患矛盾和冲突事件被人广泛知晓，医患之间在建立关系前就已经存在了先天的裂痕，"患者做主"的临床决策成为一种新的倾向，双方均出于各自利益和自我保护的考虑，将临床决策的主导权完全转向患者，表现为"我的疾病我做主""久病成良医""患者自学成才，照本宣科地为自己诊断和选择治疗"等。这类患者就医时非常有主见，要求医生按照他本人的意愿提供诊疗服务，就好像在餐馆点餐一样，不容易听信医生的建议，给医生带来困惑，也不利于正确处理患者疾病。还有的医生在尚未明确患者的意愿、经济条件、接受程度，也没有详尽地解释不同方案的疗效、副作用、费用、诊治方法等细节的情况下，将几种可选择的诊疗方案都告诉患者和家属，交由患方自行决策。这种行为貌似尊重患者权利，实质上却是医方放弃了以专业素养为基础的责任，是一种担心被卷入医疗纠纷的防御性措施。事实上，当出现纠纷或不良后果时，即使医生辩称其为患者自己的决定，医生在法律和道义上还是难辞其咎的。

当患者对相关医学知识一无所知或匮乏时，完全由"患者做主"的临床决策是"家长式"临床决策的另一个极端，是医生为让自己免责而采取的消极手段。这种临床决策和诊疗措施缺乏科学性和逻辑性，存在极大的隐患，可能会危害患者的生命健康，可能对医生的声誉造成不良影响。同时，患者由于医学信息不对称，在对诊疗方案做抉择时会出现选

① 何权瀛.如何科学地制定临床决策——循证医学、指南共识、精准医学、整合医学与临床决策[J].医学与哲学(B),2016,37(6):1-3,7.

择障碍,由此认为医生不尽职尽责,同样容易引发医患纠纷。

　　"家长式"和"患者做主"的临床决策做法简单粗暴,是生物医学模式下常见的决策表现,均不符合现代医学实践的需要。案例1中的患者拥有充分的医疗知识,对同事的专业技术水平有很好的信任基础,在相关专业医学专家的指导或协助下,结合自己的意愿做出临床决策,这是最理想的临床决策形式。在日常临床工作中,绝大多数患者及其近亲属缺乏医学常识,甚至不具备做出真正有利于自己的最优决策所必需的知识和能力,完全不能像案例1的患者那么容易理解医学的原理和理性地做出判断,故仍需临床医生指导,提倡以患者为中心、以临床医生为主导的医患共同决策模式(SDM)进行决策。

四、临床决策中医患双方考虑的内容

　　临床决策是一个医患双方共同参与的复杂的过程,不仅仅是医生的任务,还需要患者的参与。

　　随着生物—心理—社会医学模式的发展,"以患者为中心"医疗服务理念的提出,患者的权益日益彰显,患者在临床决策中的作用愈加重要。医生进行临床决策既要尊重患者权益,又要考虑对社会的责任,要加强医患沟通和人文关怀,充分调动和发挥患者内在的渴望早日康复的愿望和力量。

　　医患双方由于在决策中的身份不同,考虑问题的出发点会有很大的不同。临床医生掌握医学知识,更多地关注疾病的病因、诊断、治疗、预后、医疗资源是否能匹配等,在一定意义上是社会责任的代言人。而患者罹患疾病,更多地关注病痛、感受、费用、预后、诊疗是否对身体有伤害,以及病因是什么、身体能否康复、能否持续正常的生活和工作、是否会给家人带来拖累、亲朋好友的态度如何、疾病的隐私是否暴露等。事实上,医学的目的不仅仅是治疗疾病,帮助机体康复,还要能帮助患者调整以适应所处的环境,作为一个有用的社会成员。

　　在当前优质医疗资源紧缺、利益主体多样、医患纠纷时有发生的社会大环境下,医生在临床决策时需要顾及各方利益,包括评估患者的心理,对临床决策后果的接受能力,支付医疗费用的能力,了解患者家庭成员的态度、患方言行有无预示纠纷的倾向,最好还要了解患者的文化教育背景、宗教信仰、生活所在地的风俗习惯等,以免造成不必要的纠纷。对一些有纠纷苗头的患者,一定要加强沟通交流,灵活运用叙事医学三要素,倾听患者疾病的故事,了解患者的感受和诉求,做好换位思考、共情和反思,建立良好互信的医患关系,结合临床诊疗规范和最佳研究证据,在不违反法律法规和医学伦理、尊重患者的权利和意愿的前提下,通过医患共同决策制订出安全、合理、有效、适宜的诊疗方案。

五、患者或家属参与临床决策

　　患者或家属提出他所关切、困惑或敏感的问题,医生用专业知识给予解答,帮助患者理解并做出决定,并以患者决定为主进行的临床决策称为"患者参与"的临床决策。它很好地满足了患者被关心的心理需求,体现了"以患者为中心"的服务宗旨,避免了医生从自身立场出发进行病情告知导致的无效沟通,对改善医患关系,减少医患矛盾,提升患者对医疗服务的满意度均有益。

我国的社会文化背景以儒家文化为主流,认为个人价值与家庭价值不应分割。因此,在临床决策的患者一方,患者及其所属家庭的其他成员都是重要的决策参与者。有家属参与的临床决策是我国临床实践中最常见的决策模式,要求家庭成员在参与决策时应当充分尊重患者的主观意愿,支持并鼓励患者表达感受、偏好和意愿,与患者共同商议决策,不应越俎代庖。

家庭成员参与临床决策有一种特殊情况,就是当患者失去自主行为能力时或接受保护性医疗的患者,由家属或其他合法监护人代表患者进行决策。此时,患者的合法监护人拥有和患者一样的知情权和决策权。

患者或家属参与临床决策,由于决策权在患方的手中,医生主要做解释工作,不能很好地解决决策的理性问题和社会价值观问题,存在局限性。

六、医患共同决策及参考流程

案例 1 是一个非常圆满的医患共同决策的成功案例,真实地展示了患者在进行临床决策时的困境。由于患者本人拥有充分的医疗知识,对本单位胸外科手术、麻醉风险的可控性、安全性有足够的信任,对诊疗的不良后果有足够的承受能力和心理预期,因此即使是"白挨一刀",也觉得炎性结节总比癌症更可爱。而对大多数不具备充分的医学知识的患者而言,实施医患共同决策需要做更多的工作。

合理的临床决策模式需要患者自主参与,充分发挥患者内在的主观能动性,医患共同共享决策模式(shared decision-making,SDM)[①],已经成为医学模式发展的必然趋势,也是医患追求的目标。值得一提的是,尽管医患"共同决策"和"共享决策"均倡导医方、患方都是 SDM 实施过程中的主体,鼓励患者应参与临床决策过程,但二者在整个决策过程中所发挥的作用和承担的责任不同,是两个不同层次的概念。医患"共同决策"更趋向于一种理想状态下的 SDM 模式,更强调医患双方要共同做出临床决策,成为临床决策的共同责任主体,共同为决策结果负责。在充分尊重患者的选择权的前提下,医患双方对诊疗方案详尽沟通,医方告知治疗措施、利弊、获益及风险,患方充分告之医方对诊疗方案的疑虑、想法以及适合自身情况(各种社会因素)的要求,医方对患方提出的问题进行解释与完善,提出有利于患者的诊疗方案;患方根据自身需要做出其认为正确、合理的选择,并愿意承担自身做出选择后的风险和后果,案例 1 就属于这种情况。要达到真正意义上的"共同"决策,对医患双方的自身能力以及社会、文化、法律等诸多因素都有很高的要求。这与当前中国的医疗背景以及医患现状尚有很大差距。而医患"共享决策",强调医患信息共

①　赵羚谷,许卫卫,王颖,等.我国临床实践中的医患共同决策流程设计和挑战[J].医学与哲学,2019,40(18):1-6,22.

享,患者充分参与临床决策,在尊重医患平等的前提下,医方要在评估患者参与决策意愿和能力基础上,恰如其分地鼓励、支持患者平等参与诊疗方案的讨论和选择。提倡医方要善于识别并满足患者需要,尊重其选择偏好,患方也要清晰、准确地表达愿望,医患共同寻求诊疗共识。医方在诊疗决策中要始终发挥积极的引导作用,不能因为强调公平而回避医方应承担的责任和发挥的作用;充分尊重患者的参与选择权,不等于将诊疗决策权完全交给患方来主导。由于患者不具备专业的医学知识和诊断技能,因此将选择和决定权完全交给患者是不恰当的,也是对医方应承担的责任和风险的推卸与回避。

SDM 的提出,既是临床医学实践发展的趋势,也是生命医学伦理学发展的需要,同时也符合现代疾病管理从急性期治疗到慢性疾病健康管理的需要。SDM 的流程设计必须遵循现代循证医学的发展规律和临床诊疗决策流程,必须与生命医学伦理学的四大原则(尊重原则、有利原则、无伤原则、公正原则)保持统一。下面,我们将基于我国医疗背景下实施 SDM 临床决策的建议流程设计和注意事项给大家提供参考。

实施 SDM 流程的主要内容包括:①作为必须参与到流程之中的主体,医患双方必须是互相开放、尊重和信任的。患者尊重医生的专业性,并对医生所说内容保持信任。②医患双方要尽量做到信息的分享与交流。医生应当倾听患者对自己身体和症状的解读、关注与理解他们的想法,在形成诊疗方案前,与患者做好充分沟通,尽可能消除患者的疑虑和不安。医患双方在诊疗方案的选择过程中,必须清晰传达自己的倾向性,在这一阶段,医生能够提供正确、积极的引导很关键,可帮助患者在面对多种治疗建议时,做出更趋向于最有价值和最均衡的选择。③医患双方必须就诊疗方案达成共识,除了针对治疗方案本身达成一致意见,双方还要对实施治疗过程中的风险和效果的预判、变化和最终结果做好心理准备和责任共担,且在治疗方案实施过程中,医患间的沟通交流依然需要随时进行。

SDM 流程实施过程中,医方的主要职责包括:分享疾病定义和健康信息,确定决策路线,提出诊疗建议,向患方充分沟通每种选择的优点、缺点和其他特征;付出足够的时间,耐心倾听并引导患者选择;得到患者授权后,实施最终选定的诊疗方案。患方的主要职责包括:提供真实有效和充足的就医信息;比较医方提供的各种选择,包括明确不同选择的优点和缺点以及风险;做出抉择,授权医方实施最终的选择。

SDM 的实施主要是基于“对话模式”来实现信息的分享、交流的。

医方分享交流医学信息为主,主要包括:①针对疾病的定义及相关医疗保健问题的解释;②对循证医学证据,如各种临床检查结果的解释和说明;③对诊疗方案的多种选择及治疗方案的解释;④治疗效果的预期、可能的医疗风险和治疗费用的预估;⑤向患者呈现所有已知内容并提出建议;⑥根据循证依据,判断和评估治疗效果,并向患者说明治疗效果。医生向患者分享针对其疾病的医学健康与治疗技术等信息时,要尽量避免用患者无法理解的专业术语,注意沟通的技巧和方法。在沟通过程中,尤其要重视患者对治疗效果的预期感受。

患者分享交流症状描述、治疗预期、偏好和成本费用等信息为主,包括:①临床症状、健康状态和心理担忧;②对治疗方案的不理解和担忧;③对治疗效果的个人预期、偏好;

④对治疗费用、生活质量以及可能影响诊疗决策的其他社会因素的考量;⑤对治疗效果的体验和描述。最后一点医生评价治疗效果是不可忽略的。当前,很多医疗纠纷问题往往出现在医患对治疗效果的认知差异上。医生往往从临床指标判断,认为达到预期疗效,但患者从自身体验和感知出发,对疗效并不认可。患者对治疗预期和治疗效果的落差,往往容易造成患者不满意,从而引发医疗纠纷。需要注意的是,在对医方高度信任和对医方专业性的充分肯定的基础上,患者分享给医生以上信息才是理想的。同时,患者自身的健康素养和文化水平对其所提供的信息的全面、真实以及准确性会有很大影响。

案例1关于选择保守治疗抑或手术治疗最终的抉择权在患者手里。因为结果总是排他性的,即非此即彼,体现了医疗决策的不确定性。临床不确定性决策有"效益最大化""损失最小""介于收益最大和损失最小""机会成本最小""期望收益最大"等多种决策目标和原则,更多地受到临床医疗以外的心理学、认知学、经济学、社会学等多种因素的影响。因此,在与患者沟通时,医务工作者必须对可能实施的治疗方案进行充分的阐述;分析方案实施后可能带来的结果或者不良后果,对于不良后果又有什么补救措施或手段;必须提供不同的治疗方案以供选择,比较各自的优点和缺点,从患者基础情况出发(年龄、基础疾病、对治疗的耐受程度、预期目标、经济承受力等),提供主治医师的合理建议。同时主治医师必须认真倾听患者对疾病故事的叙述,患者的叙事过程表达了自我疾病观、生死观、医疗观,蕴藏患者最本质的意识、信念和意图。医生参与这一过程是对患者爱的表达,心理的疏导、抚慰和安顿,充分体现人本主义,心灵的交流帮助医生和患者一起制订个体化的治疗方案,显然此方案更适合并且患者更愿意配合。

大部分患者或者家属对于疾病的进展、各种治疗方案的目的、各种技术手段的优劣很难做出客观、全面的评价,更无从做出抉择,主要依赖主治医生给出的建议,对于医疗过程或多或少心存疑虑。叙事医学通过可比性案例的分享,有助于树立患者治疗疾病的信心,积极应对治疗过程中出现的不良反应;有助于医患共同决策,对治疗目的或预期达成统一认识,避免医疗纠纷的发生。

如果患者对于现代医学技术没有充分的信任,或患者的基础生理条件发生了改变,如老年、心肺功能不全、高血压、糖尿病等,最终的医疗决策行为也会相应发生改变。在新医学模式下,仅凭科学数据和生物学技术为基础的临床决策存在很多偏差和失误。临床决策除了要求标准化的技术规范,还必须满足个体化的患者需求。

在医患关系中,我们必须明确一点,医方提供充分的深入细致的病情分析,提供多种诊治手段和方案,提供善意的参考建议,通过共同决策,将最终的决策权归还到患者及其家属手里。如果患者接受医方提供的治疗方案,等同于认可可能出现的预后及不良后果。医患共同共享决策是顺应医学时代发展的临床决策模式。下面,我们从两个临床案例看SDM在临床决策实践中的成功与失败。

【案例分享】

案例 2[①]

王女士被确诊为早期乳腺癌,需要尽早手术治疗。由于王女士对是否手术还有顾虑,手术时间几次被推迟。医生对此感到无奈与不解,经进一步沟通才得知,王女士的母亲曾因同样的疾病接受了全乳房切除术,最终却因自身形象等问题郁郁而终。医生了解到这个情况后,为王女士详细解释了病情和整个治疗方案,表示可以保留乳房,对她的形象不会有太大影响,打消了她的疑虑,最终手术得以顺利进行。

在生物—心理—社会医学模式下,医务工作者关注患者的叙事,关注疾病背后的故事,在已经确定疾病诊断的情况下,重建了对疾病的理解和认识,及时采取了相应的措施,使得手术顺利进行。叙事医学不但要关注患者的身体症状,也要关心疾病背后的故事,医护人员要学会从自身和患者两个角度来看待疾病,兼顾双方的感受。

考虑到患者多半有生育要求,强烈要求保留生育功能,针对生殖系统癌前病变或恶性肿瘤早期治疗的方案往往会有多个选择方向。这类疾病的临床决策过程适合引入 SDM 概念,让患者本人充分了解疾病的诊断和治疗以及预后的各种可能和选择。正因为不同治疗方案,如手术或药物治疗都有各自的优势和缺憾,所以让患者和医生一起参与探讨,充分交流治疗方案的选择,而不是让患者被动地等待医生确定治疗方案更有必要。整个医疗过程,决策由医患双方共同探讨制定,患者充分知情同意,参与到其疾病的治疗过程,疗效及满意度有一定提升。类似的有,对于甲状腺癌和女性乳腺癌的诊断治疗,也非常适合 SDM 流程。

【案例分享】

案例 3[②]

神经母细胞瘤是小儿最常见的恶性肿瘤。患儿发病年龄多小于 6 个月,肿瘤主体处于原发部位,但已经有了远处转移,分期为 Ⅳ-S 期,这种类型的肿瘤具有一定的自消率。面对这种肿瘤,应该选择手术还是化疗?还是等待自行消退?这是一个几难的选择。如果医生建议手术,有的患儿家属会认为是过度治疗;如果医生建议化疗,有的家长又会觉得孩子幼小而舍不得;如果医生建议观察,一旦肿瘤快速增长,又会失去手术时机,有的家长又会认为医生判断错误;如果医生把本病的特点、演变规律跟家长讲清楚,家长又会认为这些医学专业性太强而不能理解,把球再次踢给医生,这就造成了SDM 的失败。

①②　邓丹丹,侯莉,朱蓓,等.叙事医学在晚期肿瘤患者安宁缓和医疗中的临床应用[J].叙事医学,2022,5(2):101-106,124.

同样是恶性肿瘤疾病,如果面对恶性程度高、病程进展快且急、病情变化和反复大的情况,如果过度拘泥于 SDM 的流程,反而会延误患者病情,错过最佳治疗时机和治疗方法的选择。此外,在很多危重和疑难病的诊断治疗与实施抢救过程中,并不适用于引入 SDM 的决策流程。由此可见,SDM 的实施对于临床中的疾病类型和具体情境等是有要求的,不能一概而论,更不能纯粹地模型化。

SDM 的实施尤其适用于有多种诊疗方案,风险和获益相当,医患均难以做出最佳选择的疾病。在临床实践中,可能更适用于慢性病健康管理,如心血管疾病、糖尿病、肿瘤疾病的早期以及手术、化疗后的康复管理等;骨科、外科各种非急性疾病、非重度精神类疾病的治疗;患者个体化意愿很强的医学美容整形、口腔种植、正畸等以及临床药物和疗效的试验等。上面提出的 SDM 流程仅仅只是一个基础流程,随着各种影响因素变化应有所调整。

第二节　叙事医学伦理学在临床决策中的作用

"医乃仁术"是人们耳熟能详的,说明医德和医术是紧密相连的,伦理是医学的灵魂。临床决策是诊疗活动中的重要环节,涉及医学科学问题和各种社会人文因素,因此应该按照医学伦理学原则进行。

一、临床决策的医学伦理基础

(一)生命医学伦理学四原则

随着医学科学技术的大发展,各种生物医学新技术、新方法出现并应用于临床,引发了大量社会、法律和伦理问题,生命医学伦理学由此诞生。1979 年,美国生命伦理学家汤姆·比彻姆和詹姆斯·邱卓斯在合著的《生命伦理学原则》中提出了"尊重、有利、无伤、公平"的现代生命医学伦理学四原则,成为现代医学临床实践的基本伦理要求,这也是临床决策的伦理基础。

尊重原则指的是医生尊重患者的自主决定权和知情同意权,尊重患者的尊严和人格,尊重患者的隐私。这是医患交往遵循的首要原则,是建立平等伙伴关系的基础。

有利原则指的是医生实施的只能是对患者有益的行为。由于患者同时具有社会属性,故有利原则还体现患者家属的利益和社会公益。有利原则的内涵包括 3 个方面:①要求医生应用现有技术条件,严肃、审慎地进行符合病情实际的判断,力求准确;②要求医生采取的治疗措施能切实地恢复、维护和改善患者的健康,做到有效;③要求医生尽量选择疗效较好、安全性较高、痛苦最小或经济性最佳的决策,做到择优。

无伤原则指的是医生在诊疗活动中不能有意给患者带来伤害。尽管很多诊疗行为在救治患者、解除患者病痛的同时会给患者带来伤害,但是除了在权衡利弊后为了获益而不得不出现的"必要害",医生不能存有伤害患者的动机和意图。同时,不能将"必要害"作为可预见但不可避免的伤害任意发生的道德托词。无伤原则要求医生在考虑诊疗措施是否有利于患者前,首先应考虑是否可能对患者造成伤害。当伤害在诊疗活动中无法避免时,要求尽量将伤害降到最小。只有患者的受益大于伤害,同时伤害是在可接受的范围内,该诊疗措施才合乎伦理。

公正原则包含两个含义:一是患者获得基本医疗卫生保健服务的权利完全平等,即"人人享有初级卫生保健";二是合理差等原则,即在医疗资源相对短缺的情况下,医生对于非基本卫生保健需求不能完全平等满足,只能采取合理差等的原则来处理。此时需要考虑以下两类因素:一是生命质量、需求的迫切程度和社会价值等主要因素;二是先来后到、支付能力、家庭角色、科学价值等次要因素。

(二)生命医学伦理学在临床决策中的价值

现代生物医学技术日新月异,诸如基因技术、克隆技术、胚胎干细胞研究、辅助生殖、器官种植、安乐死、互联网医疗、人工智能、脑机接口、大数据技术的应用、医疗决策支持系统或工具的研发,都给医学伦理学研究带来了新的课题,如隐私权、安全性、真实性等。这些新的诊疗技术和方法在一定程度上能够解决部分临床问题,但是它们的出现可能同时伴随着社会争议和巨大的社会问题,即使在技术上可行,伦理上也不一定可行。生命医学伦理学能够保障医学科学技术沿着健康的道路发展。

在我国,医学相关法律尚不完备,医学知识普及程度低,伦理道德和社会因素在临床决策过程中的意义更加不可忽视。生命医学伦理学作为临床决策的伦理基础,起到指导、规范和保护的作用。

二、叙事医学伦理学

(一)生命医学伦理学存在的问题

【案例分享】

案例 4

那是王依依初次到血液科门诊,白皙的脸上露出隐隐的焦灼,她拉起裤腿给我看,纤细的小腿上散落着好几处瘀青:"最近稍微一碰就有瘀青。"她又拉起淡黄色的毛衣袖子来,胳膊上几个前一阵留下的瘀青颜色发黄,正慢慢褪去。"最近老觉得很困,一下班就想往床上躺,不想吃也不想动。"她补充了一句。

王依依的丈夫搀扶着她,疑惑地问我:"医生,她 10 年前得过胃癌,做了全胃切除和 6 次化疗,一直挺顺利的。是不是化疗遗留下来的骨髓抑制问题?"能够如此精确地叙述妻子的既往史,又能够提出这么专业的问题,想必他已经查询了很多科普材料。

患者虽然略显消瘦,但是面色白净、头发乌黑,没有一点营养不良的表现。一个恶性肿瘤患者能在术后安然度过 10 年,算是幸运的。"哦!"我再次察看了患者的外观情况后,开始仔细翻看王依依在外就医的病历和检查单,当看到一张患者在当地医院做的血常规报告时,我不禁暗暗叹了一口气,15000×10⁹/L 的白细胞中有接近一半的"异常细胞"(检验科通常把不确定的白血病细胞叫做"异常细胞"),诊断打着问号:"急性白血病?"毫无疑问,患者需要住院做骨髓检查。在没有明确诊断之前,我不能做出任何判断,除了开住院单,我没有多说什么,此时的过度安慰并无益于患者接受病情。

血液科病房每天都有很多的骨髓穿刺,伴随着患者强忍的疼痛,"嘶"的一声,穿刺成功。这些骨髓在医生熟练的手法下被迅速扫出彗星尾巴样的骨髓涂片,再被送往化验室。我手上有个被骨穿针磨出来的坚硬的茧子,从隐隐作痛到麻木。每天下午,都有人在急切地等待病理报告。

3 天后,王依依的骨髓检查报告出来了。夫妻俩手拉着手,两只手十指紧握,像是在彼此借力,紧张地看着我。"确诊是急性淋巴细胞白血病。"我谨慎而坦率地说明了诊断。虽然报告上已经写得很清楚,但是患者需要具体地知道自己的病情,不然无法很好地配合接下来的治疗。我接着讲后续治疗的情况:"王依依的白血病细胞存在一个特殊的染色体异常,市面上有相关的靶向治疗药物酪氨酸激酶抑制剂(tyrosine kinase inhibitors,TKI),就是电影《我不是药神》里那个药物,很多患者都在吃国产仿制药,不算很贵。"

夫妻两人仔细地听我说话,由于经历过一次击溃恶性肿瘤的幸运,夫妻俩对这个结果,没有痛哭流涕,在连续数日的情绪低落之后理性地接受了现实。几天后,王依依开始接受静脉化疗联合靶向药物的治疗。白血病的化疗强度比普通实体肿瘤化疗强度更剧烈。在接下来的几天里,她出现了严重的化疗副反应,恶心、呕吐,大面积口腔溃疡,别说吃饭了,就连水都咽不下去,骨髓抑制、免疫力被摧毁后出现了持续高热。查房时,只见她虚弱地蜷缩在床上,看到枕头上触目惊心的大把脱发,她会感到很厌烦,时不时地点亮一下手机,看看手机屏保上笑盈盈的女儿的照片,仿佛每看一眼都能获得力量似的。

有一次,在楼梯拐角的僻静处,我看见王依依的丈夫和女儿躲在那里无声地抹眼泪。那种痛苦和难耐,不是旁人可以分担的。然而,这样伤心和难过的场景在血液科病房并不少见。又有一次,王依依的丈夫在病房走廊里认真地看着骨髓移植的科普资料。

3 周后,王依依的血细胞逐渐恢复,体温恢复正常,像闯过了一个关卡。再次复查骨髓显示完全缓解。当听到这个好消息时,刚刚从化疗反应里缓过来的王依依没有任何笑意地露了一个笑脸,以示礼貌。第一个疗程总算平稳度过。

我和王依依及其家人商量后续的治疗方案,有 3 种选择:①完成 6 次化疗;②自体骨髓移植;③异基因骨髓移植。夫妻俩没有太多犹豫地说:"化疗吧。"第 52 天,王依依经历 6 次化疗,过程还算顺利,终于出院了,骨髓复查是完全缓解。

"主任,我每次来住院都是胆战心惊的。"王依依低声地对我说,"抽骨髓,做腰穿,整个肠胃翻江倒海似的呕吐……太可怕了。"

出院时,王依依向我点头告别,她的丈夫拎着几包行李往外走,一边忙着接打电话跟房屋经纪谈转售的问题。这阵子正是他们用钱的时候。

化疗结束后，王依依每 3 个月 1 次按时来医院复诊。后面几次见面时，她的体重增加了，头发也长长了，笑意盈盈。

可惜的是，王依依的白血病不久后就复发了。我建议她改服二代靶向药物，立刻接受静脉化疗，同时积极寻找骨髓移植的供者。她沉默了片刻，掉下泪来，无论如何也不想再接受静脉化疗了。她扔掉报告单，几乎逃一样地离开了医院。

不久之后，王依依由于消化道大出血，被送到急诊室，高热、苍白无力的她蜷缩在床上，侧身面对着墙，压抑地抽泣，不理会家人的柔声安慰，也不肯接受治疗。我好不容易劝得她同意再做一次骨髓检查。"好，这辈子最后一次。"虚弱的她说得斩钉截铁。

如果想继续争取机会，就必须接受检查，这次不光治疗需要花一大笔钱，更需要亲哥哥为她做配型，因为兄弟姐妹间有 1/4 的可能是半相合供者。

骨髓检查结果明确提示白血病复发。"医生，我们家就是砸锅卖铁也要看下去。"王依依的丈夫蹲在医生办公室门口呜呜地哭。"砸锅卖铁？你家还有锅可以砸吗？现在砸的都是我家的锅了！"王依依的哥哥一把鼻涕，一把眼泪地说。这个黝黑方脸的中年汉子不常在病房陪着，但是每次来都会在花园里凶猛地抽烟。

"我这 5 年挣的，全给她买药了，现在你们还要叫我抽骨髓，抽完骨髓再买药。我还有自己的一大家子要照顾着，小杰快要上大学了……"王依依的哥哥和丈夫，两个男人低声口角着。

最终，王依依拒绝治疗，自动出院了。临走前，虚弱的她在担架上怔怔地看了我一眼，嘴角动一下，露出一个凄楚的微笑。我知道，这是我们的最后一面了。

几天后，王依依的丈夫发来微信，她已经离开人世了。

整理出院病历的住院医师小丁对我说："老师，为什么我们要让患者这么痛苦？看血液病太没意思了。"我对她说："不如再看一遍《我不是药神》吧。"她只是一个二十几岁的大孩子，还不能理解。

终有一天，她会领悟，医生面对的是疾病期的患者，骨髓穿刺术、腰椎穿刺、化疗反应……这些痛苦是生命的阴面。在漫长的缓解期里，患者享受过陪伴、希望，这些幸福点滴才是生命的阳面。为着那些短暂的幸福和希望，医生要陪伴着患者克服困难，一道道坎走过去。

在故事里，医生用叙事的手法（对《我不是药神》的各种反馈），向患者告知病情和靶向药物。每次治疗决策的选择，患者及其丈夫、哥哥都站在各自的立场上表达了自己的观点，他们都因此深受折磨，各自努力着，希望度过这场劫难。在医生的视角下，他们各自的表现没有对与不对、好与不好，都是符合人性的行为。患者有极其强烈的延续生命的意愿，她既从感官上对治疗感到惧怕，又在经济条件、家人处境和情绪上面临多重考虑，言行举止中体现出来纠结、彷徨、期待、绝望。生命医学伦理学四原则强调原则性，认为是普适性的，但在这个患者身上有利原则和无伤原则是自相矛盾的，类似复杂关系下的伦理问题还有很多。生命医学伦理学对疾病背后的故事，对包括患者在内各关系方的利益诉求和纠葛等客观存在的实际情境关注不够，虽然对医生的行为有界定，但是没有要求医生要关注患者的疾病故事,也就无法关注到患者的独特性,无法指导医生在复杂的利益关系下做到最大限度地维护患者的利益,更无法调和"以患者为中心"的医疗服务理念要求下不同关系方之间的伦理矛盾和冲突,叙事医学伦理应运而生。

(二)生命医学伦理学向叙事医学伦理学的转变

生命医学伦理学诞生于对医生和医学研究者的怀疑和不信任,是为了保护患者不受医生和医学研究者的侵害,其经典议题如知情同意、保护患者的自主性、资源分配等都是以医患关系的对抗性为假定前提的。当进入"以患者为中心的医学实践"阶段,医疗服务理念要求医患之间建立平等互信、共同面对疾病的伙伴关系,医患关系就被定义为"关系医学",医生对患者的伦理责任由决定性伦理转变为医患互动的关系伦理。① 因此,要摒弃患者必须被保护、以免受到医生伤害的臆断,必须强调医患关系是为了患者的利益而联合起来的有效互动。叙事医学伦理学由此应运而生,用于解决对抗性医患关系,化解生命医学伦理学四原则之间矛盾的使命,也对医生的行为、诊疗中各类关系的处理提出了新要求。

在西方,叙事医学伦理学是一个不断发展的研究领域。叙事医学伦理学要求医生倾听患者叙事,进入患者的世界,反思自己在患者叙事中的角色和位置,不能置身于患者的生命故事之外。

叙事医学伦理学目前还没有明确的定义和界定范围,但它的核心概念概括如下:①每一个伦理情境都是独一无二、不可重复的,普适性原则无法获得每个伦理情境的全部意义;②在任何一个与健康相关的情境中,评判任何决定或行动是否恰当的标准是看它是否与患者的个人生命故事相一致;③个人的第一人称叙事不应该是不切实际的、夸大的叙事(个人叙事有时候是不可靠的),这些叙事还应该与别人眼中我们自己的形象相吻合。② 叙事医学伦理学是生命医学伦理学的发展和补充,是适应"以患者为中心"医疗服务理念和基于患者个体的关系医学的时代产物。

(三)叙事医学伦理学在临床实践中的作用

医学不仅仅是科学,也是运用科学(医学)知识和技术对人进行照护的一种实践活动。成功的医患共同决策,需要患者及家属信任医生的专业能力,也需要医生了解个体患者的心理—社会因素,重视患者的疾病叙事。

【案例分享】

案例 5

一位按照诊疗常规需要气管切开的 25 岁女孩倔强地摇着头,不能说话就在纸上写

---

①② 郭莉萍.临床工作中的叙事伦理[J].医学与哲学(A),2018,39(5):15-18,46.

"不要切"！因为她是一位网络主播，气管切开遗留的瘢痕会对爱美的她产生伤害，所以主任结合检查指标，经过严密论证后制订了个体化的治疗和护理方案。在医患的密切配合下，2周后，患者微笑着、流着泪离开了监护室。

　　叙事医学伦理学在临床实践中的应用激发了医护人员对患者痛苦的共情和回应，全面理解患者的疾病故事，重新审视和反思自身的医疗和照护行为。在符合临床诊疗常规的前提下，结合患者自身的社会条件、经济条件、心理状态和个人意愿，制订出相对满足临床症状控制、心理调适、社会需求等涵盖医学照料与人文关怀的最优化的个体化诊疗方案，提高患者的生命质量，改善患者就医的体验感和获得感。

　　需要注意的是，在中国的传统中，家人的意见很重要，医生还要关注家属的叙事。随着个人意识的觉醒，越来越多的患者要为自己"做主"，如果处理不好患者本人的意志和家人意志的矛盾，患者的利益可能受损，医生则可能会把自己置于"漩涡"之中。在临床决策时，叙事伦理的方法要问的问题是：是谁在讲述？讲的是谁的故事？叙事者是否可靠？讲述者之间的关系是怎样的？医生应该是患者的代言人，在听取各方的叙事之后，从患者的利益出发，给出高质量的医疗信息，耐心沟通，以便与患者及其家属做出最有利于患者的医疗决策。

　　但医生也会遇到不提供任何叙事的患者或家属。在国外有这样一个故事：一对年轻的父母带着他们25周的双胞胎早产儿来到了詹纳就职的医院，与大多数这么小的早产儿一样，两个婴儿面临着各种神经和肺部的损伤，男婴的情况更严重，已经没有救治的希望，女婴情况也不妙。医生们反复跟婴儿的父母讲述男婴的情况，希望他们一起决定放弃治疗。但无论医生护士怎么说，婴儿父亲就像完全没有听到一样，面无表情、一言不发，母亲则一直哭泣。詹纳医生之前已经是大学的哲学教授，于是被医疗团队派去再次跟这两位年轻人谈话。詹纳从介绍自己的经历开始，终于让两个受过良好教育的年轻人开了口。原来他们在电视里刚好看到了一个节目，主持人访谈了一个早产儿的父母。这个婴儿患小头畸形和脊柱裂，想到孩子将要面对的人生，父母决定不进行脊柱闭合手术，也不做任何事情。他们是天主教徒，虽然对自己的决定感到难过，但认为这是唯一正确的决定，也得到了教会的支持。但几百英里之外的一个律师把他们告上了法庭，目的是迫使他们给婴儿实施脊柱闭合手术，因为律师认为，所有的生命都是神圣的，不能放弃。然后开始了法庭拉锯战，先是一方赢，然后另一方赢，夫妻俩和家人在层层法庭上作证，一直到了联邦法庭，这个事件也变成了媒体追逐的焦点。这对年轻的夫妻告诉詹纳，他们因此决定，绝不让他们的家人经历这种羞辱。他们认为，如果医生问他们的决定，他们保持沉默，那么不管是什么决定，都是医生的决定而不是他们的决定。同时他们认为，他们的沉默其实已经向医生表明了他们的态度，只可惜医生不明白。由此可以看到，沉默也是一种叙事，但医生需要足够敏感、足够耐心、有足够的沟通能力，才能理解沉默背后的故事，与患者或家属共情，做出最佳的临床决策。

　　叙事伦理的方法认为，每一个事件都是嵌于个人生活的全部叙事之中的，如是否同意结束治疗、是否同意剖宫产、是否同意进行化疗，这些临床选择都不能孤立于个人生活的其他方面，而是这个持续进行的叙事当中的一部分，基于个人对这个事件赋予的意义。疾病对患者来说不仅仅是身体的病痛,它决定着一个人的未来、他与他人的关系、他的生活意义、他对自我的认知。因此,患者所做的决定都基于他的生活经历和经验。叙事伦理就是要关注这些具体的细节和关系,医生要通过自己的共情能力,来理解患者的处境,真诚地与之沟通,医患共同做出尽可能被患者和家属认可的高质量的决策。叙事伦理也要求医生反思自己在患者的叙事当中的角色和位置,要求医生"不能假装自己存在于患者的生命故事之外",要认识到自己在患者"还在展开的生命故事当中的权力",这样的反思也有助于医生与患者和家属的合作,也能保证在做治疗决定时听到每一个声音。

医务工作者应该认识到,伦理不仅仅在决策的时候存在,还是一个人对另一个人的责任,在医学实践中,它是医务人员对患者的责任。叙事伦理培养关注细节、关注情感的能力,虽然很多医务工作者对"情感"这个词很抗拒,但它在患者的疾病体验中是非常重要的,甚至是决定性的。丽塔·卡伦的一个患者患有严重的抑郁症和一系列疾病,包括房颤,给她看病时气氛压抑,作为内科医生,卡伦本能地想赶快给患者调整用药剂量,确定下一次开药时间,然后打发她走。但她感到自己对患者是有责任的,于是开始追问她的恐惧是什么,然后从患者的叙事中了解到她的一个年轻的表亲死于糖尿病并发症,她害怕自己也患上糖尿病,对疾病的恐惧加重了她的抑郁。为了证明她没有糖尿病,卡伦迅速让患者做了血糖检测并为她推荐了懂西班牙语的心理医生。[①] 内科医生可以认为自己对患者的心理状况不负责任,也可以忽视患者的负面情感,但卡伦认为倾听患者的叙事并为她采取行动是她对这个患者的伦理责任。叙事伦理可以培养医务人员的道德敏感性,可以使他们认识到并关注日常工作中的"微伦理行为"。

叙事医学伦理学直接体现在叙事医学实践中,顺应了生物—心理—社会医学模式和"以患者为中心"的服务理念,对正确的临床决策提出了新要求,更为实现医患共同决策提供了可操作的路径和方法。本节案例4中的医生的做法完全符合叙事医学伦理学的要求,主动倾听患者的叙事,关注患者,施以共情,尊重患者的感受和选择,如果能够多做点死亡教育,帮助患者能够直面死亡,让生命更有意义,故事也许会更加圆满。

第三节　通过叙事医学实现医患共同决策

希波克拉底说过:"了解你的患者是个什么样的人,比了解他生的什么病更重要。"临床决策应秉承"以人为本"的思想,关注患病的人,而不是仅仅关注患者的疾病。

---

① 丽塔·卡伦.叙事医学:尊重疾病的故事[M].郭莉萍,魏继红,张瑞玲,译.北京:北京大学医学出版社,2015:290-291.

【案例分享】

案例 6

初诊印象：一位 35 岁未婚女性患者因"无痛性肉眼血尿 20 余天"，由母亲陪同就诊。患者情绪很低落，沉默寡言，不肯主动告诉医生疾病的情况，主要由患者母亲提供病史，外院超声检查提示"右肾盂占位性病变"。入院后做泌尿系 CT 检查亦提示"右肾盂占位性病变"，尿脱落细胞学检查提示"尿液内可见异型细胞"，膀胱镜检查提示"膀胱内未见明显肿瘤及出血病灶，右侧输尿管口可见血性尿液喷出"，患者否认任何用药史，初步诊断为"右肾盂肿瘤"。

现有临床证据均支持患者"右肾盂肿瘤"可能性大，治疗的临床决策按照循证医学的证据及诊疗的规范，在获得患者的知情同意后可以选择"右侧肾输尿管全长和膀胱袖套状切除术"的治疗方案，但是这些临床化验和影像学检查是真的能够完全体现患者的真实病情吗？这位女患者得知罹患恶性肿瘤却无动于衷，医生获得患者个人史的信息有限（如疾病诱因），需要医生反思患者是否另有隐情，务必追问"故事的真相"，真相可能就隐藏在患者的生活世界和情感世界中。

患者真实世界的故事：住院的最初 5 天，患者情绪一直很低落，不愿意叙述与疾病发生相关的情况，对自身严重的病情漠不关心，处于"叙事闭锁"状态，叙事能力严重衰退，仅由陪护的母亲提供"支零破碎"的疾病相关信息。这位朴实的农村妇女用了 2 小时的时间向主管医生详细说明患者的身世、情感遭遇等。原来患者学习成绩优异，从重点高中毕业考入重点大学再保送研究生，毕业后拥有一份不错的工作，但不久后因失恋罹患抑郁症而辞职，回到农村老家与母亲一起生活。

为了让这位叙事闭锁的患者完整地讲出自己的故事，更全面地了解患者的诊疗线索，主管医生选择了一间相对安静温馨的办公室，在患者母亲的陪同下，再次与患者交流。她没有以"医生"的角色直接询问患者疾病的情况，而是像朋友一样的交谈，从彼此学生时代谈起，谈学习、业余生活，甚至人生，患者慢慢敞开心扉，讲出自己的经历和遭遇。

患者在研究生毕业之前生活学习一直很顺利，毕业后和男友一同远离家乡和亲人去某大城市工作，工作成绩及待遇都很好。但是，当患者憧憬着未来的美好生活的时候，却被男友抛弃，精神遭遇重大打击的她罹患了抑郁症，只能辞职回到农村老家。在农村老家，患者老是感觉周围人在议论自己，同时感觉对不住家人的辛苦付出而自责，情绪十分低落，就医 20 余天前服下家里剩余的"鼠药"，服药后开始出现血尿却不愿意就医，患者的母亲早期没有勉强其就医，1 周前发现患者血尿时间实在是太久了，才强行带着她就医。

患者最后的诊疗结局：医生通过患者的倾诉获得了更为全面的诊疗信息，经血液科和肾内科多学科讨论后，诊断为鼠药继发的凝血功能障碍，暂时不需要外科手术的干预。患者得知血尿是鼠药引起的，不需要手术治疗后，心情变得轻松多了，表示愿意积极配合医生的治疗。经过补充维生素 K1、碱化尿液等治疗后血尿逐渐消失。同时，患者在心理科医生的心理疏导指导下,情绪逐渐好转。1个月后再次复诊时,患者情绪明显好转,露出久违的笑容,主动要求医生详细地为自己检查,复查肾脏超声提示"右肾盂未见明显占位",尿常规未发现红细胞。患者的母亲告诉医生,患者出院后状态好了很多,能和周围的人主动聊天,走出家门参加集体活动。当医生告诉患者目前已经恢复正常时,患者表达了对医院及医生的感激之情,同时表示自己要重新回到社会工作。

医生为患者家属营造"讲故事"的条件,在初步了解患者的生活世界后,进而创造外部环境,用换位思考的形式帮助患者打开"闭锁世界"的窗,让患者讲出自己的故事,让医生还原"故事的真相",走进患者真实的"生活世界",获得关键的诊疗线索(药物服用史),让诊疗决策证据链更为完善。

临床经验固然重要,没有了患者参与的诊疗工作,临床经验就像折翼的飞鸟无法发挥应有价值。这位高学历的青年女性为什么会对自己的生命毫不关心?我们忽略患者内心潜隐的"死亡是解脱"的无助感,患者将自己囚禁在抑郁的囚笼中无法自拔。年轻女性可能会由于情感问题而产生心理创伤,甚至选择极端的处理方式。当医务人员在诊疗中给予患者人文关怀与帮助,就能让患者重燃生活的信心以及对美好生活的向往,讲出自己的故事。叙事医学实践让医患建立价值共同体,共同面对疾病,共同实现治疗的价值最大化。文中患者干预后自身感受良好是对临床决策效果的最好评判指标之一。叙事医学有助于医生认识患者的全部真实世界,建构医患知识、情感及价值共同体,助力 SDM。

由于医患间的信息不对等,当前常见的临床医生程序化的解释说明、指令式的嘱托,导致医患双方临床决策地位事实上的不平等,医患的交流沟通过多流于形式,难以实现信息共享和形成医患知识共同体,患者不能有效主动参与临床决策。加之患者身受病痛困扰,内心较为脆弱,甚至叙事闭锁,又难以将隐藏在生活世界和情感世界中的有关疾病诊疗及临床决策的关键信息呈现给临床医生。这些因素都会明显影响临床决策的质量。

当前的医学已经从经验医学步入循证医学、精准医学等多元化时代,虽然它们为临床决策提供了一定的科学方法和决策依据,但是都不可避免地存在局限性。如果医生忽视了每位患者都是独特的个体,对患者的社会生活现状(生活世界)、心理状况(情感世界)关注不足,可能导致关键诊疗线索(如疾病的诱因)的缺失,用这样不完全真实的"循证医学证据"去治疗"患者的病痛",就会影响临床决策的质量;如果临床医生忽视患者"倾诉"的权利,不注重倾听患者疾病的故事,可能会导致疾病诊疗线索丢失,也无法做到真正的"精准医学";如果医生没有关注患者作为"全人"的真实世界,仅聚焦疾病维度,通过临床经验对疾病进行诊疗,而不是进行逻辑性的诊疗,容易让临床决策陷入定向思维,陷入经验主义陷阱,无形中会损害诊疗的质量。具有叙事能力的医生,在诊疗过程中通过关注与再现,共情与反思,将人文融入临床工作中,更好地实现了医患有效沟通,信息的共享,心理情感的互动,能够获取更为全面的临床决策信息,并形成明显逻辑性的诊疗思维,进行更为科学的临床决策。叙事医学的应用让临床决策走向医患共享共赢的医患共同决策模式,已经成为医学模式发展的必然趋势。

SDM 是基于医患双方的合作关系实施的医疗决策,需要具有共同决策能力的"合格"

的医生和患者参与,临床实践中患者作为"弱决策能力者"(如文中的患者),需要医生引导患者成为"合格"的 SDM 参与者。

患者叙事的引导和倾听,是叙事医学过程的开始。患者叙事闭锁是医患对话的障碍,解锁叙事闭锁的状态是个体化的过程,需要通过有效的手段完成叙事赋能。虽然医生由于临床工作繁忙,往往没有充分的时间引导和倾听每位患者的叙事,但是需要培养叙事医学素养和敏锐的洞察力,善于捕捉叙事医学介入的时机。影响患者参与临床意愿的因素有年龄、文化程度、个人偏好及家庭状况等,家庭环境(功能)、社会支持功能完善的患者,可以获取更多的外在支持与帮助,更容易学习并吸收诊疗相关的信息,参与到临床的 SDM 过程中,并主动评价决策的效果。临床医生通过叙事医学实践可以洞察患者对疾病的认知态度,对生活的态度及参与 SDM 的意愿,进而适时引导患者及家属参与到临床决策的过程中,而不是被动接受决策。

感知和识别患者的叙事需求,是医生开始叙事活动的关键环节。首先要引导患者"用心讲故事",患者"讲述自己故事"的过程就是问题外化的过程,是以患者为主体的叙事过程,同时蕴含叙事疗法的治疗价值,也体现医生对患者疾痛叙事的尊重。临床医生需要放下医学知识的"权威者"的身份,专心倾听患者的疾病叙事,适当地回应(再现),完成共情反思及升华,让人文融入临床,患者也可以从医患对话中了解医生,实现医患共情,医生才能了解患者的真实世界,从中挖掘更多的线索,还原"故事真相",进而调整临床诊疗的思路,形成证据链完整的临床决策。叙事医学的介入让医疗活动充满人文关怀,最终医患之间形成归属关系,建构起医患知识、情感及价值共同体,助力 SDM。

从叙事医学视角进行临床决策,无疑给了患者更多的叙事空间,建立医患信任及合作的关系,让患者较为轻松地了解诊疗信息,实现信息共享,让医生更为全面地洞悉患者的内心状态、家庭及社会功能状况,实现情感共鸣,提升临床决策过程中患者参与程度,改变了传统"家长式"的临床决策模式。但值得一提的是,SDM 受到患者自身、患者家庭状况、医生、医疗水平及社会等诸多因素的影响,并不是一蹴而就的。一方面,SDM 患者必须有参与决策的意愿及叙事的能力,简单地说就是叙事条理清楚、真实,并信任医生的专业知识及技能。具体来说有以下 5 点要求:①患方要基于对医方的信任基础上实施 SDM,并充分认识到 SDM 的结果需要医患共担;②患者最好具有良好的健康素养,对疾病本身有一定的理性和客观认识,对疾病发生的原因和医学常识有一定的正确认识;③患者自身和家庭的经济承担能力、文化背景以及家庭环境等因素是影响 SDM 顺利实施的重要因素;④患者能否把真实、全面和准确的信息和意愿通过交流分享给医方也直接对 SDM 的实施效果造成影响;⑤需要注意扎根于患者及其家属的思想中的中国传统文化思想和东方哲学以及伦理观对 SDM 可能造成的影响。另一方面,SDM 对医生也有一定的能力要求,主要有:①职业精神和科学精神;②专业技能水平和医学视野的全面性;③医学人文和医学伦理素养;④沟通能力和技巧以及心理学知识;⑤引导能力、判断能力和选择决断力;⑥了解诊疗决策可能涉及的医疗费用构成和患者的保险情况;⑦了解患者所处社会、地域、民族的文化和家庭背景等社会因素;⑧掌握医疗法规和国家法律条款;⑨了解一定社会心理学。医生在临床决策中,需要在对疾病诊断具有较强的控制力和专业能力的前提下,尊重患者的自主选择权和参与临床决策的权利,在识别患者文化背景、社会背景的多元性和差异性的基础上,注重信息共享,做好充分的沟通交流,从诊疗需求、治疗期望及体验等方面解析患者真实世界需求,完善以患者为中心的医疗模式,为 SDM 创造有利条件。

SDM 并不适用于所有疾病人群、疾病种类和医疗情景,比如在很多危重和疑难病的诊断治疗和实施抢救的过程中。在应用 SDM 进行临床决策的过程中,医方一定要重视对患者需求、患病体验、患者偏好以及对生命质量和最佳利益的把握,同时要客观评价自身的医疗技术能力和临床经验。

健康中国迫切需要临床医生重塑医患之间的合作关系,让人文融入临床决策的过程中。叙事医学在临床决策中的应用能够改善医患双方的临床决策能力,弥合医患分歧。SDM 更具科学性及人文性,避免决策的机械性及普适性,实现患者利益的最大化,形成医学技术与医学人文融合的人文医疗新理念。

小　结

临床决策贯穿于医疗活动整个过程,临床决策正确与否决定了患者诊疗过程的成败,代表了医生的诊疗水平。随着生物—心理—社会医学模式的发展,社会公众法律意识和医疗参与意识的不断提高,患者更关注医疗过程,更期望参与到医疗决策中。同时,多项研究表明,SDM 有助于提高患者满意度和依从性,改善医患关系,契合社会伦理道德要求,有助于确定个性化诊疗方案,有利于缓解医患关系,是目前最理想的临床决策方法。

临床决策受诸多因素影响,既是技术行为,又是伦理行为,因此必须遵循"尊重、有利、无伤、公平"的生命医学伦理学原则进行临床实践。但是在实际的伦理情境中,这 4 个原则之间也常常出现冲突。因此,随着"以患者为中心的"医疗服务理念的建立,医患关系由原来的生命医学伦理学四原则假定的对抗性的前提,转变为医患之间平等的、共同面对疾病的伙伴式关系。叙事是关系建立的最佳路径。叙事医学伦理学应运而生,成为生命医学伦理学的发展和补充。叙事医学伦理学要求临床决策遵循最适合患者个体,充分尊重患者意愿,与患者达成共识,促进了医患关系的和谐,成为实现医患共同共享决策的关键,使之具有实际的可操作性。

叙事医学的方法要求医生在临床决策时倾听患者的叙事,有利于疾病的诊断,有利于提出最适合患者的决策建议,也有利于培养医生的人际交往和共情能力,使临床决策的过程更加人性化。叙事医学要求医生通过倾听和反思提高叙事能力,通过关注、共情和归属与患者建立互信,有效地加强了医患间的合作伙伴关系,有利于保障医患共同决策的顺利执行。

作为叙事医学的一个重要分支,叙事护理通过后现代心理学叙事技术实施临床护理干预,它以一种人文属性的护理方式出现,是对人性化护理服务内涵的补充。叙事护理强调护士要以一种尊重、欣赏、谦卑、好奇的态度来倾听患者讲述生命故事,理解和回应患者的疾病体验和疾苦境遇,通过共情、反思走进患者内心,运用外化、解构、改写、外部见证人、治疗文件等叙事护理技术,启发患者及家属多视角解读生命故事,发现自身潜在力量,重塑面对疾病和问题的态度,构建有积极意义的、崭新的生命故事。同时,叙事护理也是改变护理职业现状的切入点,通过叙事调节,一方面能减少护患之间的沟通偏差,消除关系危机,满足患者的社会、心理层面的需求;另一方面能增强护士职业认同感,缓解身心压力,化解职业倦怠和共情枯竭,塑造更好的自己。

（邹逢佳）

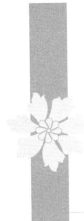

第九章 | **用叙事的方式谈论死亡**

　　凡有生者皆有死,死是每种有生之物的最终结局。疾病或死亡是每个人在一生中必然要经历的一段痛苦历程。作为医生,在试图疗愈疾病的同时,自然会目睹和陪伴一些患者经历从疾病到死亡的过程。中国的传统文化非常重视人情世故,一个个体生病和死亡的事件,影响的常常不只是患者、患者的小家庭,甚至不只是单纯的家庭关系。同理,所有和患者直接或间接相关的人,他们的想法和观点也会影响到患者的病情和临床决策。人是具有社会属性的,当一个患者出现在医生面前时,他不是一个单纯的疾病,他带着自己的宗教信仰、经济基础、家庭背景、性取向、教育程度等。从整个社会大环境来看,中国传统文化和习俗根深蒂固地影响着国人对疾病和死亡的整体认知,每时每刻都在影响着患者的医疗决策。

　　尽管死亡是人的自然归宿,但是在身患重病之人面前谈论死亡依然是个禁忌。医务工作者很难与患者或家属坦诚地谈论死亡,这种恋生恶死的态度导致治愈性治疗仍在治疗策略中占主要地位。患者家属出于各种因素对治愈无望的患者仍进行积极救治,最后患者受尽折磨,痛苦离世情况普遍存在,这个现状需要改变。通过叙事的方法与患者谈论死亡,从读者的视角(不是亲人的视角)来直视死亡的过程、讨论习俗习惯的一些做法,可以触动读者反思,萌生改变,尽量做到生死两相安。

第一节　中国人对死亡的认知和传统习俗

一、中国人对死亡的认知现状、常见禁忌和避讳

(一)中国人对死亡的认知现状

　　中国传统文化讲究"五福"——长寿、富贵、康宁、好德、善终(出自《四书五经》中的《尚书·洪范》),其中的善终指的是没有遭遇横祸,自然地老死,这是所有老年人希望的结局。中国古人并不畏惧自然死亡,反而将高寿老人的去世看作喜丧。这种对待生命的自然态

度反映在死亡问题上,表现为既不有意提前死亡,也不刻意推迟死亡的到来。然而,"死亡"在我国传统文化中也被视作一种禁忌,人们往往忌讳谈起死亡。在中国传统儒释道和孝道文化的影响下,中国人除了普遍能够接受死亡是生物自然的归宿,就是死亡令人恐惧、给人威胁,死亡也是生命中痛苦的彻底解脱,有时死亡还是一种理想的追求,明显具有伦理化、政治化、神秘化的特征。

孔子认为"未知生,焉知死"。儒家对人生的讨论一直只置于生的问题上,主张生时应尽自己的责任,把精力首先放在有价值的问题上,对于死则采取回避态度。

道家主张生死是"天道"所定。向往"自然",倡导"无为",爱生、重生而不贪生,全生、长生而不恶死,生死一体、生死合道。

佛教对死亡的基本观念是生死轮回。死是轮回向生的中介,根据众生善恶行为的不同而有六道轮回。生的本质就是痛苦,只有一心向佛,才能超脱生死,最终由死之"涅槃"来成就永久的佛国。

医学科技的进步克服了一些致命的疾病,人均预期寿命逐步提高。随着现代技术的强势干预,死亡逐渐从一个自然事件变为一个技术事件,死成为一种威胁,是一应尽可能推迟的事件。出于对死亡的畏惧,或者对失去亲人的恐慌,在"重生讳死"的传统文化观念影响下,人们重复选择让患者失去自由的、侵入性的过度治疗方法,使得很多老年人在病痛中挣扎,难以善终。但是,医学科学技术无法阻止不可逆转的生命的老化和垂死进程,在医学永远无法到达的生命尽头,终止徒劳无功的、以延长生命为目的的程式化抢救,而代之以减轻痛苦的姑息治疗,对临终者来说是个明智的选择,因为患者在人生的最后阶段需要活得有质量,走得有尊严——善终,如保持一个人自我形象的完整性,保护他的自主性和尊严,维护他的社会关系和情感纽带。由于中国人对死亡的认知以负面和回避为多,因此医生往往很难与患者本人坦率地谈论死亡。普通人在人际交往中,对谈论死亡有广泛存在的禁忌,公开谈论死亡和临终是很失礼的行为,这也导致在我国关于临终关怀的服务进展较欧美等国家有明显的阻碍。

【案例分享】

案例1　老王之死①

请扫一扫二维码阅读案例《老王之死》。

这是一个真实的故事,一大家子人看起来是一片祥和,子孙满堂又关系融洽,用高额的医疗费让老人多活了一年多。但是老人非常痛苦,生不如死,现有的法律和医疗制度满

---

①　殳儆,王筝扬.深入欲言又止的"不得已"[J].叙事医学,2021,4(4):273-277.

足不了他对治疗、对死亡的要求,医生无法满足他,子女不敢按照他的意愿行事。他无法用文明的、安宁的方式死亡。

(二)中国人对死亡常见的禁忌和回避

在中国传统文化中,死亡被视为"不吉利"和"可怖的"。因此,遇到亲属婚嫁、重大节日、生日等喜庆的日子,患者的死亡常常会被家属要求用医疗手段延后。这样的要求和"选个黄道吉日剖宫产"有类似的一面,患者的死亡不是顺应自然的,而是为了迎合这些习俗上的禁忌被人为延长,患者本身的感受被搁置一边,虽然医生觉得这样对患者很不人道,但是在医疗决策中又无能为力。老王之死就是由于这些习俗一次次地被人为延后。

(三)现状对医疗决策过程的影响

我国有忌谈死亡的民俗传统和文化心理背景,对死亡一直持禁忌态度,认为不吉利,不愿提及,从而影响到医疗行为的各个层面。通常情况下,医生和患者单独深入谈论重大疾病的预后、转归、生存时间、致命的并发症的可能性较小,往往是由家属代为商谈和决策的。有些家属甚至要求医生对患者隐瞒已经明确的病情。家属往往认为这类令人恐怖的信息会导致患者病情加重。此外,家属决定对处于不可逆的疾病状态的危重患者实施过度治疗以延长存活时间的情况普遍存在。这类欠缺理性的决策往往是出于对死亡禁忌的回避,或者是对患者自身的感受和意愿缺乏尊重。很多当事人当时并没有意识到这一点;医生在长期的医疗工作中,往往会基于对习俗的尊重而习以为常。

这个现状需要改变,单纯的理论说教难以触动国人,也很难向国人主动提及亲人的死亡。叙事医学以故事和感受为切入点,可以触动读者反思,萌生改变。如果国人对疾病的思考,是通过故事,从读者的视角(不是亲人的视角)来直视死亡的过程、讨论习俗习惯的一些做法,敞开心扉地畅谈其合理性,那么死亡就更能够被大家接受。

【案例分享】

案例 2　死亡教育任重而道远

曾经有一位 ICU 主任在朋友圈发过这样一张图片,图中的老人用颤抖的手写下了"医生请你让我死,谢谢你"。老人早已进入了生命的终末期,不仅失去了生活自理能力,而且需要依靠生命支持技术维持呼吸和循环等基本生命体征稳定,通过插管给他提供肠内营养,可怜的他浑身插着各种治疗用管子,连自主翻身都有困难,那种痛苦可想而知。虽然他的意识很清醒,多次表达不想这样活着,但是他的儿子不答应,于是,他又多活了17 个月。

很多医院的 ICU 都有这样的老人。尽管先进的生命维持技术可能支持他们在生命的最后一站走很久，但是技术并不能让已经衰老退变的细胞变得更加年轻和有活力。由于这些患者躺在床上就没有病床周转率了，因此 ICU 医生管这种现象叫压床。

有些压床患者的出现并不是因为他有希望治愈，而是因为其他原因，比如患者家属由于害怕来自社会舆论的压力，而不得不让患者在 ICU 维持生命。同时，患者家属也因为 ICU 的医生随时有可能通知患者家属来医院而身心俱疲。

压床患者会占用很多医疗抢救资源，而且还会导致耐药菌的泛滥。有些气管切开的患者，因为医护人员没有经验，在治疗过程中很容易成为"临床的细菌培养基"。这些耐药菌会在病房里传播，传到其他患者身上，导致本来有希望治愈的患者救不过来了。这是一个很严重的问题，值得被大家重视。

对于高龄癌症晚期患者，也许有人会说，这样的患者是不是可以不救了。其实，医学的不确定性让我们不能轻易下结论。曾经有一位罹患非常恶性的消化道肿瘤的老人，病史已经两年了，消化道受累破溃之后出现腹腔感染和多脏器功能衰竭。当时，医生都觉得他没有救活的希望了，但是家属坚决要救。经过一个月的抢救，他缓过来了。再过一个月，他从 ICU 门口走出来，满脸笑容地说"我又活过来了"。你能说，这样的抢救是没有意义的吗？

要想纠正 ICU 的压床怪象，我们需要做好死亡教育，死亡教育对中国人来说是非常欠缺的。医生、患者家属和广大老百姓都应该接受死亡教育。

很多年轻的专科医生从来没有接触过死亡的患者，面对濒临死亡的患者就不懂也不敢和家属沟通了。所以，不仅医生应该接受死亡教育，在校的医学生也应该接受死亡教育；不仅仅是课堂教育，还包括在临床实习时感受死亡，接受来自临床实践的死亡教育。我们要思考：人类来到这个世界，活着的意义是什么？医学的出现到底是为了什么？

对于 ICU 的老人，我们除了为了让他们感觉舒适而采取一些必要的医疗措施，还可以为他们做一些陪伴的工作，比如家属和他说说以前的趣事，为他读一下书本和报纸，给他进行听觉刺激。因为听觉是一个人最后消失的感知，你在他身边，为他朗读，能让他感受到这个世界最后的温暖。

当我们健康时，我们是独立、自主的能动者，而当疾病和死亡的威胁来临，我们就会看到生命的脆弱性以及自身与他人的生命联结，很多人在死前重视亲属的陪伴，强调死后要魂归故土，这些都是试图将生命的起点和终点连接起来的做法。对那些濒临死亡的人来说，能够与亲人分享日常生活中的快乐和担忧，能获得和接受恰当的护理和充满关怀的照护，就使生命末期的存活有了意义，能够被看作一个有价值的人并在死后被人们铭记，对于临终者来说是至关重要的。

【案例分享】

案例 3[①]

请扫一扫二维码阅读案例《日记》。

医患之间交换各自心情的日记是叙事教育中常用的一种方法。在获得患者同意的基础上,这种围绕疾病带来的情感反应、生活感悟等主题的医患交流活动改善了医患沟通,有利于建构医患之间的情感、道德、价值共同体。医生通过这种交流能够加深对患者疾病故事的理解,同时通过神态、动作表达对患者的关注和理解,用语言表达对患者的支持和关心。安宁缓和医疗要求早期识别,全面评估和管理患者的躯体症状(如疼痛)、心理障碍、社会需求等,通过有效沟通来实现医患共同决策,最终目标是帮助患者尽可能地提高生命质量,直至死亡。

二、中国人的死亡过程

(一)包括心肺复苏术在内的积极治疗

心肺复苏术(cardiopulmonary resuscitation,CPR)在医学上已被证实在防止突然、意外猝死方面极具价值。对于发生心脏或呼吸突然停止的患者,不予施行 CPR,患者就会自然死亡。在我国,广大医学生接受教育的职责是"救死扶伤",如果发现患者心跳呼吸停止,应该立刻呼救,着手抢救,包括开放气道、胸外心脏按压、电击除颤等标准的心肺复苏技术。但是,对由于罹患疾病已经极度衰弱,不可避免地走向死亡进程的人,是否也必须采用包括心肺复苏术在内的积极治疗手段延长生命,被很多医生所漠视。当患者的病情走向衰弱和衰竭,主治医师往往因为避讳谈及死亡的过程而没有和患者及家属进行足够的沟通,等到患者病情走向临界点,心跳呼吸骤停时来不及讨论后续的问题而直接进入抢救程序。

由于抢救技术的提高,在这样突发的抢救中,一旦启动气管插管和心肺复苏,部分病情不可逆的慢性疾病终末期患者仍然有可能在生命维持技术的帮助下,在重症监护室内存活若干时日。类似的"抢救",为患者带来的仅仅是低质量的活着和肉体的持续创伤,且会继续存在,直到生命尽头。其实质是医患双方对眼前这个患者死亡的过程不接受,故通过技术手段拖延到最后一刻。尽管如今临终关怀服务的使用率在逐渐增加,但是在患者生命末期采用这种高负担的干预措施的抢救依然很常见。

① 侯莉,陈文琪,邓丹丹,等.叙事医学视角下的安宁缓和医疗实践[J].叙事医学,2021,4(4):233-240.

虽然类似的"积极抢救"可能成功延长某些患者的生命,但不会逆转终末期疾病的进程。故对濒死期患者采取这样的"积极抢救"其实是一项无益甚至有害的医疗,是违背生命医学伦理原则的。讨论是否需要对濒死期患者在必要时采取心肺复苏抢救措施的临床决策,最好在患者进入濒死期前就要和患者家属提前进行沟通完成。

(二)面临无效医疗状态的患者申请"拒绝心肺复苏"

CPR 应用的首要原则是患者必须有可能从心肺复苏中获益,对于疾病晚期或病情不可逆转的临终患者,CPR 只是延长了死亡过程。根据 CPR 在临床应用的实际效果,美国医学会(American Medical Association,AMA)在 1974 年首次提出了"拒绝心肺复苏(do-not-resuscitate,DNR)"的做法,并建议将 DNR 指令正式记录在患者的病例中。DNR 是指患者在无法做出医疗指令之前签下的预嘱,告知医生在心脏停搏或呼吸停止时不进行复苏,并注明其理由和不施行的措施,如拒绝胸外心脏按压、拒绝电击除颤、拒绝气管插管、拒绝机械通气等,需要明确的是签署 DNR 指令并不意味着不采取任何医疗护理措施,类似口腔护理、皮肤护理、体位改变和缓解疼痛,以及改善其他相应症状等基础护理操作与舒适治疗措施在此期间应持续进行。

DNR 的目的是尊重患者在生命末期选择舒适治疗方案的自主权,防止对临终患者进行无效治疗。疾病晚期或病情不可逆转的临终患者能够从 DNR 指令中受益,因为他们可以避免有创的侵入性治疗带来的躯体损伤,从而得到更好的临终关怀。目前,DNR 在肿瘤患者、慢性疾病终末期且心理准备良好的患者家庭执行度较高。当医生识别出患者已开始向濒死期过渡时,就应将患者及家属召集在一起讨论治疗目标的改变,从一味地延长生命转向提高患者的临终生存质量。目前,中国已有一部分患者在充分告知情况下签署 DNR,但是比例还很低,其最终的执行情况仍然受诸多现实因素的影响,比如家属意愿的突然改变。

1987 年 8 月 7 日,美国纽约州议会审议通过了《不施行心肺复苏术法》及《医疗照护代理人法》,确立了医师签发不施行心肺复苏术医嘱的合法性及免责性,以及家属及代理人之代替决定权,成为全美第一个将不施行心肺复苏术以成文法立法规范的州。中国台湾地区 2000 年通过了《自然死亡法案》,该法案允许 20 岁以上的终末期疾病患者以书面形式表达其终止医学治疗的愿望,而且允许采用这种方式死亡的医生不会被起诉。起初,公众和医疗机构对安宁缓和规定的接受度并不高,且大部分人对死亡有不少禁忌,签署意愿书的患者并不多,导致总在患者昏迷时,才由家属进行医疗决定,家属又因"孝顺"选择继续急救,使末期患者临终遭受痛苦。慢慢地,台湾地区老百姓签署 DNR 意愿书的比率逐年增高,可见人们对生命末期舒适的善终的认可和追求(据台湾地区官方发布的资料,2015 年累计有 26 万台湾成年人签署 DNR 意愿书,而 2010 年只有 1.1 万人)。

(三)自动出院

"自动出院"是医院内的一种常见现象,指的是撤除全部治疗措施,在不主动促进的情况下让患者"自然"出院,等待死亡。我国有"叶落归根"的习俗,很多农村老人希望在家中等待死亡,故这是国内很多濒死期患者或其家属的选择。和"安宁疗护"不同的是,当撤除所有的治疗措施时,患者可能仍有意识或仍能感受到强烈的疼痛不适,可能在疼痛不适的状态下死于回家途中。终末期患者的家属和医生可能会纠结"不给予治疗是否等同于'杀死'病人"。从伦理角度看,患者因罹患致命性疾病已经进入了不可逆的死亡的进程,此处不给予治疗的目的是避免患者遭受过重的治疗干预,并非为了结束患者的生命,所以答案是否定的。而部分经济困难的患者及家属做出"自动出院"的决策,并非因为病情的不可逆,在放弃积极治疗的过程中,需要忍受更多的痛苦和恐惧。比如高位截瘫、渐冻症等清醒患者,虽然意识状态和正常人无异,完全知晓放弃治疗离开医院后生命即将结束,却很无奈,对这个过程极度恐惧。

"人是向死的存在。"这不仅是哲学命题,也是人生的真实写照。在当代医疗进步的情况下,仰赖各类维生器材使身体运作可谓"活着",重塑了现代人对死亡的理解,但医疗过程也可能对人的肉体造成极大的伤害乃至身体的痛苦,患者生活大小琐事无法自理,需倚赖他人,而且对部分患者而言失去尊严的生活或许并不值得活。这与救死扶伤的本意相符合吗?生命是神圣的,我们是否应该重新反思"活着"的意义?医生"救死扶伤"的信念真的无法改变吗?若死亡无可避免,如何安适地面对死亡的过程?无痛苦地离世善终成为新的问题。

【课堂练习】

请阅读以下两个案例并评析。

案例 4

血液科患者罹患的疾病恶性程度大多很高,往往是致命的。医生和家属都很难做到感同身受。虽然有些情况下我们没有能力救治患者,但是可以尽力帮助他们走好人生最后一程,让他们有尊严、无遗憾地去往另一个世界。通常医生会先告诉家属病情及治疗方案,然后选择合适的时机,经过多次铺垫后告知患者或者让其自己领悟。当患者和家属对治疗方案有不同看法时,医护人员该怎么处理?怎样才能充分尊重患者的知情权和选择权?

一位 40 岁的 T 细胞淋巴瘤男性患者已经在上海交通大学医学院附属瑞金医院化疗6 次了,准备做自体干细胞移植,但是 2 次干细胞采集都失败了,患者很沮丧,质问医生为什么别人能采集成功他却不能,对医护人员的工作相当挑剔。

他在瑞金医院共完成了 6 次规范化疗,前 3 次效果很好,但自第 4 次开始患者的脾肿大,开始出现噬血综合征,提示疾病有进展,预后很不好。当地医生认为患者必须接受化疗。他妻子问:"这个病能治好吗?如果治不好的话,为什么要治?"告知病情后,患者坚决要等到瑞金医院的床位去做化疗,只让当地医院做对症处理,家属也不能说服患者。1周后,瑞金医院通知患者住院。患者化疗结束再转回当地医院的时候,整体状态好了很多,脾脏缩小了,但是血常规结果还不太好。

此后,患者又坚持化疗了 2 次,但病情一直在进展,患者的情况越来越差,需要再次化疗。

沟通病情时,患者妻子明确表态:"既然治不好就不要再治了,今年已经花掉 60 多万了,家底都掏空了,我和儿子还要继续生活,儿子将来还要上大学。"瑞金医院那边,她也表示拒绝治疗了。医生看到她这样表态,加之患者的病的确没有治愈的可能,就劝她带患者回家,她却不愿意了。她自始至终都不敢跟丈夫说放弃治疗,希望由医生委婉地告诉患者。

每当患者问医生什么时候开始化疗,医生便支支吾吾地告诉他因为怕他的身体吃不消,所以家属要求只做对症治疗。

过了几天,患者自己领悟了,要求出院。

临走前,他妻子请求医生:"我们住的房子是租来的,不能让他死在出租房里。等他不行了,能不能把他送来医院?"本着医者仁心,医生答应了她。

出院后,他的妻子给医生打了多次电话,但每次都是先约床后反悔。因为患者几次三番在家里闹着要住院,所以她打电话来约床,希望医院回复没有床,这样患者就不会责怪她了。最后一次,她打来电话怯生生地问:"今天有床吗?"医生反问她:"是应该有床,还是没有床?"她说:"患者不太好了。"最终,我们还是收治了患者。

其实,整个事件中每个人都有自己的立场和难处,没人应该受到指责。患者正值壮年,希望活下去,花甲老人都希望活得越久越好,更何况他。漂泊在上海租房住的他们,在 1 年内花费 60 多万治病,实在是难以为继。患者死后,之前欠下的债务、儿子的学费、母子俩的生活费等难关,他的妻子还要继续面对。他的妻子承受着巨大的经济负担和因放弃治疗而不敢面对患者和医生的多重压力。医生无法替他们拿主意,只能安慰患者、宽慰家属。

面对这种窘境,人们真的唯有一声叹息吗?

案例 5

一名法国女记者玛丽·德卢拜在 56 岁时被发现颅内长了 6 个恶性肿瘤,当知道自己必须面对死亡时,她选择有尊严地死去。她说:"我坚信,有尊严地死去才是我真正想要的,而不是那些不得不做的治疗。"

(四)在家中的死亡

在中国的城市家庭,出于对文化和习俗的回避,患者在家中死亡被认为是恐怖的和不祥的。一旦房间内有过一位死者,这个住房内继续居住的亲人会有恐惧感,房子如果要转售出去也很难。因此,几乎没有患者能够在家中安详地等待死亡。

在中国的农村,濒临死亡的老人通常被放在宗族祠堂里临时搭建的床铺上等待死亡的来临,也不是在平时居住的家里。

还有很多患者是在从医院回家的路上死亡。因为中国的传统习俗要求老人"留一口气回家",于是就有带有简易呼吸机等维生装置的"黑救护车",以帮助临终老人实现这一愿望。

在等待老人死亡的过程中,亲属往往忙于各种具有仪式感的哀悼和惜别,很少有人主动关注患者的主观感受。

三、用叙事的方式讨论死亡

在现实的医疗决策中,医生和患者之间直接讨论死亡很困难,患者多半是恐惧和避讳的。即使患者很开明,愿意和医生就此讨论,家属也会认为这个过程有不祥的预兆而拒绝这种交流。当病情演变到患者出现意识障碍,缺失与医生正常交流表达的能力时,其疾病的临床决策就由亲属代理。家属出于多因素考虑,往往从家属视角来权衡,很多时候会忽略患者的主观意愿和主观感受。比如《老王之死》在网络公开发表后,引发很多读者的讨论,读者回顾当年亲人的死亡过程,表示痛心、悔恨和惭愧。叙事医学帮助大家反思和反省,提高对疾病和死亡的认知,促进整个社会的死亡教育水平的提升。

第二节　直面死亡　平衡多方意见

一、衰老和疾病

(一)急危重症抢救直至死亡的过程

急症导致的死亡由于发生突然,尤其是年轻患者突然暴病而亡的过程,也就是俗话说的"白发人送黑发人"更难让家属从心里接受。在整个疾病演变过程中,患者和家属对治愈的意愿非常强烈,故在结合家庭经济情况和家庭意愿的基础上,所有的医疗决策都是选择最积极有效的方式,争取最好的结局。患者的至亲心里往往不能接受亲人可能失去生命的现实,在临床决策中,医生和家属同时用"尽人事听天命"的心态来沟通,共同配合对治疗的过程十分有益。在整个医疗过程中,医生除了密切关注患者,一定要对焦虑、彷徨的家属给予足够的关注,了解和平衡与患者病情相关的多个利益方的需求(比如产妇的婆家和娘家之间的认知不统一、工伤的责任方和家属方的要求不统一等),尽可能用统一和科普的口径告知复杂病情,对妥善处理医患沟通和医疗决策非常重要,必要时可采取家庭会议和多方参与的形式进行病情沟通。

(二)慢性疾病终末期直至死亡的过程

慢性疾病终末期的脏器支持治疗是个艰难的选择,治疗方式的选择很难用统一的技术标准来定义。循证医学的证据和各种诊疗指南在不断更新优化的同时,还必须与患者的个体独特性相结合。患者首先是"人",具有社会属性,其对临床决策的选择受到多方面因素的影响。例如,慢性肾衰竭的患者可以选择在家接受腹膜透析维护、到专业的血透中心进行定期血液透析维护、争取肾脏移植等多种手段来延续生命,患者的生存时间很大程度上和经济能力、当地的医疗条件等外部因素有关。这些治疗方式没有"最好",只求"最适合",必须因时因地因人而异。

无论采取哪种手段,慢性疾病终将走向脏器功能衰竭、走向死亡。随着医疗科技水平的不断进步,良好的经济条件和医疗条件能够保障患者拥有更长的生存期。

(三)慢性疾病的演变过程

慢性疾病的演变过程是不可逆的、渐入膏肓的。医生应该对慢性疾病的发展和演变过程具有整体意识,在与患者和家属沟通的过程中,用全局观说明整个疾病演变的规律,帮助患者和家属做出较为明智的选择。案例1《老王之死》描述了一个具有代表性的慢性支气管炎患者病情逐渐加重的过程,从肺功能下降,反复咳嗽咳痰、气喘,频繁住院,到呼吸衰竭、高碳酸血症,再到昏迷,直至需要借助气管插管机械通气维持呼吸,生命末期患者没有尊严、非常痛苦地离开了人世。如果在疾病发展的前面几个节点,医生就将病情发展和演变的全貌向患者和家属说明白,那么患者和家属就能提前做好心理准备面对接下去可能会发生的病情,在同时兼顾患者的主观意愿和感受、家属的感受的前提下做出更理性更合适的选择。

【案例分享】

案例 6[①]

一名80岁的肺癌晚期患者,入院时表现为呼吸困难,经吸氧治疗后症状得到缓解。医生在全面评估患者病情后,告知家属患者生存期可能在2周左右,积极治疗的意义不大。家属说老人的孙子在国外读书,正处在毕业答辩的关键期,1个月后才能赶回来,希望尽量延长患者的生存时间。医生提出可以行气管插管,并把有关风险和插管治疗可能对患者带来的不适告知患者和家属,患者表示拒绝。在充分听取患者的感受,并与家属沟通后,最终决定给予高流量氧疗,不进行气管插管。2周后,患者离世。虽然他最终未能与心爱的孙子见面,但他走得很安详。

(四)用叙事的方式讨论过程

对于缺乏医学常识的普通人群,患者家属只了解亲人病情的演变情况,从自己看得到

---

①　邓丹丹,侯莉,朱蓓,等.叙事医学在晚期肿瘤患者安宁缓和医疗中的临床应用[J].叙事医学,2022,5(2):101-106,124.

的表现来认识疾病。年轻医生由于临床经验和社会阅历有限,对疾病的多样性和社会关系的复杂性认知有限。通过叙事医学,让有经验的医生讲述某个疾病过程的必然性和普适性,帮助患者和家属从多维的视角、感性的视角了解疾病,帮助年轻医生学会借助"举例"的方式做好适合人情世故等多维度考量的病情告知,提高医患沟通的实践能力。

二、患者对自身死亡的认知和意愿

(一)DNR 的实施现状

目前,越来越多的医生认可患者享有参与医疗决策的权利。尊重(自主)原则已经成为现代西方国家生命医学伦理学的核心内容。医生对患者的自主性应持尊重的态度并采取尊重的行为,承认其有权持有自己的观点,以及根据自己的价值观和信念做出选择、采取行动,医生有义务维持或提高患者的选择能力。我国目前还没有关于 DNR 的相关制度和法律规定,也没有统一规范地启动 DNR 标准化流程。有关 DNR 的实践面临诸多因素的制约。无论是医生,还是患者,对它的认知程度都还不够高。如果医生没有主动介绍,许多患者甚至不知道有 DNR 这回事,也不懂得自己享有这种自我选择、有利于维护个人尊严的权利。即使在患者和医生经过协商签署完 DNR 协议后,家属也可能出于诸多现实因素的考量,在患者濒死或已经丧失意识后又推翻患者原来做好的 DNR 意愿决策,将患者之前的意愿搁置一旁,而要求医生按照家属的意愿执行医疗措施。

(二)对死亡时间和死亡地点的选择

对于死亡时间和死亡地点的选择,尽管患者有自身的考虑和选择,但出于现实原因,家属一般都会回避和患者当面讨论这个问题。中国有"死者为大"的传统观念,即使家属内心不赞成患者的选择,也不会当面表态。

对于这个不适合直接讨论的问题,可以借助叙事,用别人的故事和选择方式,引导患者和家属做出合适的选择,尽可能地尊重患者的意愿,这是一种可行的人际沟通方式。对于临终前的患者,加强家属的陪伴能够提升患者的幸福感和放松感,提高家庭的满意度,改善医患关系和沟通。

(三)对临终痛苦和过程的认知和意愿

在临终前的最后几天或几小时,患者感到的既有生理上的疼痛,也有心理上的痛苦,这些主观感受无法被已经死去的人再描述给生者。旁观者看到患者面色青紫、手脚冰凉、呼吸困难、痰液堵塞等表现,由此猜测患者有胸闷、怕冷、干渴等感受。

死亡是一种独特的体验,只有临终者才能在内心深处知道什么是有尊严的死亡。死亡意味着一个人生命的完成,度过了有意义的一生,从而可以了无遗憾地离世。死亡还意味着一个人的生命是脆弱的,即将失去与他人的生命联结。对那些濒临死亡的人来说,有亲属的陪伴,能够与亲人分享日常生活中的快乐和担忧,能获得和接受恰当的护理和充满关怀的照护,死后能回归故土,被视为一个有价值的人并在死后被人们铭记,这些对于临终者来说是至关重要的,也意味着其生命并未因为肉体的消失而归于虚无。由于每个人都是独特的个体,有着不同的价值观和人生目标,因此好的死亡(善终)可以有多种不同的形式。

安宁疗护又称临终关怀,是由卫生专业人员和志愿者提供的生命末期照护,包括医疗、心理和精神支持,护理的目标是帮助即将死亡的人获得平和、安慰和尊严。护理人员试图控制疼痛和其他症状,使患者尽可能保持警觉和舒适,同时为患者家庭提供服务。[①]缓和医疗则是指对一些由于疾病走向不可逆的死亡进程的患者,从疾病的诊断到生命末期,采用医疗手段为患者减轻疼痛和控制症状,给予患者及家属心理、社会和精神上的支持,以预防和缓解身心痛苦,从而改善面临威胁生命的疾病的患者(成人和儿童)及其家属生活质量的一种方法。[②]当决定不再进行无意义的治愈性治疗或延长生命的治疗时,侧重于安慰而非治愈的临终关怀能为终末期疾病患者提供很好的支持和服务。患者在生命最后数日、数小时能够得到细心周到的护理,免受痛苦和折磨,实现个体"善终",也能提高患者家属对医疗服务的满意度。

当患者处于临终阶段,家属往往自身被强烈的情绪困扰,无法顾及患者的主观感受。这时候,医护人员可以做适当的引导,协助患者和家属顺利和理性地接受死亡过程,淡化死亡的痛苦。比如,医护人员在为患者做治疗和护理时,平静地告诉陪伴的家属:"你们的母亲现在感觉越来越迟钝,不会觉得冷,但是她的听觉还是存在的,你们可以在她的耳边继续和她说说话,告诉她你们爱她,今天都在她的身边陪伴着她。你们在一起度过的美好时光会永远留在你们的脑海中。"

临终关怀将持续贯穿于从患者临终到宣告死亡、通知家属患者死亡的消息和给予居丧支持的全过程。如果医护人员不具备相应的情绪准备和叙事能力,没有处理好患者和家属临终过程的感受,患者家属就有可能会出于怀有歉疚感、负罪感而重新选择创伤性的治疗措施来延长患者生命,甚至有可能为了转嫁内心的负罪感而演化为医患纠纷。

三、影响患者意愿实现的现实因素

(一)家属的认知

当患者病情较轻、有自主决策能力的时候,患者基本能够按照本人的意愿进行医疗决策,受家属的影响有限。但当患者的病情进展到危重时,家属的认知完全可以主导疾病的

---

① National Institutes of Health. Hospice Care[EB/OL].[2023-05-10].https://medlineplus.gov/hospicecare.html.

② World Health Organization. Palliative care[EB/OL].[2023-05-10].https://www.who.int/health-topics/palliative-care.

决策。

　　家属对疾病过程的认知受到年龄、教育、宗教信仰等多方面因素的影响。当家属代理患者执行医疗决策，而家属的认知和患者认知不一致时，家属往往会忽视患者的意愿，选择按照自己的意愿执行决策。

　　一部分家属认为将亲人从医院接回家中离世是理想的结局，有的家属为了减轻患者躯体的痛苦，还会推迟撤除维持生命的干预直至患者已经转移回到家中。这些细节取决于患者的需求、其家庭照料者的技巧，以及是否有专业的临终关怀工作人员的引导。

　　在《老王之死》一文中，虽然老王的子女早就知道他对撤除生命支持的要求非常强烈，但由于诸多因素拒不执行。当这样的现象发生后，医生也爱莫能助，甚至很难用法律手段来维持和保障患者的主张。

(二)医生的技术能力和对疾病的认知

　　医疗的过程具有很大的不确定性，有的肿瘤晚期患者在抢救之后也有可能继续正常存活一段时间，何时结束抢救、何时劝说家属放弃治疗，与主治医师对疾病的认知深度、技术能力和谈话能力有很大的关系，医生必须非常清晰地了解自己的责任。有关疑难危重症和患者生死的决策必须由高年资的医生来告知：其一是准确的病情评估需要具备较为完善的技术能力和丰富的临床经验；其二是针对患者的个体情况，引导家属做出"最合适"的选择；其三是需要良好的沟通帮助家属了解医疗的不确定性。

(三)经济条件

　　家庭的经济状况、是否有足够的医疗保险报销额度是决定医疗决策是走向积极还是消极的一个重要原因。《老王之死》《把我的尊严还给我》这两个故事就能看到经济基础在疑难危重患者的医疗决策中的重要地位。当医疗费用的需求超出患者家庭承受能力的时候，放弃治疗就成为迫不得已的选择。在以往城乡居民基本医疗保障未普及的情况下，消极等待、签署自动出院、放弃治疗的病例数不胜数。如今，在各种救助基金、城乡居民基本医疗保险广泛普及的情况下，有机会救治的患者、急症患者放弃治疗的情况明显减少。但是，对于需要长期治疗和支付高额费用的疾病，经济因素依然是影响患者治疗意愿的最重要的现实因素。在《把我的尊严还给我》的故事中，患者有强烈的求生的欲望，而妻子一边照顾患者和家庭，承受着巨大的经济负担，一边承受着因放弃治疗而不敢面对患者和医生的多重压力，真是左右为难。

(四)社会舆论因素

　　中国是一个人情社会，亲朋好友对疾病乃至对死亡的认知、谈论、帮助、资助常常会对医疗决策产生显著的影响。比如，有些患者的疾病本来在县级医院就能解决，但是由于怕被别人指责子女对长辈不负责任，而宁可去上级医院排长队看病。《老王之死》的故事中，子女不敢按照老王的意愿放弃积极治疗的原因，有可能就有对"传统孝道"的顾忌或是怕舆论压力的因素。舆论因素有强大的文化内涵，包括宗教禁忌在内，对患者的医疗决策起着不同程度的影响,这些因素往往是利己的,很少会考虑患者的感受和意愿。但是,在某些主动放弃治疗的病例中,宗族关系和舆论压力也可以成为维护患者权利的正面力量。

四、家属的意愿对治疗决策的影响

(一)家属代理知情同意的原则

很多老年人由于老年痴呆或在疾病急性发作期存在谵妄而失去自主决策能力,这时候就需要指定一名代理人来代表其参与医疗决策。法律规定在患者处于昏迷、危重、镇静等多种情况下由家属执行知情同意决策权,但是当抢救初步成功后,患者有可能已经恢复意识和自主决策能力,这时候如果医生和家属仍然认为患者需要"家长式代理",就存在一定的不合理性。

(二)患者—医生—家属三方决策不一致的伦理困境

在医疗决策中,常常会出现患者—医生—家属三方的观点和认知不一致的情况,需要医生在复杂的现实环境下,综合考虑患者的实际临床问题,患者和家属的意愿与医疗费用支付能力,临床诊疗规范、指南及循证医学证据,以及团队的技术能力、专业标准和临床预期等做出"最合适"的选择——针对患者个人情境的最"好"方案。这种决策能力需要医生在长期的临床实践中逐渐体会和掌握。

如在《把我的尊严还给我》一文中,那位 40 岁的 T 细胞淋巴瘤男性患者已接受过多次化疗,虽然前面 3 次有效,但是后面疾病就一直在进展,情况越来越差。在沟通病情时,患者妻子明确表态:"治不好就不要再治了,家里的钱都已经花光了。今年已经花掉60 多万了,我和儿子还要继续生活,儿子将来还要上大学,因此拒绝继续积极的治疗。"看到她这样的态度,加上患者的病的确不能被治愈,医生就劝她带患者回家,她却不愿意了。自始至终,她不敢跟丈夫说放弃治疗,希望由医生来告诉患者。每天查房,患者有活下去的诉求,总问什么时候开始化疗。医生支支吾吾地告诉他因为家属怕他的身体吃不消,拒绝化疗,只做对症治疗。过了几天,患者领悟了,要求出院。

如果完全从医疗技术的视角来评估,这个案例中的患者的病的确不能治愈,一直在进展,继续化疗很有可能加剧患者的痛苦,甚至加速患者死亡,最终落得人财两空;而如果放弃化疗,转为缓和医疗,改善生存质量,帮助患者选择合适的离去的方式,引导其珍惜和亲人相处的时光,面对死亡更应该关注活着的意义和价值,相对能够平衡三方的要求,渡过伦理的困境,结局还是比较圆满的。

如果医生在治疗过程中能够适时地通过叙事医学介入患者的医疗决策,就能更好地帮助纠结的患者和家属。同时,通过叙事医学的方式,将这种复杂情境下的医疗决策和沟通过程写下来,不仅有利于医生本人反思反省和提高,而且有助于触发年轻医生的学习和反思,学习面对类似问题时应该如何处理,在尽可能维护患者利益的前提下,平衡好各方要求。

第三节　危重患者的治疗和关怀

一、医生对危重患者的治疗选择

(一)危重患者的医疗决策原则

在医疗条件和资源有限的情况下,繁忙的综合性医院急救科医生必须对患者的选择进行技术性的决策,以保证从社会面的群体来看的最大医疗获益。第一,选择病情恢复存在较大的可逆性、未来会健康生存的患者,如中毒、感染性休克、急性心肌梗死等;第二,选择病情存在一定的可逆性、有救活的希望、未来可能留下残疾的患者,如脑外伤、多发伤的患者;第三,选择到了疾病晚期,但是还有可逆因素的患者,如慢性支气管炎由于感染诱发急性呼吸衰竭的患者;第四,选择无可逆因素的患者,如已经深度昏迷脑死亡的患者。这样的原则是基于有限的医疗资源条件下能够产生的最大化患者群体的医疗获益,同时对患者个人的生存质量也是最大获益。年轻医生在面对这样具体选择的时候可能会有彷徨和自责,觉得过于冷酷。

【课堂讨论】

一场突发的车祸导致 3 人受重伤,被紧急送到医院急诊科。医生紧急判断伤情,一个比较健壮的年轻人发生了双下肢多发性骨折和内脏出血,一位中年男子脑外伤昏迷不醒,还有一位患有糖尿病、高血压等基础疾病多年的老人胸部外伤,发生气胸导致呼吸困难,面对三位都需要紧急救治的患者,能够同时处治患者的医生和手术室都不够用。请大家讨论,应该如何做决策? 如何进行困难告知?

(二)现实困境下的医疗决策

在现实情境中,两方或者三方的选择经常出现不一致的情况,容易引发医患矛盾。例如,在严重工伤患者的医疗决策中,厂方既受到法律和舆论的约束,又受到医疗支出和经济赔偿的双重压力,经常会在治疗的要求上左右摇摆,从要求全力治疗到忽然断绝提供费用支持的都可以见到。家属通常以患者的需求为先,有索要赔偿的心理,要求医生"不计代价"地救治。医生一般会基于技术层面选择最合适的治疗,但是经常会受到来自家属和雇主双方的各种干扰和限制。这种情形需要医生具备丰富的社会经验和人情世故方面的知识,促成三方要求达到平衡,这不仅仅是单纯的临床指征和医疗文书规定的知情同意书能解决的。

二、患者对治疗的需求

患者对危重疾病病情的认知往往是非常不充分的,只能从自己的主观感受上体会到疼痛、焦虑、口干、无法入睡、恐惧等不良体验,无法判断自己的病情是否能够完全恢复和需要多长时间恢复。

【案例分享】

案例 7

老丁罹患晚期肝癌,情绪低落,沉默寡言。医生关心他,和他沟通,遭到拒绝,后来结合与家属的沟通及自己观察到的情况书写了一份平行病历,请家属读给老丁听,鼓励他说出内心感受。不久,老丁用日记的形式表达了内心的困惑:"第一,我的病情到底发展到哪一步了? 第二,接下来准备如何治疗? 第三,我应该怎样面对疾病?"主治医师在家属的陪同下对这三个问题进行了详细解答,极大地缓解了他的焦虑情绪。此后老丁积极配合治疗,而且一直保持着写日记的习惯。老丁去世后,家属捧着他的日记对医护人员表示感谢:"这些日记是老丁留给我们的宝贵记忆,他将永远和我们在一起。"

通过医患共同叙事,医患双方进一步了解了对方的感受,医生做出了更有利于患者的临床决策。

无痛和安心是患者对疾病体验最常见的基本要求。目前,针对癌症和危重患者镇静镇痛的治疗已经成为常规项目并被标准化。但是,除此之外,患者还需要家属的陪伴、心理安慰,甚至安慰剂等,这也是患者对治疗的非常需求。医生应当关注患者的这种需求,针对每个患者的独特性给予相应的帮助。目前我国已经有针对这类患者的安宁疗护与缓和医疗,确保患者的舒适和提供保留尊严的治疗。

对生命只剩下最后 1 周的患者来说,帮助其舒适和保留尊严,不仅有助于其临终时完成许多重要的事情,包括有序处理法律事件、改善紧张的人际关系,而且有助于完成哀悼患者和与患者的道别,改善患者和家属的就医体验。

三、家属对治疗的需求

家属无法直接体验到患者正在经受的伤痛,只能从自己的视角去思量患者对治疗的需求。如果患者看起来不会很难受,家属就会认为患者没有过度受罪,目前的治疗是合适的、充分的，就可以根据家庭经济条件和人力条件配合各种治疗措施的实施。但是，家属的这种认知很容易受习俗、宗教、舆论等外部环境的影响，而存在认知偏差，往往没有认真地和患者本人探讨，不清楚患者的真实认知和内心需求。医生在进行临床决策时，一定要注意考量来自家属的干扰因素，尽量合理地均衡患者家庭成员的需求的同时，达到患者利益的最大化。

四、疑难或危重患者临终直到死亡过程的陪伴和关怀

当亲人身患肿瘤等恶性疾病时，家属心中会深感恐惧、不舍、纠结，该选择怎样的治疗方案、治疗效果如何、亲人离世后该怎么办等现实问题加重了其心理负担，甚至可能产生焦虑、抑郁等负面情绪，容易引发医疗纠纷。危重患者的家属往往不容易接受患者死亡的过程，需要医护人员的理解和引导，帮助其从情绪上感知，直到平稳接受患者临终的这个过程。医护人员应该多关注和疏导家属的负面情绪，做出有利于患者和自己的决定。医护人员可以引导患者和家属开展"四道人生"，即道歉、道谢、道爱、道别，给他们留下珍贵的资料（录音、照片、视频等），尽量减少遗憾。

【案例分享】

案例 8[①]

50 岁的老赵是家里的顶梁柱，因肺癌去世。在他临终前，医护人员、社工和志愿者引导老赵与家人一起做了生命回顾，开展了"四道人生"，制作了生命相册。在他去世 1 个月后，其家人特意为医护人员送来锦旗表示感谢。家人表示，虽然老赵不在了，但他走时没有太多痛苦，家人也没有留下遗憾。

患者在临终过程的一些表现，如由于痰液拥堵、喉头发出的窒息样的痰鸣音、咳嗽困难、手脚冰凉等，往往被陪伴的家属认为患者的主观感受很难过，这时候的家属经常需要心理支持。当终末期疾病患者在生命的最后几周或几天，出现无法经口进食、持续无力、体重减轻时，照料者往往会感到痛苦和无助，有时会要求医生采取鼻饲或输营养液等手段来延长患者的生存时间。而事实上，没有证据显示增加能量摄入能够改善患者的力量、活力或功能状态，也无助于延长患者的生存时间。临床医生可以提前预料到这个问题，主动向家属说明："患者此时已处于模糊状态，不会因为没有进食或喝水而感到难受，我们不能勉强用鼻饲的方法来做我们认为对的事情。"以尊重患者家庭文化的方式主动提供关于临床决策的信息，有助于减少由于类似问题引起的痛苦和潜在矛盾。

---

① 邓丹丹，侯莉，朱蓓，等.叙事医学在晚期肿瘤患者安宁缓和医疗中的临床应用[J].叙事医学，2022,5(2):101-106,124.

有些患者在临终前会表现为谵妄,这会使家属感觉很不舒服,会以为患者在承受无法控制的疼痛,医生应当及时发现并给予恰当的治疗。

人最后消失的感官是听觉,因此临终前积极地输营养液等治疗并无益处,而亲人的陪伴、抚摸、语言上的告别和倾诉,可能是对患者更有益的行为。临床医生应该将这些不被家属常规了解的内容,在合适的状态下告知家属,以减少其在陪伴过程中的心理痛苦和抑郁。

五、家属视角中的疾病和死亡过程

(一)对治疗措施的反思

相比医务人员来说,家属对治疗措施的感受是单方面的、带有强烈情绪色彩的,在其进行多种选择的过程中,带来的悔愧情绪很常见。虽然医疗决策时经常会面对多种选择,但是患者及家属只能选择其中一种,而无论是选择哪一种,最终都要面对疾病的加重和患者的死亡。因此,家属在患者进入终末状态的时候,回顾当时的选择,往往会对曾经的选择表示后悔。越是对医疗决策处于混沌和不理解的状态,在面对患者的疾病恶化直到死亡时,其悔愧心理就越明显。

(二)医务人员的态度和行为

当家属沉浸在自身的强烈情绪中时,其对医务人员的医疗行为就会有较高的要求。此时,医务人员的技术能力已经失去作用,唯有人文的关怀、共情的能力才能更好地协助家属渡过悲伤情绪,在最后阶段理性做出医疗决策,对临终状态的患者及家属起到疗愈的作用。

现实中许多家庭都会推迟关于临终的讨论,直到患者生命体征出现急剧下降时才进行。然而,在患者发生急性失代偿状态时,这些谈话往往会难以进行,甚至不可能进行。所以,预期或被建议收住 ICU 时,是一次在临终前与患者谈论其希望、恐惧、目标的重要时机。讨论的内容应当包括积极的 ICU 水平治疗的可能益处和负担(包括患者躯体经受有创呼吸机失去自由的痛苦和医疗费用等),以及替代选择,还有仅是处理症状(如疼痛)层面的治疗。对于已经收住 ICU 但尚未完成预立医疗自主计划的患者,应当在入住 ICU 的早期开展这些讨论,同时观察在有限治疗时间内患者对治疗的反应,再决策后续的治疗是选择积极的治疗策略,还是选择有限治疗的策略。

对患者家属来说,能够及时获取可靠的关于患者病情和进展的信息是其最关心的问题,同时还需要得到支持、安慰、温暖和安心。可是在现实环境中,医务人员与患者家属的沟通常常让家属不满意,其中,沟通时间不够、由多个医务人员提供的信息不一致是最常见的原因。医患沟通质量是影响家属满意度、临床决策以及家属心理结局的重要因素。沟通不良是死亡患者家属投诉的主要原因。

(三)环境和时间

家人希望陪伴在临终前的患者身边是人之常情。当愿望不能达成时,家属往往会有强烈的不满情绪。然而,再有经验的医务人员也很难精确预估患者死亡来临的具体时间。当患者临终的最后时刻家属未曾赶到或只能陪伴很短的时间时,家属有可能因为强烈的遗憾和悲伤而否定整个医疗过程的价值。而在大多数情况下,我国的医院没有相对安静独立的空间来满足患者和家属希望在临终前能够安静陪伴的要求。这说明目前我国的医疗机构对患者死亡的人文关怀的关注度不足。

六、接受死亡的情感历程

很多患者在疾病终末期并非直接进入意识丧失和昏迷状态,而是在清醒状态感受疾病加重的过程,通常会经历从恐惧死亡到回避死亡,最后接受死亡的这样一个过程。家属也是类似的心理历程。如果有一定时间让患者和家属过渡,这个过程往往容易逐渐被患者和家属理性接受。但是对由于急症和意外而死亡的患者家属,因没有充足的时间做好心理和情绪上的准备,其经历的情感冲击会更为强烈。如果能够适时地给予恰当的情绪辅导和安慰,对患者和家属会有很大的帮助。

普通人往往不知道人在生命最后几小时内身体会出现的改变和临近死亡的过程,会觉得很痛苦和恐慌,医务人员可以在患者发生这些改变之前,向患者和家属解释患者的认知及身体功能的可能的变化,鼓励在场人员与其所爱的人交谈、触摸并安慰他们,这样的行为可使某些患者离开时更为平静和安详。

处理患者死亡的相关工作,医务人员在情感上有可能会受到一定程度的损伤,但对于其处理困难遭遇、建立学科间的尊重、理解和合作有益,有助于其了解临终护理和终止其在临床照料中所经历的失落感。

七、悔愧心理带来的医患矛盾

当患者家属对医疗结果怀有希望时,允许他们目击心肺复苏的抢救过程是合适的。帮助家属了解足够的信息,对缓解医患矛盾有益。当患者在临终前出现喉中痰响样的呻吟(死前喘鸣),让家属感到痛苦和恐惧时,医生给予及时合理的解释并安抚其情绪,恰当地安置患者的体位,并鼓励家属用海绵棒清洁患者的口腔可能会有帮助。如果对家属的感受置之不理,患者的这种"死前喘鸣"常常引发家属的悔愧情绪,进而认为医务人员对患者的死亡过程不够重视或忽视可能有效的治疗,而向医务人员问责。

八、理解家属视角中的异常观点并反思各种医疗行为

临床实践中经历的真实病例与教科书上描述的往往会有很大的差距,医生认为"好"

的选择，患者和家属有时并不认可。当他们在从疾病到死亡的过程中表现出让医生难以理解的异常观点和行为时，医生需要进行反思和共情理解。医生要认识到，每一个患者，都是一个被疾病、亲情、环境、经济等多重因素综合影响的具体的人，需要被医务人员"个体化"地理解和尊重。这也决定了医生是否能够成长为具有良好沟通能力和大爱的良医。本章的几个叙事医学案例对年轻医生预体验可能面对的各种不同的死亡场景，学习共情、充分沟通、反思等叙事能力有帮助。

第四节　安宁疗护中的叙事医学

一、安宁疗护

(一)安宁疗护概念

安宁疗护最初来源于英文"Hospice Care""Palliative Care"的翻译。"Hospice"原意是指"收容所、旅客招待所；救济院"。19 世纪中后期，由一些爱心人士在柏林、伦敦建立的"Hospice"，主要用于提供对"濒死的穷人"的关怀和照顾。1967 年，西西里·桑德斯博士(Dr. Cicely Sanders)在英国创建了"St. Christopher's Hospice"机构，其目的在于为身患绝症、长期疾病和慢性疼痛的患者减轻痛苦和不适症状，让其在生命最后几周或几个月过平和、温暖、没有痛苦的生活。1988 年，天津医学院临终关怀研究中心成立，"Hospice"一词被翻译为"临终关怀"，并开始在我国正式使用。1975 年前后，Balfour Mount 博士决定在加拿大皇家维多利亚医院建立一个临终关怀病房，由于加拿大的官方语言是英语和法语，而法语中"Hospice"是指"养老院"。于是，Mount 博士提出了"Palliative Care"这一术语来描述他的临终关怀计划，旨在为终末期患者提供危机干预服务。"Palliative"由拉丁文"Pallium"引申而来，其原意是遮雨避寒的"一个斗篷(a cloak)"或"遮盖物"。将这个词应用在安宁疗护过程中，意为采用各种以促进舒适为目的的治疗，把所有的痛苦症状"遮盖"和"保护"起来。"Palliative Care"在我国最早被翻译为"姑息治疗"，因"姑息"含有放弃治疗之意，后有学者将其译为"缓和医疗""舒适疗护"等。

2017 年 2 月，国家卫生健康委员会(原国家卫生和计划生育委员会)提出中国将"临终关怀""舒缓医疗""姑息治疗""善终服务""安宁照护"等统称为"安宁疗护"。"安宁疗护"一词可避免传统文化和生死观对"临终"和"死亡"的忌讳，能更好地推动我国安宁疗护事业的发展。

安宁疗护是近代医学的专业领域，重视末期患者的控制，并关心其心理、社会及心灵困扰的一种医疗护理模式，也就是积极控制患者的症状，减轻身体痛苦，解决心理困扰及家庭社会问题,并给予心理的支持辅助,所以这是一种先进的、拯救的医疗照顾模式,目标由"治愈(cure)"转为"照顾(care)",达成患者及家属的最佳生活品质。

2002 年,世界卫生组织(World Health Organization,WHO)界定的安宁疗护概念:安宁疗护(临终关怀)旨在改善患者和家属在面对威胁生命的疾病问题时的生活质量,通过早期识别、全方位的积极评估、治疗疼痛和缓解其他问题,包括生理、心理、社会和灵性方面的问题,来预防和减轻痛苦。

我国安宁疗护概念:安宁疗护中心是为疾病终末期患者在临终前通过控制痛苦和不适症状,提供身体、心理、精神等方面的照护和人文关怀等服务,以提高生命质量,帮助患者舒适、安详、有尊严离世的医疗机构。

(二)安宁疗护的基本原则

在台湾地区,安宁疗护有如下四大原则:

(1)让患者舒适:要做好症状控制。末期患者最常见的症状就是疼痛,要让患者没有疼痛,才有生活品质。另外,患者会喘、失眠、恶心呕吐、食欲缺乏等,所有的症状都可以经由医疗与护理来控制。虽然其疾病无法治愈,但要让其在生命的末期没有身体上的痛苦。

(2)关心患者,真心对待:尽专业能力并给予关注同理,才能得到患者和家属的信赖。

(3)倾听和沟通:鼓励患者说出感受,尽情沟通,这当然需要足够的人力和时间。

(4)让患者和家属尽量能持续过日常生活:只要情况许可,尽量照常生活与活动。整合病患心理、社会和灵性层面的照顾。支持患者,使他在死亡前有很好的生活质量;支持家属,使他在亲人疾病期间及去世后做好悲伤调整。

(三)安宁疗护的目的

安宁疗护强调的是对终末期患者实施姑息照护(care)而不是治疗性照护(cure)。其主要目的是提高终末期患者在临终阶段的生存质量,帮助他们了解死亡、接纳死亡,进而能正确对待死亡,达到"优死"的目的。

通过安宁疗护,终末期患者及家属了解生命和死亡的意义,接受临终事实;在安宁照护下患者能够有尊严地、无遗憾和无痛苦地走向人生终点;减轻或消除末期患者生理上的疼痛与不适症状,缓解心理上的不安与恐惧;支持和促进末期患者维持正常的生活形态,保持原有的生活习惯;尊重末期患者的尊严,维护患者的权利,满足末期患者物质、心理和精神方面的需求;协助末期患者修复或者重建以家庭为重点的人际关系和社会支持系统,享受人生最后的亲情。其最终目的是在服务于终末期患者及其家属的同时,能够改变我们所处社会的传统死亡文化和死亡观念,通过"优死"教育,使人们能够正视死亡,让痛苦远离人生最后的旅程。

(四)安宁疗护的宗旨

从生理学角度而言,安宁疗护旨在了解和满足患者基本生理需求,让疼痛得到及时解除、疾病症状得到控制等,尽最大可能让患者处于舒适状态。

从心理学角度而言,安宁疗护旨在了解和理解患者及其家属心理需求,通过倾听、安慰、开导及支持性技术提供心理支持,使患者正视现实、摆脱恐惧、厌世等。

从生命伦理学角度而言,安宁疗护侧重于指导医护人员、末期患者认识生命价值及其弥留之际生存的社会意义,使患者在临终阶段活得有意义、有价值、有尊严、安详、舒适且无牵挂。另外,由于家属常常比患者更难以接受死亡的事实,因此可通过开展哀伤辅导对患者亲属予以慰藉、关怀和帮助,使亲属从悲痛中及时解脱出来。

因此,安宁疗护不是针对疾病的治愈性治疗,也不以延长终末期患者生存时间为职责,而是以向终末期患者及其家属提供专业化服务,帮助患者有效控制疼痛及其他症状,向终末期患者提供全面的、全程的临终关怀服务,以提高终末期患者临终阶段的生命质量,保护和增强末期患者家属的身心健康为宗旨。

(五)安宁疗护服务对象

安宁疗护服务对象是诊断为威胁生命的疾病的患者及其家属。

临终患者,患不可治愈疾病,处于生命末期,或因长期治疗带来身体、心理、社会或精神上有严重健康问题的患者。从医学社会学角度,临终患者是一个因患晚期疾病,有病痛,包括躯体、心理、精神、心灵和社会困扰而求医的人,是需要关注的人,患者应该与医护人员合作,寻求安宁疗护服务团队的帮助。患有晚期疾病、病痛或不适,有求医行为,接受姑息治疗或临终护理帮助是临终患者不可缺少的 3 个组成部分。

不可治愈疾病,指凡诊断明确且病情不断恶化,现代医学不能治愈,属不可逆转的疾病,主要包括晚期、终末期恶性肿瘤,高龄(≥80 岁)老衰,有 4 个以上重要器官持续衰竭且卧床 1 年以上的丧失生活自理能力,以及其他疾病失代偿期。威胁生命疾病范围,除了以心脑血管疾病、恶性肿瘤为主的慢性非传染性疾病,还包括肾功能衰竭、慢性肝病、多发性硬化症、帕金森病、类风湿关节炎、艾滋病、神经系统疾病、痴呆症、抑郁症、先天性异常和耐药性结核病等疾病。

(六)安宁疗护服务团队

安宁疗护服务团队是多学科协作的团队,以医生、护士为核心成员,还应配备适宜的药师、技师、临床营养师、心理咨询(治疗)师、康复治疗师,以及中医药、行政管理、后勤、医务社工及志愿服务等人员。

(七)安宁叙事照护

对于终末期患者来说,提高生命质量比延长生命长度更有价值。安宁叙事照护是生命健康叙事语境下,医护人员运用自己的叙事素养和叙事智慧,与患者和患者家属构建人际叙事关系,在对他们的生命故事有一定了解的情况下,帮助他们提升生老病死认知,更好地认识自己的生活习惯问题和心理情绪困境,重新修复与家人之间已经断裂的叙事关系,运用绘本、影片和文学作品等叙事媒介开展死亡教育和家庭哀伤辅导,引导有终末期患者的家庭主动选择安宁疗护,实现终极关怀的人性照护模式。

二、叙事护理

医学既是自然科学,也是人文科学。然而,随着科学技术的飞速发展,医学的科学性、技术性得到了充分的展示,但其人文性趋于弱化。2001 年,Rita Charon 首次提出并界定了"叙事医学"的概念,不仅能改善医患沟通,还能够降低患者负面情绪。叙事医学也因此成为改善医学人文困境的新途径。

叙事护理发轫于叙事医学,但拥有不同的理论及实践模式。叙事与护理结合,不仅改善了护士人文关怀素养与能力,也提升了患者满意度。具有科学性、可行性的叙事护理实践模式可对临床开展叙事护理发挥指导作用,使护理真正走进患者的心灵世界,发挥独特的精神、心理和情感的疗愈作用。

(一)叙事护理在安宁疗护中的运用

护士可运用叙事护理实践流程实施对患者的叙事护理。护士可根据患者主动提出的需求或者根据自己观察判断患者潜在的需求,有意识地开展叙事护理实践。叙事护理实践开展需全面考虑时间、地点以及开展方式,应结合患者的实际情况有效开展。

下面将介绍安宁疗护中叙事护理实践具体流程。

1. 入院环节

(1)入院叙事介绍。将叙事护理的相关内容加入传统的入院介绍中,让患者了解叙事护理的作用与意义,了解患者叙事意愿和需求,鼓励患者倾诉疾苦体验,寻求护士的帮助和支持的资源。

(2)首次探访评估。第一次探访既是护患建立关系,又是护士对患者的一次评估。在与患者沟通过程中,护士耐心倾听患者的诉说,敏锐捕捉患者提出的问题,了解患者的顾虑和担忧,给予相应的解答与回应,与患者建立信任关系。同时完成患者对叙事护理意愿的评估,发放用于叙事写作的纸。

2. 住院环节

(1)关注阶段。关注是叙事护理实践的起始阶段,叙事护理实践中的关注要求护士有意识地关注患者的言行举止,包含外显的、隐匿的。

①患者选择:通过日常工作细心观察及资料收集(病历或家属提供的信息),选择有需求且适合开展叙事护理实践的患者。

②时机选择:以自然状态在患者的日常护理中融入叙事护理,了解患者期望的倾诉时间及环境,选择恰当的时机与患者进行叙事交流。

③护士准备:护士的态度应积极开放,让患者感受到良好的亲和力,认为护士是值得信任、可倾诉的对象。

④注意事项:

一是树立敬畏患者生命的态度,不带假设地接受患者疾病遭遇。

二是保持职业敏感性,提前了解患者的社会文化背景。

三是通过提问等方法引导患者讲述自己的疾病历程及困境。

四是在患者讲述过程之中,做一个耐心的倾听者。

⑤提问策略:掌握提问的技巧和策略,如"我刚看到你一个人坐在那里心事重重的,是遇到什么事了吗?""愿意和我说说是什么困扰你了吗?"等。

(2)理解阶段。护士从患者的文化背景、所处的群体、所在地区等时间、空间、个人、社会维度理解疾病、疾痛的意义。

①落实关注:理解阶段发生在关注阶段之后,在理解患者的疾病叙事时,护士需注意落实关注阶段的要点来获得对患者疾病历程的准确理解。

②思考角度:护士在该阶段尤其需注意要将自己放置在与患者平等的位置,避免出现医者居高临下的姿态,还要有换位思考的态度,做好充分的情感准备走进患者的疾痛体验和困境。

③技术要点:

一是解构患者疾病故事中的叙事要素。

二是留心患者所述疾病故事背景中的社会文化因素。

三是深度挖掘并有想象力地解读患者疾病叙事中的促进或阻碍因素。

四是识别患者疾病叙事中所包含的隐喻。

五是同理患者所讲述的疾痛体验与疾苦困境。

(3)反思阶段。叙事护理实践中的反思是指护士针对自身认知、理解及处理患者疾病叙事所采用的方式进行反思,对存在的问题进行总结。当一个案例比较特殊或特别有价值,或者是护理成功或失败的案例时,护士选择事后的反思,可以是内心的一种思考,也可以是语言的分享,或是文字的记录等。反思阶段包含"行动中的反思"与"对行动的反思"两种反思模式。

①行动中的反思:是指护士在与患者首次面对面交流其疾病遭遇的过程中进行的即刻思考,在关注及理解阶段同时进行。

②对行动的反思:一般发生在护士与患者的首次交流互动之后,是对已完成的关注和理解阶段的反思。

③反思如何进行:思考自己形成的稳定的兴趣、偏见、情感倾向、价值及信仰,以及这些因素在关注理解患者疾病叙事过程中产生的影响;检视自己对患者所述疾病故事及患者表现事先做出的假设、评判、解释模式是否存在偏差;修正影响自己在叙事护理实践中做出正确思考和护理对策的不当情绪和习惯。

(4)回应阶段。回应是护士通过语言或行为表现出对患者叙事的反馈。叙事护理实践中的回应包含两层含义:即时回应和延时回应。

①即时回应:即护士在关注、理解、行动中反思的同时当场对患者的疾病叙事做出反馈。大部分的护士会在即刻予以回应患者,从患者立场出发捕捉其疾病叙事中反映的问题,并在患者表现出情绪反应、需要情感支持时做出针对性的反馈。衡量护士即时回应效果的标准是患者的疾痛体验得以缓解或释放,患者情绪趋于稳定,患者能够感受到护士的关心与支持。

②延时回应:护士基于对患者叙事的深度分析与把握,通过全面细致的反思设计具体回应方法,并做出回应的过程。在这一阶段,护士可以通过对患者疾病叙事的重述帮助患者获得对疾病和生命意义新的理解;可以开展床旁创造性写作项目,邀请患者根据自己的需要进行创作;还可以通过提供病区叙事护理活动和平台,邀请患者进行叙事写作、故事分享来抒发情感,寻找意义。延时回应效果的衡量标准应该是患者能够主动接受自身的健康或疾病状态,通过对全新生命意义的理解获得个人的满足感与成长感。

(二)叙事护理在安宁疗护中的意义

1. 叙事使照护由躯体抵达内心

叙事护理不仅能够使护士将疾病分析从终末期患者的躯体抵达内心世界,帮助其减轻痛苦,重建生活信心,还能够增强患者在疾病和健康经验中的个人控制感,促进其自我意识的构建,具有一定的治疗意义。

2. 叙事是护患联系的纽带

叙事护理要求护士积极倾听并回应终末期患者的故事,有助于拉近护患之间的情感距离,增加护患之间的信任,开展建构疾患新意义的护患合作;也有助于护士通过患者的疾病叙事制订个性化的护理计划。总之,叙事护理是一种有效的临床干预方法,对改善患者病情转归,建立和谐的护患关系大有裨益。

3. 叙事护理是安宁疗护人文教育的突破

在叙事医学运动的启发下,通过开发全新护理人文课程内容体系,培养护生的叙事能力,可以作为解决我国护理人文教育中现存问题的突破点。在护理教育中落实护生人文素质的培养,有助于其更好地适应未来复杂的工作环境,担负起对终末期患者心灵照护和抚慰的职责。

【知识链接】

安宁疗护领域叙事病历案例与分析
——"去留"会诊

参加人:护士长、主管医生、会诊医生、哥哥和妻子

32 岁男性,脑出血术后,头部明显肿胀,神志不清,呼吸机及床旁血滤支持中。由于高凝,血滤管路需要反复更换,费用每天约 2 万元。患者家人(哥哥和妻子)无法决定"去留",请求会诊。家中有两个上二年级的女儿(她们不知道爸爸生病的事情),母亲、舅舅都在家中盼望治疗的消息。

请患者的哥哥和妻子到床边,指导他们对患者表达心中的话。哥哥说:"我以前有事就跟你商量,以后我和谁商量?! 我们都在家里等你呢!"妻子说:"你放心,我会照顾好家里的。"

同理家人的不舍和纠结,共同讨论当前对所有人(患者、所有家人)最好的决策。如果留下,费用及各方感受会是什么;如果回家,结果和各方感受会是如何。

特别提出要为两个孩子尽可能做一点哀伤准备,会后联络社工给予安排。

处置意见和建议:

(1)联络安宁疗护组社工,"儿童哀伤"方面给予支持。

(2)联络安宁疗护组芳疗护理人员,给予一些芳疗的手段支持家人,给予家人一些床边陪伴的指导。

会诊记录中除了现行病历要求的基本信息,"患者家人(哥哥和妻子)无法决定'去留'"这一句道破了当下需要关注并给予帮助的核心内容,即死亡准备。"家中有两个上二年级的女儿(她们不知道爸爸生病的事情),母亲、舅舅都在家中盼望治疗的消息。"该句话呈现了患者的主要亲属关系,以及重要亲人对患者即将离世这件事情没有准备的状态,提示他们都将是非常需要关注的复杂哀伤人群。"哥哥说:'我以前有事就跟你商量,以后我和谁商量?! 我们都在家里等你呢!'"该句呈现了患者在亲属关系中的重要地位和角色,更重要的是表达了哥哥对弟弟的离世是不舍的,由此也能够理解为什么他们对"去留"不能决断。因此,在处置意见和建议的部分,主要是针对家人进行支持,包括在场的家人以及在家中的重要的高哀伤风险人群(两个小孩子)。

+-+

小　结

+-+

中国的传统文化和习俗决定了国人避讳谈论死亡,普通人往往不具备医学常识,而医生与患者沟通疾病和死亡的状态的时间往往不多、不充分。随着人类文明的进步,患者需要有机会签署 DNR,考虑是否接受安宁疗护或缓和医疗,考虑有无可能在家"善终"。叙事医学有助于年轻医生了解这个现状,公众也可以借助叙事医学思考和讨论如何直面死亡的话题。

急症导致的危重病情和慢性疾病进展导致的终末状态需要医生区别对待,尽可能准确地描述病情的演变,尽可能向患者和家属提供可靠和详尽的信息。叙事医学能够很好地为患者进行科普教育,也能为医生带来患者的视角,提高其共情能力。

患者在临终前的意愿和尊严需要被尊重和理解,其对 DNR 的意愿、对死亡地点的选择、对濒临终末状态的治疗要求、对陪伴的心理需求等都是患者最后的要求。家属也有被安抚和安慰的心理需求。医生要充分了解和认知这些信息,叙事医学成为一种沟通的工具和方式。

在共同面对死亡的过程中,医务人员需要具备多视角和多维度的思考能力,在均衡多方利益的情况下,尽量保障患者的利益,尽量尊重患者的意愿。面对"坏消息",家属往往会有各种负面情绪甚至激烈情绪,医生要懂得如何面对。叙事医学在模拟真实的场景下,让年轻医生感知和体会这样的过程,有助于提高共情的能力。同时,叙事医学对促进民众的反思,推动人类文明的进程具有积极的作用。

医务人员若能将叙事医学与安宁疗护、缓和医疗结合在一起,尊重患者的自主权,进行必要的病情告知,实现医患共同叙事,增进双方的相互理解,同时通过叙事的方式进行"生死教育",向患者及家属介绍善终观念,则能够有效提升医务人员关照终末期患者及其家属的能力。

(邹逢佳　龚国梅)

❈【思考与练习】

1. 模拟医生和一位慢性支气管炎的高龄患者就如何面对死亡话题的讨论和提前决策过程,要求体现应用叙事医学的方法,尽量能关照患者、家属等多方的感受和利益。

2. 运用本章所学知识,试分析以下案例中加粗字体部分中护士运用的沟通策略以及作用。

背景:一个冬日的午后,温暖的阳光透进病房窗内,洒在洁白的病床上,这是我(医生本人)**第一次**见到她,一个被我称为"丹丹"的年轻患者。丹丹今年刚满18周岁,1年前被诊断为高位胆管癌,当时已无法进行手术根治。这一年,她已经在我们这个病区住过两次了,这是我**第三次**见到她。她安静地躺在病床上,午后的阳光照在她泛黄的略显稚嫩的脸上,因为病情不平稳,**她的身上接着心电监护,我注意到她的呼吸有些许急促,机器不时发出报警声。我为她更换电极片的整个过程,她没有任何多余的话语,只象征性地说了声"谢谢",她黯淡无神的目光与病房里的明媚阳光形成很大的反差。丹丹的母亲,一位40多岁的女性,坐在床前的陪护椅上看着她,眼神似乎都不敢离开,母女两人却一句话也没有说过。**这一次接触让我有一种特别想去了解她、关心她;关注这暗淡目光背后的故事的冲动。

我问:"丹丹昨晚睡得怎么样啊?还喘得厉害吗?"

丹丹没有说话。

丹丹母亲终于忍不住说话了:"这几天每天都不怎么说话,也不知道她到底怎么了,怎么问都不说,急死人了!"

我说:**"阿姨您别着急,丹丹可能有什么烦心事。"**

丹丹这才开口:"就是不想说话,想静静。"

看到她一脸惆怅的样子,随即头也低了下去。

我说:**"你想和我聊聊吗?没准我能给你一些建议呢。"**

丹丹看了下母亲,翻了个身,还是没有说话。

　　我把阿姨叫到病房外面,大概了解了丹丹最近几天的情绪变化,然后建议阿姨让我单独和丹丹聊聊。回到房间,我将房门带上。

　　我说:"丹丹,妈妈去买午饭了,趁妈妈不在,可以和姐姐说说悄悄话了。"

　　丹丹说:"我不喜欢生病,我得病之后,也不能去上学,同学也不来找我玩,每天就我自己一个人在房间里待着。爸爸妈妈的脸上都没有了笑容,而且每天很晚才下班。"

　　我问:"是的,没有人会喜欢住院,那如果我们现在去告诉妈妈内心的想法,如果用一个词去形容,你想跟她说什么呢?"

　　丹丹想了一会儿,说:"现在就是觉得自己没用,每天都是单调地活着,而且还拖累爸爸妈妈,经常会想如果我死了会是什么样子?"

　　听到这个回答,我很惊讶,患者反而平静多了。

　　我问:"能告诉我,你喜欢现在的自己吗?"

　　丹丹答:"不喜欢,我不再想笑了。"

　　我再问:"那喜欢什么样的自己呢,以前为什么爱笑呢?"

　　丹丹说:"我想每天让自己情绪高涨一点儿,让爸爸妈妈能够更加放心,可以分担爸爸妈妈的压力,并给身边的家人朋友带去快乐,而不是让他们感到担心与压抑。"

　　"嗯,明白了。丹丹,其实听了你的讲述,我觉得其实你非常棒!"我边说边对丹丹竖起大拇指,"所以,如果能为爸爸妈妈分担一点,你会感觉快乐是吗?"

　　丹丹点了点头,然后说:"其实我知道我爸爸妈妈很爱我,他们总是把最好的给我,总是很努力地想让我开心、快乐,而我因为自己的情绪,总是沉浸在自己的悲伤世界里不愿走出去。"

　　我说:"你是一个心思很细腻的姑娘,我能感觉出来你内心是充满爱的,不如每天将自己心中的话写下来,困惑的时候翻一翻自己的日记,也可以和妈妈或者我分享你的小秘密。"

　　案例解析:丹丹最终表示愿意接受这样的方式。在这个案例中,丹丹虽然已满 18 周岁,但在父母眼中仍是一个孩子。疾病经历让她对周围的人和事变得极为敏感,容易对自身所处的关系网产生担忧,但又无法与亲近之人叙述。医生在与之交谈中首先通过了解丹丹的社会背景、病程背景,对患者有初步认知。在交谈时鼓励患者说出来,并关注患者所描述的以前的故事与现在的故事,反思患者为何会有这样的担忧及自己为何会对患者有这样的想法而感到惊讶,对患者的叙述做出回应,给出建议。在这个案例中,医生使用了提问策略如"用一个词来描述内心的状态。""你喜欢现在的自己吗?",引导患者挖掘内心想法并叙述出来。

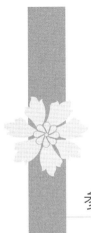

参考文献

[1]郭莉萍.叙事医学[M].北京:人民卫生出版社,2020.

[2]阿尔图罗·卡斯蒂廖尼.医学史(上)[M].程云范,甄橙,译.南京:译林出版社,2014.

[3]CHARON R.Narrative medicine:Form,function,and ethics[J].Annals of internal medicine,2001,134(1):.

[4]丽塔·卡伦.细读:叙事医学的标志性方法[M]//叙事医学的原则与实践.郭莉萍,黄蓉,乔玉玲,译.北京:北京大学医学出版社,2021.

[5]丁伯慧.创意写作思维训练[M].北京:中国人民大学出版社,2022.

[6]刘俐俐.外国经典短篇小说文本分析[M].北京:北京大学出版社,2004.

[7]刘俐俐.中国经典短篇小说文本分析[M].北京:北京大学出版社,2004.

[8]罗钢.叙事学导论[M].昆明:云南人民出版社,1994.

[9]杨艳.叙事护理实践模式的构建与实施[D].上海:中国人民解放军海军军医大学,2020.

[10]田国华,王朝晖.医患沟通[M].北京:人民卫生出版社,2018.

[11]丽塔·卡伦.叙事医学:尊重疾病的故事[M].郭莉萍,魏继红,张瑞玲,译.北京:北京大学医学出版社,2015.

[12]周宏珍,杨晓霖.叙事护理与人文素养[M].长沙:中南大学出版社,2021.

[13]李春.叙事护理[M].赤峰:内蒙古科学技术出版社,2016.

[14]石杰.灿若秋叶:一个乳腺癌患者的手记[M].北京:华文出版社,2018.

[15]史瑞芬,刘义兰.护士人文修养[M].北京:人民卫生出版社,2017.

[16]谭君强.叙事学导论:从经典叙事学到后经典叙事学[M].2版.北京:高等教育出版社,2014.

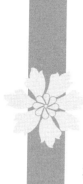

教学资源索取单

尊敬的老师：

您好！

感谢您使用陈娇娥等编写的《叙事医学能力培养》。

为了便于教学，本书另配有课程相关教学资源。如贵校已选用了本书，您把下表中的相关信息以电子邮件方式发至我社即可免费获得。

姓名		专业				
学校		院系			教研室	
学校地址					邮编	
职务		职称			办公电话	
E-mail					手机	
通信地址					邮编	
本书使用情况	用于　　　教学，每学年使用　　　册。					
您对本书的意见或建议						
您还希望从我社获得哪些服务	□教师培训　　□寄送样书 □教学研讨活动　　□相关图书出版信息　　□其他					

联系人：李峰伟

联系电话：0592-2188509

厦门大学出版社